教育部人文社会科学基金青年项目（15YJC720031）
最终研究成果

THE MORAL PHILOSOPHY
ON
HOSPICE

临终关怀的
道德哲学研究

张 鹏◎著

人民出版社

责任编辑：钟金铃
封面设计：石笑梦
版式设计：汪　莹

图书在版编目（CIP）数据

临终关怀的道德哲学研究 / 张鹏 著 . — 北京：人民出版社，2020.7

ISBN 978 - 7 - 01 - 022280 - 6

I. ①临⋯　II. ①张⋯　III. ①临终关怀 - 医学伦理学 - 研究　IV. ① R48 ② R-052

中国版本图书馆 CIP 数据核字（2020）第 117101 号

临终关怀的道德哲学研究

LINZHONG GUANHUAI DE DAODE ZHEXUE YANJIU

张 鹏 著

人民出版社 出版发行

（100706　北京市东城区隆福寺街 99 号）

北京建宏印刷有限公司印刷　新华书店经销

2020 年 7 月第 1 版　2020 年 7 月北京第 1 次印刷

开本：710 毫米 × 1000 毫米 1/16　印张：17

字数：240 千字

ISBN 978 - 7 - 01 - 022280 - 6　定价：49.00 元

邮购地址 100706　北京市东城区隆福寺街 99 号

人民东方图书销售中心　电话（010）65250042　65289539

序

　　《临终关怀的道德哲学研究》是我的博士生张鹏的博士论文，在本书即将出版之际，首先要表示祝贺。作者希望导师写个序，作为导师，我自然不能推托，但几十天来一直未能下笔。记得她入门之时，希望跟着我做宗教伦理，然而这一门学问实在是需要另外的一类知识积累，在经过一年的学习之后，确定了这样的主题，这也有我的同事、著名生命伦理学专家孙慕义教授的意见。他与我共同完成了对于这篇论文的指导，在论文的最后完成和答辩期间，我正好在英国的伦理国王学院做访问教授，虽然通过电子邮件提出一些修改意见，但主要是张鹏本人非常努力，孙慕义教授也付出了很多的心血。在此要再次感谢孙教授。

　　人与动物的重要区别之一在于人能够将伦理关怀落实在人类生活的各个方面，死亡是人生的一种必然现象，对于人的临终关怀是这种伦理关怀的重要方面，体现着人类社会的进步。中国传统的儒家文化，似乎更重生，如孔子所说，"未知生，焉知死"，是"人生"的儒学，重人，重生活着的人。这当然强调了生的意义，而人总是要死亡的，如何正确对待、认识死亡？它也非常重要。从这个角度，可以说，未知死，焉知生？这倒并不是说，临终关怀的行为与思想，是与孔子的看法完全相反，是重鬼、重死的，而是通过这种关怀，既减少临终者的痛苦，也让生者有一种死亡观的教育，从而更健康地生存，活着时好好活，死亡到来时好好面对，有尊严地死亡。这种死亡，佛教称为"善逝"。对于临终者的关怀，涉及诸方面的内容，而伦理学的思考则有其独特的视角。作者从"道德哲学"的视角切入，是想展开这种伦理思考。从其完成的情况看，基本上达到了这种伦理思考所涉及的相关内容，这种努力值得肯定。希望作者能够对这个主题做更深入、全面、具体的研究，逐渐从这种"形上"性研究过渡到对于具体问题的研究，落实在"形下"之中，对于人类历史上的临终关怀资源也可以有更多的汲取。希望看到作者在此领域更多的好作品，并能够产生实际的社会影响，落实在与临终关怀相关的实务之中。

董群

2014 年 3 月 16 日于南京

目　录

导论　面对临终者的道德哲学研究

人的生命可有价值与意义？在提出这个问题时我们不存在任何幻想。正如维也纳精神医学专家傅朗克认为，人生是一种课题任务甚至使命。① 思索生命的价值和意义是人生一个不可或缺的过程。思索生命就要思索生命的产生、生长和消亡的过程。死亡，是人类自然发展无法回避的必然走向。但是，很少人懂得珍惜现实生活的美好和生命的美丽，很多人不懂得慎终追远的情愫，所以没有思索人生有什么样的意义，也没有对人生意义进行自我体验，忽略社会生活和生命的主体性探索。人既是文化的又是宗教的，既是世俗的又是神圣的，人处于现在和未来、生存与死亡的焦点上。对于绝症者或临终者的思考，给予临终者应有的关怀，一直是人们思考的重要问题。人的死亡是人自身发展的一个不可避免的自然历程，我们把与濒死者及其家属在面对与接受死亡时需要照顾需求，称为"临终关怀"。临终关怀是对人类的"终极关切"，它是人类生存的底蕴，是人生价值的最终基础。对临终关怀进行研究，最终导向和终结于人的主体问题。本书是以主体应该干什么为归宿进行深入研究，采用从一种具体问题到具体理论，再上升到一种元理论的研究进路，试图建构临终关怀道德哲学的基本框架，建构临终关怀最基本的道德理论。

---

① 参见傅伟勋：《死亡的尊严与生命的尊严》，北京大学出版社 2006 年版，第 179 页。

一、面对临终者关怀的伦理困境及其超越

面对临终者进行关怀，关系到临终者是否能够坦然地面对死亡、安详地死亡，是否能够获得生命的尊严和死亡的尊严，是否提升自身生活质量和生命质量。目前，安乐死还未获得普遍认同，因此寻求超越安乐死的方式，必然要走向临终关怀。

（一）死亡问题的认识冲突

德国哲学家海德格尔在他的名著《存在与时间》中进行了一种"实存分析"（existential analysis），并下定义说："人是向死的存在（being-toward-death）。"这是人人必终死亡的铁定事实的哲理深化。无论如何，死亡问题是人人必经的问题。然而，现代人的死亡问题，却又是耐人寻味和非常复杂的。

第一，死亡距离：遥远与现实之间。人要面对死亡，但没有一个人知道死亡到底距离我们有多远。从教科书上，人们接受了自古以来就有的政治纷争、大规模战争、自然灾荒等常识性教育，也了解了集体屠杀、集体饿死抑或说个体自杀、被杀的死亡现象和事实；通过现代高科传媒，真正体会到战争、地震、饥荒等所引起的集体死亡的可怕。同时，也从网络或者媒体当中，看到自杀与被杀。惊恐于生命的脆弱，感觉到死亡离我们是那么遥远。然而，死亡有时候却离得很近，很现实。当亲人一夜之间死亡，当认识的人在瞬间死亡，又感受到死亡离得是那么近，好像就在咫尺。到底死亡离人们有多远呢？在人向死的路途中，该思索什么？这是面对死亡要思考的问题。

第二，死亡感觉：传统与现代之维。死亡问题，只能观察而不能直接体验。"就个体死亡问题而言，现代人确实远较古人或传统社会的人们更加感到孤独无依，更会感到面临自己的死亡问题，毕竟只是自我承担，包括最亲近的家人在内的任何他人都无法取代绝症病人，无法在精神上为他

解决问题。"① 因此，就死亡感觉来说，人是一个孤独者。尤其现代人的死亡感觉，更是如此。著名的精神医学与死亡专家伊丽莎白·库布勒·罗斯（Elizabeth Kubler-Ross）就在其畅销名著《死亡与临终》（*On Death and Dying*）的首章说道："一件最重要的事是，今天的死亡过程在许多方面都是更为可怕和令人厌恶的，就是说，更加孤单、机械化以及非人化。……死亡过程变成孤离而又无人情味，乃是由于（绝症）患者被迫从自己熟悉的环境运出，而匆匆忙忙送到急诊所的缘故。"② 死亡感觉的"机械化和非人化"是现代发达社会重要的特点。然而，"机械化和非人化"遭遇到了传统的阻却。很多人在遭遇死亡时，亦渴望一种人性的关怀。儒家传统注重厚葬以及慎终追远，也强调亲族对于亡者的衷心哀悼。生长在传统社会的日本人最理想的死亡就是"安然死在自家榻榻米上，旁边又有家人作陪"。在现代社会中，保存着"去机械化和非人化"的认识，这是传统的重要维度。传统和现代的死亡感觉问题，都呈现出一个突出的问题：如何在现代社会中"去孤独化""去机械化和非人化"。这些问题的焦点，就在于对死亡的关怀上。只有关怀才能去除孤独，要给予死者必要的关怀。

第三，死亡问题：是威胁还是挑战？死亡无处不在，无时不有。然而，死亡问题到底是威胁还是挑战呢？也许每天听到的、看到的死亡，让我们觉着死亡时刻威胁着人们生存。当人步入老年，肌体逐步衰退，似乎死神也时刻在召唤，这意味着一种威胁。然而，到底是不是威胁呢？库布斯·罗斯认为，"一般人误以为死亡是一种威胁（a threat），其实死亡并不是威胁，而是一种（对于我们的）挑战（a challegnge）"③。问题在于：每一个人如何面临这一挑战，如何把生命的尊严维持到底？认为死亡是一种挑战，主要是把死亡作为人的生命成长过程来看待，从而提高生命的品质问题，这就涉及生命伦理学的问题，直接关涉临终关怀问题。唯有通过临终

① 傅伟勋：《死亡的尊严与生命的尊严》，北京大学出版社 2006 年版，第 4 页。
② 傅伟勋：《死亡的尊严与生命的尊严》，北京大学出版社 2006 年版，第 4 页。
③ 傅伟勋：《死亡的尊严与生命的尊严》，北京大学出版社 2006 年版，第 6 页。

关怀才能够实现生命的超越。

(二) 安乐死的伦理与法律问题

"安乐死"源于希腊语，最初的意思为善终。在 20 世纪它被解释为仁慈地杀死，大多数国家认为这是一种合法的谋杀。[①] 在国内的讨论中，对安乐死进行了极大的关注，形成了不同的认识。但立法上对安乐死所持的态度是否定的。

第一，关于安乐死伦理学上的两种态度。[②] 对于安乐死，伦理学上有两种截然不同的态度。一种是反对安乐死，二是支持安乐死。学者针对各自的观点在伦理学上进行了论证。反对实施安乐死的理由如下：首先，安乐死有悖生命神圣原则。生命神圣原则是西方宗教传统所尊奉的主要原则，西方传统的宗教（如基督教、犹太教等）信奉的教义是：上帝是唯一的创造者，生命是上帝所赋予的礼物，人的生命过程是上帝安排的。正因如此，任何人都没有让人死亡的权利，只有上帝才有使人生死的权利。其次，安乐死有悖治病救人的责任义务。医学的主要目的是通过治疗，消除病人的疾病痛苦，挽救病人的生命，拯救病人于死亡边缘。如果医生帮助患者实施死亡，是有悖于医学的宗旨和目的的，有悖于医生的职业道德。医生应当遵循医德，不能对患者实施安乐死。再次，安乐死影响医学发展。如果实施安乐死，就是把患者视为无法医治的人而不进行积极的治疗，这种行为的后果就是无视医学的人道主义原则，同时也会影响人们对改善医疗的努力，阻碍医学的发展和进步。最后，安乐死容易使医务人员道德滑坡。如果安乐死合法化，就有可能使医生和患者之间的信任关系遭到破坏，使医务人员对临终患者的同情感弱化，医务人员对临终患者的关怀也将会减少。这是因为，如果医生认为解除临终病患者问题有效的办法

---

① 参见 Jacques P. Thiroux, *Ethics: Theory and Practice*, Peking University Press, 2006, p.211。

② 参见翟晓梅：《死亡的尊严》，首都师范大学出版社 2002 年版，第 6—7 页。

是实施安乐死，当医生面对临终病患者的痛苦而无心改善医疗手段时，就可能轻率地付诸安乐死，这样就改变医生对病患者的情感，改变医学的宗旨和目的。如果医生把实施安乐死当作是自己的责任，无异于将自己等同于"刽子手"。如果安乐死的实施范围无限扩大，从有行为能力的人到无行为能力的人，就会导致医生的伦理道德严重丧失。支持安乐死的理由主要有以下方面：其一，安乐死的利他主义。这种观点认为，一方面安乐死可以把患者亲属从情感上、照料义务上和经济上的负担中解脱出来，从而有利于家庭；另一方面，投入大量资金维持毫无意义的生命，不仅耗费有限的医疗资源，而且终将使社会不堪重负，尤其是在经济比较落后的国家。显然，安乐死有利于社会。其二，安乐死义务论。这种观点认为人类选择死亡是种权利，也是一种义务。

第二，安乐死的法律问题。安乐死不仅引起伦理上的大讨论，而且引起法律上的讨论，并且成为极其棘手的难题。到目前为止，除了荷兰和韩国，世界绝大多数国家在立法上对于安乐死都持否定的态度。近几年来，美国各州许多关于脑死亡患者可否接受安乐死的法律案件一直无法获得适宜的解决，不但加重了当事人的家庭在经济上与精神上的重担，也大大影响了医生、法律专家、神学家、伦理学家乃至普通民众的看法和立场。不过一直致力于安乐死研究的美国学者韩福瑞（Derek Humphry），一直相信并预言，大多数美国人民迟早会承认安乐死的正当性（道德性）与必要性，美国各州也必定会服从民意，准许安乐死的合法性。我国在对于安乐死的法律地位问题上尚无明确的规定，关于安乐死的法律问题研究的文献也不多。不过，自20世纪80年代，有关安乐死的法律探讨就没有停止过。当前我国的法律认为，实施安乐死的行为构成了故意伤人罪。从故意杀人罪的构成要件来看，安乐死是符合这些构成要件的：犯罪客体是他人的生命权利；犯罪客观方面是非法剥夺他人生命的行为（包括作为与不作为的方式）；犯罪主体为一般主体，凡年满14周岁的公民犯此罪都应依法追究其刑事责任；犯罪主观方面是故意，即明知自己的行为会使他人死亡而希望或者放任这种结果发生。从目前法学界来看，安乐死又出现了新的争议，在排除犯罪的事由之一的被害人承诺中，有人认为安乐死是基于当事人的主观意志而选择死亡，符合被害人承诺的要件。因此，可以排除损害被害人法益的行为的违法性。这样的认识目前还是有争议的。主流的观点① 认为，实施安乐死行为仍然属于犯罪行为，应当受到刑法处罚，不属于被害人的承诺免责问题。

（三）面向临终者关爱的道德难题

面对"如何去死"的追问，究竟是自然死亡符合伦理道德还是安乐死符合伦理道德？这是一个难以确定的问题。从众多的追问中，现代人对死亡伦理进行了再认识，它主要体现在两个方面：一是用脑功能丧失（停止）的死亡标准代替传统的以心肺功能停止为判断依据的死亡标准；二是从否认、害怕死亡到承认和接受死亡，并希望有死的权利和维护死时的尊严。这两个对死亡认识的转变，引出了新的热点，即对临终者的安乐死和临终关怀。② 然而，安乐死和临终关怀是两个不同的问题，安乐死是关于死亡的权利问题，临终关怀是如何维护死亡人的权利，让其死时得到应有的关爱，得到死亡的尊严问题。在目前立法中还没有确定安乐死是一种法定权利的时候，有的学者认为，寻求和确定科学的"死亡标准"其实远不如"临终关怀"意义重大。③ 如果一个人距离死亡还有一段很长的时间，就

---

① 参见《2008 年国家司法考试辅导用书（修订版）》第二卷，法律出版社 2008 年版。书中列举了被害人承诺的行为成立的要件：一是承诺者对被害的法益具有处分权限；二是承诺者必须对所承诺的事项的意义、范围具有理解能力；三是承诺必须出于被害人的真实意志，戏言性的承诺、基于强制或者威压作出的承诺，不排除犯罪的成立；四是必须存在现实的承诺；五是承诺至迟必须存在于结果发生时，被害人在结果发生前变更承诺的，则原来的承诺无效；六是经承诺所实施的行为不得超出承诺的范围。

② 参见孙慕义：《医院伦理学》，黑龙江教育出版社 1996 年版，第 189 页。

③ 万俊人：《生死有结无了时》，载《死，而后生——死亡现象学视阈中的生存伦理》，人民出版社 2005 年版，序一。

存在对临终者的关怀问题。如果一个健康的人遇到瞬间的死亡，就不存在对临终者的关怀问题，如车祸造成了死亡。临终关怀可以说是对临终者的关怀，必须有临终期的出现。因此，放弃治疗和无效治疗中，就有可能存在对临终者的关怀。探寻对临终者的关爱，目的是能够使临终者提升生命的品质和尊严。随着一些与临终关怀有关的关怀方式的出现，比如说安乐死，临终关怀也陷入到许多道德难题和问题之中。临终关怀是社会文明进步的标志，反映了不同国家、地区和民族的社会文化、历史和时代特征，它将永久地、广泛地、全面地为临终病人所需要，为其家属所需要，为整个社会所需要。在临终关怀中，涉及很多的伦理实体，如家庭、社会和国家。这些伦理实体，在临终关怀中扮演什么样的角色，对临终关怀的发展具有哪些重要的意义呢？这些问题的回答都需要从道德哲学的角度去论证与回答。

通过研究现有的文献资料，我们认为临终关怀遇到的道德难题主要有：一是死亡和临终体验的道德诉求的无从求解的道德困境。对死亡的体验或者经验，不是直接的而是间接的。因为一旦人经历死亡，他就不存在死亡经验之说了。因而，临终关怀中的道德诉求的是濒死者以外的人对道德的需求，而无法了解濒死者在死的刹那他需求什么。二是临终者的道德诉求和家属的道德诉求之间的矛盾问题。虽然临终者在临终瞬间无法进行道德体验，但是临终者有一个濒死期，在濒死期内，临终者和临终者的家属之间都具有不同的道德诉求，甚至会出现矛盾的情况。如何解决他们之间的道德冲突，也是临终关怀面临的一个道德难题。三是不同的伦理实体对于临终关怀的态度问题等。

（四）走向临终关怀

西方临终关怀首先源起于积德行善的愿望，而后从行动上给予慈善帮助和照护；西方临终关怀的衰落，源于道德的衰落和道德被桎梏；临终关怀的复兴，源于人的良心的存在和复燃；而现代临终关怀则基于社会对人的道德、死亡的尊严、死亡的品质的追求。我国的临终关怀从最初的理念形态上看，源于敬老爱老的美德与对生死的道德追问，而现代意义上的临终关怀的建立，也是基于对生命品质、死亡尊严的讨论。因此，从西方和中国临终关怀的发展轨迹来看，对临终关怀进行道德层面的反思是十分重要的。

从伦理学抑或道德哲学的角度说，临终关怀真正体现了人道主义的真谛，显示了生命的价值和尊严。一个人在即将迈向死亡，即丧失其权力、地位、财产等一切之际，仍然备受家庭、社会的尊重、认同和关心，这才真正体现了人道主义的精神。从我国临终关怀事业的发展轨迹可以发现，我国对于临终关怀的探索发起者是医护实践者们，经过二十多年的发展之后，出现了有关道德哲学方面的研究。一直以来，医护人员、心理学家、宗教人士都是临终关怀的积极研究者，而道德哲学家们对于临终关怀问题较少涉及。实际上，临终关怀最核心的问题应该是"面对临终者，作为不同的实体，该做些什么"。当前我们致力于临终关怀的道德哲学研究，就是要回答在临终关怀中不同的道德实体该做什么、该遵循什么的规则和原则等等。

系统反思和建构符合社会发展的临终关怀道德并非终极目标，而是通过对临终关怀的道德哲学的反思，明确任何一个人在逃脱不了的死亡问题上，如何死得有尊严、有价值，抑或让人明白活着的意义，更好地关怀人类的生命，更好地活在当下。本书选择对临终关怀进行道德哲学上的反思和建构主要围绕以下几个问题展开：首先，对于临终关怀进行道德哲学路径上的勾勒，从道德哲学中探求临终关怀的智慧，通过道德哲学上的认知路径，特别是作出一些具体的预设和假定来实现临终关怀的诸问题。其次，建构符合现代社会发展的临终关怀道路，特别是在当下的伦理环境中如何审视临终关怀、如何进行临终关怀的伦理实践，以在不同的伦理实体（家庭、社会和国家）之间达到一种协调。

二、临终关怀研究的理论智慧追溯

要建构临终关怀的一般理论，必须对临终关怀相关理论进行一番梳理。临终关怀是社会发展变迁过程中出现的一个社会问题，涉及医学、伦理学、哲学、法律等学科理论问题。对临终关怀的研究，从伦理学的学科体系考察临终关怀，它的理论进路主要经历了从生命伦理学、应用伦理学再到伦理学的路径探索。经历了从微观考量到宏观考量，思索的终结点是寻求道德哲学的智慧。

（一）生命伦理学

生命伦理学缘起于 20 世纪 20 年代，发端于"托马斯主义的内心平静"，是神学的思考和玄疑催生了生命伦理学的诞生。[①] 神学智慧与生命疑问的思考，激荡了对生命的思索。自然的规律支配着人的思想和行为，生老病死的规律让人们不得不服从死亡，但正因为有了对死亡的服从，才使我们深入思索生命的本性。我们从内心渴望对生命的超越，神学则启迪我们不拘泥于一次生命，它给予每个人更远大高尚的希望，对于生后和死后都能找到自信，用这样的方式使生命与它的起点联系起来。基于这样的神学思想，生命伦理学由此创生。神学哲学的贡献可归因于保罗·拉姆齐的努力。他认为，"基督教伦理学是一个义务论的伦理学"，"它的本质是没有目的的"，为此他试图为其医学道德进行理论根基的建构；他勾连了世俗观念和神学思想对生命本质认识的不同话语，并对人的存在、痛苦，由于疾病带来的灾难给予特定的宗教化解释，用伦理学的分析使广大非基督徒认同生命之爱的目的与意义；"今天的医学行为是非问题应该接受伦理学判断，它必须被尽可能作为详细阐述、富有特色

---

① 参见孙慕义：《"推罗蓝"在行动——汉语语境生命伦理学的语符身份与后续研究的知识系统》，载《伦理研究（生命伦理学卷·2007—2008）》上册，东南大学出版社 2009 年版。

的有关生命、死亡和医护中真实的道德评价的对象";"生命是神圣的……人类生命精神的尊严胜过肉体的生命"。① 拉姆齐试图从《圣经》和教义中寻找应用于伦理学的真理，为后来生命伦理学的研究提供现象学、循证论方法，以及美德论、功利论、义务主义等理论基础。生命伦理学的诞生是神学智慧对生命思索的结果，对生命是一种形而上超越式的认知。拷问当代生命伦理学问题是在道德观破碎的背景上产生的，这种破碎紧密联系着一系列的信仰丧失和伦理的、本体论的信念改变。具体而言，当代的生命伦理学正处在怀疑论、信仰丧失、信念坚守、道德观多元这样一个背景下，并面对公共政策的挑战。② 这些具体而棘手的问题"伴随现代医学、生物学、生命科学的飞速发展，以及高新生物技术在医学和非医学领域的广泛运用，医学伦理学在进一步地延伸，它以生命为中心，不仅关注医疗领域中的病人，而且还面对整个社会的人群，从生殖、生育、医疗卫生保健、公共卫生政策、人与周围的环境关系，直至临终、死亡等所引发的种种伦理问题进行探讨"③。

生命伦理学最终确立于 20 世纪 70 年代，美国学者范伦塞勒·波特第一次使用"生命伦理学"一词。1971 年，他在《生命伦理学：通向未来的桥梁》一书中讨论人口和环境等问题，其中最重要的是涉及医学和生物学等有关领域的伦理问题。波特认为："生命伦理学是利用生物科学以改善人们生命质量的事业，同时有助于我们确定目标，更好地理解人和世界的本质，因此它是生存的科学，有助于人类对幸福与创造性的生命开具处方。"④ 生命伦理学的发展，是现实的人的精神的发展，是现实的一种催化剂，它主要体现在以下几个方面：一是医学模式的转变。医学学科和人类

---

① 孙慕义：《"推罗蓝"在行动——汉语语境生命伦理学的语符身份与后续研究的知识系统》，载《伦理研究（生命伦理学卷·2007—2008）》上册，东南大学出版社 2009 年版，第 72 页。

② 参见恩格尔·哈特：《生命伦理学基础》，北京大学出版社 2006 年版，第 20 页。

③ 徐宗良：《生命伦理学——理论与实践探索》，上海人民出版社 2002 年版，第 1 页。

④ 孙慕义：《新生命伦理学》，东南大学出版社 2003 年版，第 8 页。

对于自己生存状态的反思和审视的结果，再次把医学作为人的义化哲学来研究，医学模式作为人们观察、处理疾病和健康的思维方式和行为方式，作为一种医务职业活动方式，必然随之发生改变。新的医学模式从大卫生观出发，重新认识到人的健康应包括机体、心理、社会适应力和道德上的良好等方面；它强调医学应是完整人的医学和"活人"的医学。二是义务论哲学到价值论哲学的转变。价值论认为，行动选择的个人与社会后果是评价善恶的标准，人的生命是有价的，根据生命质量的高低来选择我们的行动，是一种认识上的飞跃。生命伦理学可以从价值论哲学中找到辩护，有力地解决了生命质量、放弃治疗、脑死亡和安乐死等重大实践问题。三是高新生命科学技术的发展。四是经济发展与卫生经济社会。五是卫生制度改革。在卫生制度改革过程中，作卫生经济决策时格外重视伦理学的价值与作用。① 生命伦理学是各种社会运动和冲突转化的结果。它一方面使形而上的精神存在得以延续思考，另一方面建构了一种人的精神完善的路径。

生命伦理学的发展，伴随着复杂的社会变迁过程，凝聚了人的精神的变化。生命伦理学家努力推进生命伦理的进步与发展，成为现实应用中使人服膺的基础理论。其中，恩格尔·哈特就是摇旗呐喊者，他认为，"道德哲学它既认真看待道德的多样性，也认真地看待其信仰，并且为生命伦理学和保健政策提出了共同的俗世道德观。它为宽容辩护，但并不否认道德内容可以相互分离并可以进行谴责"②。恩格尔·哈特基于对生命的认识和理解，反驳以直觉、理性、自由和平等的方法来阐释生命的有关伦理理论，他认为这些理论方法背后都存在着某种学说假设，所以，"都无法产生充满内容的道德指导，除非人们已经给它附上了一种具体的道德内容。其结果，每一种理论方案都简要说明了后现代的挑战：任何道德理论说明

---

① 参见孙慕义：《新生命伦理学》，东南大学出版社 2003 年版，第 7 页。

② 余玉花：《生命伦理及其教育初探》，载《伦理研究（生命伦理学卷·2007—2008）》上册，东南大学出版社 2009 年版，第 72 页。

要么是预设了本来要论证的道德内容，要么不能给出实质的指导"。正因如此，关于人的划分，恩格尔·哈特将之划分为"严格意义上的人"与"各种社会意义上的人"两种类型。在这两种类型的人中，"严格意义上的人"是指那些具有道德能力的道德主体。恩格尔·哈特将人划分为这两种类型的重要意义在于使对生命价值的探索具体化，使生命伦理探索走向实践和应用。研究生命伦理的实践意义需要借助于医学伦理学，需要对生命进行道德哲学上的反思。医学伦理学关注的是医学领域的伦理问题，这里包括了有关医护人员的职业道德、医患关系，同时还对医学活动的最终伦理目标提出设想，如医学活动的目的、人物、对象、技术赋予伦理道德的内容、伦理规范和伦理价值评判等。20世纪60年代以来，医学伦理学所关注的方面和走向表现为四种：一是注意事件所处的境遇以及人的实际需要和利益；二是引导医务人员承担其职责和职业道德；三是对具体的案例更为审慎的分析；四是回归到古老的伦理观念，如"公正""合理"等的倾向。①生命伦理学的演变过程是多种技术发展的综合体，是时代的产物，特别是人们在多元时代反思生命问题与对自身伦理诉求的追问的产物。

生命伦理学研究的发展概况。生命伦理学的研究最早源于西方，根源于西方文化背景中，从西方古代社会的"灵"与"肉"的二元思想，再到文艺复兴后，人性的复苏，人本主义思想抬头，个人的自由、自主和平等的权利观念伸张，成为西方道德发展的基石。人与他人、人与社会的关系，以契约的形式确立和维持，进而把人伦、人际关系置于牢固的律法形式中。近代以来的思想大师，黑格尔、尼采、柏格森、弗洛伊德等人对人的生命的活力、人的意志、人的本能淋漓尽致地表述，都深刻地影响着生命伦理学的研究和发展，也给生命伦理学的发展提供了丰厚的土壤，以至于从范伦塞勒·波特（V.R.Potter）以后，就迅速地发展起来。之后，美国哈斯廷斯中心（The Hasting Center）成为生命伦理学研究的重镇。1971

---

① 参见孙慕义：《新生命伦理学》，东南大学出版社2003年版，第325页。

年，该中心出版了《哈斯廷斯中心报道》（双月刊），是生命伦理学的权威刊物。该中心还发起并主持了关于医学目的的讨论，具有世界性的影响。1971年，美国肯尼迪伦理学研究所建立。1975年，该所组织编写的四卷本《生命伦理学百科全书》出版（1995年出版50册修订本）。同年，《医学与哲学》杂志创刊，刊发大量生命伦理学的论文。此外，佐治亚大学的伦理学家贝奥切普（T.L.Beauchamp）和查德里斯（James F. Childress）合著的《生物医学伦理学的原则》以及贝勒医学院教授、《医学与哲学》杂志主编恩格尔哈特博士（H.Engelhardt）的《生命伦理学基础》等著作也具有广泛的影响。[1] 生命伦理学的发展，除了研究中心的推动之外，一些案件的出现也促进了生命伦理学的进一步发展，如美国著名的昆兰案件（Karen Am Quinlan）。[2] 随着人类基因技术的进一步发展，特别是在20世纪90年代克隆羊多莉的问世、胚胎干细胞研究的突破，把生命伦理学推向了舞台中心，成为世界性的话题。1998年10月，在东京召开的第四届国际生命伦理学会议，主要议题是探讨建立全球生命伦理学的可能。这种呼吁和探讨是生命伦理学发展的一个必然趋势。

生命伦理学发展的一个重要标志是它的体制化或建制化。其主要表现有：一是成为医学院校的必修课，并有了生命伦理学硕士、博士学位授予点。20世纪80年代后，欧美医学院校基本上都开设了生命伦理课程，并在医学院校或哲学系培养生命伦理学的硕士生、博士生；二是有专门的研究机构、学术刊物和学术会议；三是建立了各级生命伦理委员会，有医院伦理委员会、医学院校和科研机构的伦理委员会，以及国家级的生命伦理委员会，如美国总统生命伦理委员会、法国国家生命伦理委员会、德国中央生命伦理委员会等。联合国教科文组织管辖国家生命伦理学委员会，国家人类基因组织也建立了伦理委员会，世界卫生组织也有官员主管伦理事宜。

---

① 参见沈铭贤：《生命伦理学》，高等教育出版社2003年版，第5页。

② 参见邱仁宗：《生命伦理学》，上海人民出版社1987年版，第157—176页。

伴随着生命伦理学的全球化发展，生命伦理学也被引进中国。虽然起初我国对生命伦理学的引进存在明显的误读、误译、误识的情况，但是生命伦理学发展的内在特性和发展的张力，使得中国的生命伦理学也蓬勃发展起来。我们已经建立起生命伦理学的雏形，当然刚刚建构起来的雏形还需要我们去精心雕琢、精心培育。我们不能对中国生命伦理学的发展失去信心，因为生命伦理学发展本身就很复杂，无论是康德主义、马克思主义、海德格尔主义，还是功利论、实用主义、境遇论等理论基础，它的吸收借鉴和批判将是一个漫长的过程。1987年中国社会科学院哲学研究所邱仁宗研究员出版《生命伦理学》，首次在国内全面介绍生命伦理学，他也培养了我国首批伦理学硕士、博士。另外，《医学与哲学》（大连）、《中国医学伦理学》（西安）等杂志，为进行生命伦理学的研究提供了重要阵地，杂志刊发了大量关于安乐死、脑死亡、克隆人等敏感问题的专题讨论。2001年，对胚胎干细胞研究的伦理问题展开过全国性的大讨论。2007年国内召开了第一次全国生命伦理学学术会议，学者围绕干细胞研究和再生医学的伦理问题、人的生物学研究中的伦理问题、生物医学研究中动物实验和动物生物技术中的伦理问题、公共卫生中的伦理问题等进行了讨论。目前，国家人类基因南方研究中心伦理、法律和社会问题研究部的成立，中国社会科学院应用伦理学研究中心、中国协和医科大学生命伦理研究中心、北京大学应用伦理学研究中心、中国人民大学伦理学和道德建设研究中心、东南大学应用伦理学研究中心、湖南师范大学应用伦理学研究中心、西南政法大学应用伦理学研究中心等一大批应用伦理学研究基地的设立，有力地推进了我国对生命伦理学的研究和发展。

生命伦理学研究的具体内容。生命伦理学从伦理学和道德哲学角度去理解和认识生命问题，它着重对人的生命状态、生命的终极问题进行道德哲学研究，同时对有关生命的科学技术进行伦理反思和判断；尤其注重对人的生命本身进行道德哲学阐释，涵盖了人的生命本质、价值和意义等范畴。生命伦理学的核心问题在于建构适合生命或者生命科学技术发展进步的形而上理论，而不仅仅局限于道德理论在生命领域的实践应用，更不仅仅限定在解释和论证生命行为和生命科学技术合伦理性与合道德性，它必须使人真正认识生命的凸显的问题，所以生命现象、生命技术和医药等的伦理问题是生命伦理学研究的其中一部分内容。可以看出生命伦理学的研究范围是非常广泛的。基于学者的理解和认识，生命伦理学可以划分为理论生命伦理学和应用生命伦理学，具体研究内容和框架如下：

理论生命伦理学包括元生命伦理学（或生命伦理学理论）和文化生命伦理学。元生命伦理学（或生命伦理学理论）主要研究生命伦理学的道德哲学基础、学术思想渊源、发展史、基本原则与科学本质、规律、评价体系、生命伦理学语言和逻辑、思想动力以及研究方法和教育策略；文化生命伦理学主要探索文化人类学传统、宗教、民族心理、风俗，社会经济形态以及教育水平和自然生态等因素对生命伦理学学科的影响，同时研究由于文化偏好的不同而形成医学选择的差异与生命伦理和其他学科之间的关系等。

应用生命伦理学包括医务伦理学、生命与死亡伦理学、卫生经济与医疗保健政策伦理学、生态伦理学四个分支。医务伦理学包括：临床决策和行为的伦理原则、病人及医生的权利(或权力)与义务、医患及医际关系、医务人员的道德修养等。生命与死亡的伦理学包括：生命科学研究的伦理问题、人体受试者的权益保护、高新生命科学技术应用中的伦理问题、脑死亡、临终关怀、生命质量和安乐死等。卫生经济与医疗保健政策伦理学包括：卫生经济伦理问题、医疗改革、保险与医院工作、医院伦理委员会、卫生政策与法制建设等。生态伦理学包括：生态与环境保护、大地或地球伦理、动物权利保护等。①

生命伦理学的研究内容和研究的主要范畴始终处于开放的动态之中，

---

① 参见孙慕义：《新生命伦理学》，东南大学出版社 2003 年版，第 9 页。

无论是理论生命伦理学还是应用生命伦理学，都对临终关怀问题给予了足够的重视。笔者认为，在临终关怀问题上，其涉及的问题应该是多方面的，既要研究在具体的临终关怀过程中如何对临终者进行关怀，抑或说如何处理好医患关系、医院和临终者的家属的关系，更重要的是挖掘临终关怀的道德哲学基础，研究临终关怀最一般的伦理道德原则，探索生命伦理学的发展。

（二）应用伦理学

马克思、恩格斯曾经指出：道德"根源于物质的生活关系"，是"生产的一些特殊的方式，并且受生产的普遍规律的支配"，人们自觉不自觉地，归根结底总是从他们阶级地位所依据的实际关系中——从他们进行生产和交换的经济关系中，汲取自己的道德观念，一切以往的道德论归根结底都是当时社会经济状况的产物。因此，应用伦理学的产生、形成和发展，自然离不开特定时代的历史文化条件。应用伦理学产生于20世纪60、70年代的西方国家。"应用伦理学"的概念从19世纪开始有人使用，到20世纪70年代，"随着1974年医学伦理学和1977年生命伦理学两个术语以及环境伦理学概念的普遍使用，应用伦理学才成为一个得到承认的学术术语"[①]。生命伦理学的发展社会背景，主要是医疗科学和科技的发展。医学上的主要影响来自第二次世界大战之后，现代医疗科技和生命科学的急剧发展。自20世纪50年代美国研发出"呼吸机"（respirator），60年代制造出洗肾机和心脏移植手术成功等技术上的发展，引申出许多新的医疗伦理课题。同时，社会问题日渐复杂和社会矛盾的突出，特别是社会公平正义的缺失，需要伦理学界系统作出反思。1971年罗尔斯发表了《正义论》，就平等自由、公正机会、分配份额、制度正义等基本原则进行深入、系统的探讨，标志着伦理学研究主题向社会实践问题转向，

---

① 廖申白：《什么是应用伦理学》，《道德与文明》2000年第4期。

为应用伦理学的诞生奠定了重要的理论基础。应用伦理学的发展背景除了特定的社会生活历史条件之外，也源于对元伦理的批判和反思。元伦理学认为导致道德问题和道德危机产生的根源在于伦理学在逻辑和语言方面的理解混乱，因此要借助于语言学、逻辑学等具体学科的逻辑分析方法，对伦理问题进行纯粹形式的语言逻辑分析，以达到对道德要领的把握，寻找伦理命题的逻辑意义。如 20 世纪 60 年代所流行的"后设伦理学"（meta-ethics）只专注道德语言的意义分析，被认为无法回应当时社会的众多迫切的伦理争议。然而伦理学最终应当指导实践，元伦理的形式陷入了只重形式、不重内容、远离现实和抽象空洞的理论困境，导致对元伦理学的重新审视。许多伦理学家重新寻求伦理研究和现实生活的内在联系，尝试把特定的道德理论应用到社会生活的具体领域，解决现实问题。伦理学重新投入实际的伦理争议的研究和分析，造就了应用伦理学发展的理论逻辑背景。

我国应用伦理学的发展始于 20 世纪 80 年代，人们关注的重点最初集中在环境伦理、生命伦理和经济伦理三个领域。我国政府在 1983 年正式把环境保护确定为国家的一项基本国策，引起了伦理学者的研究兴趣和争论。人们对生命伦理学的注意缘于 20 世纪 80 年代关于"安乐死"问题的大讨论，直至今天方兴未艾的有关人类基因研究、辅助生殖技术、克隆人、器官移植等热点问题的争论，使生命伦理与人们现实生活的联系更为紧密。经济伦理一直是最为热门的话题，1978—1984 年开始在哲学伦理学和职业伦理学的层面上展开讨论，中间经过 1984—1994 年分别从管理学、商业学和经济学三个方面对其进行探讨，直至今天体系初成。① 由此观之，生命伦理学是应用伦理学最为核心的部分，其理论的发展对应用伦理学的发展具有重要意义。

生命伦理学内涵与研究内容。从应用伦理学产生的时间来看，它是一

---

① 参见郭广银、杨明：《应用伦理学的热点探索》，江苏人民出版社 2004 年版，第 26 页。

门新生的学科，但是从内容和学科发展的路径来看，应用伦理学是不是真正的学科存在着争论，抑或说受到了质疑。有的学者认为，应用伦理学还不是一门真正的学科，它没有一个完整的理论与体系，它只是一个松散、缺乏严密逻辑结构的"应用问题群"，只是便于对实践问题的解释、阐明、陈述和对职业规范的探究，运用伦理学的部分与研究方法，与社会和人类对话；它只是一种机会主义的研究概念、教育概念和体制化传达语式，并为说教或俗世伦理学的传播而进行的相对主义修补，其运用直觉主义或境遇主义的后现代手段，移植或制造一系列"不证自明的"后经典原则，实用主义地、分裂地、常常孤立地对具体问题予以说明。它是急躁和浮躁的学术心绪背景下产生的一种简单、粗暴的行动测量工具，反映了"忧、畏、烦"的后现代人的一种懒惰、急于求成、躲避深刻的心态与情感。[①] 从这个角度来说，应用伦理学是一种过渡。另一些学者对应用伦理学研究的内容进行了界定，认为应用伦理学可以界定为如何运用一般的伦理原则和道德规范，解决人类现实生活中产生的伦理冲突和道德争议，有效调节和引导人与人、人与自然、人与自身之间伦理关系的一门应用科学。[②] 无论是把应用伦理学作为一门学科还是反对把应用伦理学作为一门学科，都可以看出，现实应用性是应用伦理学的最大特质和明显标识，关注和应对不断变化的社会现实是它的主要特征，都是把基本的伦理原则和道德规范应用到具体的道德难题和伦理情境中。因此，需要把伦理学作为自身的理论基础，以理论伦理学研究所提供的根本理念、一般原则和基本准则为研究依据，利用有关理论来关注或解决社会实践中的道德难题。生命问题，尤其是类似安乐死问题，呈现出现实中的道德难题。要应对安乐死问题，特别是人的自身死亡问题，就必须寻求一般的伦理学理论来解决。

---

① 参见孙慕义：《质疑伦理学》，《湖南师范大学社会科学学报》2006 年第 4 期。

② 参见郭广银、杨明：《应用伦理学的热点探索》，江苏人民出版社 2004 年版，第 26 页。

（三）道德哲学

伦理学。一般认为，伦理学是以道德现象作为自己的研究客体的科学。道德现象是在人类社会生活中产生的一种特殊的而又普遍的社会现象，因而作为人文科学的伦理学，无疑是人类对自身生活自觉省思的结果和生活智慧的结晶。自亚里士多德创立伦理学以来，伦理学呈多元化发展。从宏观上伦理学研究对象和内容来看，伦理学的理论类型也不是单一的，有的学者认为伦理学研究的是社会的道德实际状况（道德事实），有的学者则主张研究道德判断的理由和根据、道德词语的意义和用法等，其他学者更多的是关注制定、论证和实施道德原则和规范，由此便形成了各种类型的伦理学。综合国外学者的研究成果，魏英敏先生认为，伦理学可分为三大类型——描述伦理学、规范伦理学和元伦理学，这三种类型的伦理学的存在，也是中外学者所公认的。这三种类型实际上反映了对伦理学研究客体道德现象的三种研究方法和研究视角：如果依据经验描述的方法，仅仅从社会的实际状况来再现道德便是描述伦理学，其中包括道德心理学、道德社会学和道德人类学；规范伦理学则是立足于价值—规范的方法，侧重于道德规范的论证、制订和实施来研究道德，其中涵盖了理论伦理学和应用伦理学的内容；元伦理学凭借逻辑语言分析的方法，从分析道德语言（概念、判断）的意义和逻辑功能入手来研究道德，反映道德的语言特点和逻辑特征。[①]

西方伦理学的体系结构经过长期发展，大体上形成四种不同的类型。第一，规范伦理学。传统伦理思想家把伦理学看作是规范学科，他们认为，善恶是伦理学的主要范畴，伦理学研究的任务就是指出人们的社会生活行为应当遵守何种规范，应当履行何种义务。第二，伦理学可以界定为行为科学，也可以认为是研究人的行为品质的科学。因为，一些伦理学家对传统伦理思想家的观念表示异议，他们认为纯粹的哲学研究会将伦理学

[①]　参见魏英敏：《新伦理学教程》（第二版），北京大学出版社 2003 年版，第 2 页。

误入歧途。所以，他们认为在强调规范的同时，应当注重伦理原则和道德规范的实践，伦理学应当是道德应用的学科。第三，理论的伦理学，或者称为纯粹理论的伦理学。持这种观点的伦理思想家反对将伦理学当作规范科学，认为如果伦理学探讨具体行为规范或准则，就会丧失伦理学的本性。所以，他们认为伦理学与道德哲学等同，强调伦理学只能是从哲学高度去探讨"善"和"恶"，并对善恶进行哲学的思辨。第四，分析的伦理学。"这种新的伦理学体系，既不强调以经验的或历史的方法研究伦理学，也不注意这种经验的或历史的、叙述的理论概括，只主张所谓对道德现象纯客观的描述；这种体系的突出特点在于它试图从逻辑的方面，即从语义学的方面，对道德概念进行分析，从而使伦理学成为一种空洞的、无内容的，对道德概念和判断进行分析的学科。"[①] 对于伦理学的划分，可以从理论与实践角度来划分，也可以根据伦理学的形态来划分。从理论与实践的角度分，可以把伦理学分成理论伦理学与实践伦理学。理论伦理学又称为道德哲学或道德学，还可称为哲学伦理学。实践伦理学又称经验伦理学，它包括描述伦理学和应用伦理学，还可称为实践人类学。从以上道德学说四个层次的理论来看，前两个层次的道德学属于经验伦理学，后两个层次的道德学，即道德形而上学和实践理性批判属于理论伦理学。

伦理学 $\begin{cases} \text{理论伦理学（道德哲学或道德形而上学）} \\ \text{实践伦理学（应用伦理学或实践人类学）[②]} \end{cases}$

伦理学的基本对象由三个部分组成："第一部分是'道德主体：社会为何创造道德'。第二部分是'道德实体：伦理行为事实如何'。第三部分是'道德价值：伦理行为应该如何'。"[③] 由此，我们可以认识到伦理学与道德哲学之间具有密切的联系。从严格意义上来讲，我们不能把伦理学等同于

---

① 罗国杰、马博宣、余进：《伦理学教程》，中国人民大学出版社 1984 年版，第 4 页。
② 参见张传有：《伦理学引论》，人民出版社 2006 年版，第 38 页。
③ 参见王海明：《新伦理学》，商务印书馆 2006 年版，第 18 页。

道德哲学，但可以说道德哲学是对社会存在的伦理道德问题的最高学问。

伦理学与道德哲学的辩证。道德哲学是什么？一般认为，道德哲学就是伦理学，它以哲学思辨的方式来研究道德上的善与恶、是与非的理论。其主要任务是分析、评价和发展规范的道德标准，探讨重要的道德概念、观念与道德判断的方法，并结合历史方法探讨与人类道德相关的价值观念演变的轨迹与规律。[1] 道德哲学是关于应然的知识，或者说是运用那些理应决定自由意志下的行动者之选择的规则。在确定适宜于特定自然的道德规则之前，应该知晓与这一自然相关联的事实。在确定人类的道德规则之前，应知晓人的自然的历史，他的性情倾向，他特有的快乐和痛苦，当下的状况和前景。灵魂学，或曰心灵的物质史，是道德哲学的基础。[2] 每个成年人拥有不同的个人经验，这些经验有宗教的、教育的、社会的、感觉的、心理的和道德的等。现象就是现象，不需要讨论：现象的存在是无可置疑的。在道德领域，这些现象表现为知觉：决定，包括明确的决定（比如一定要选择结婚，或者选择过一种圣洁的生活）；表现为以价值判断形式所表达的对善和恶的评价，此时每一个人感觉自己就像是一个专心而又客观的法官；表现为鄙视他人的行为；表现为伦理直觉，这种伦理直觉看起来像似是以浪漫的形式发生，但实际上就如伦理美丽的不可阻挡的光和灵魂愉悦的波涛而灿烂地在人的灵魂中出现。因此，人的灵魂能被看作是一出戏剧，其中情节不是用来欣赏的，但结果涉及人自己。道德哲学的任务是试图深刻理解这种生活（有时是戏剧化的），并成为道德科学。道德生活和道德科学的区别在于前者是自我确立，而后者是理解和解释。前者把现象看作个人或社会的事实，这些事实是自由的、主观的、合法的、有用的，有绝对或相对的特点；后者考察精神价值、理想、客观性以及这些相同现象的普遍性，考察它们与人的幸福或社会的幸福的关系等。这就是

---

① 参见徐宗民等：《生命伦理学——理论与实践探索》，上海人民出版社 2002 年版，第 10 页。

② 参见亚当·佛格森：《道德哲学原理》，上海世纪出版集团 2005 年版，第 1 页。

道德哲学。①

（四）临终关怀理论研究的思路架构与进路反思

临终关怀理论研究的思路架构。从生命伦理学到应用伦理学再到伦理学的学科体系，我们对临终关怀问题做了理论上的梳理，架构了临终关怀研究的思路，伦理学的总体框架可以表示为：

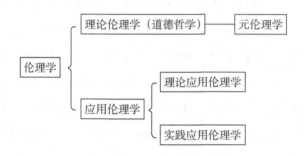

由此，我们可以知道，临终关怀是实践应用伦理学中的问题。理论伦理学（道德哲学）与应用伦理学是伦理学的两个方面。我们对临终关怀进行道德哲学上的研究，实质就是对具体实践问题进行一种道德哲学理论上的建构。道德哲学围绕"我们应该采取哪种行为？哪种事物应当为它们本身而实存？"这些问题展开思考和回应。对于临终关怀，从道德哲学理论预设上，我们也预设了"我应该做什么"来回应临终关怀的实践问题。只有回答了面对临终者我们该做些什么、采取哪种行为，才能够真正做到伦理学中一种所要追求的善或者优良的善的问题。在认识的路径上，我们首先对生命伦理学进行了认识，但是最终的问题在于我们面对临终者的时候，该做些什么，无论是作为一个理论的研究者，还是作为一个实实在在的人，包括医生、医院、护士以及家属等道德实体。

---

① 参见丹瑞欧·康波斯塔：《道德哲学与社会伦理》，黑龙江人民出版社 2005 年版，第 1 页。

　　临终关怀理论研究的进路反思。要理解道德哲学，可以透过生命伦理学这个小小的窗口，它可以说是反观理论伦理学的一条路径。起码它从生命伦理学领域可以窥视到当代伦理学或道德哲学理论与实践正在发生的转变，感受到生命伦理学作为这种转向的先驱作用。有的学者探讨当下生命伦理学与道德哲学的现代转向问题，提出了十大转向，即从理论伦理到应用伦理、从规定伦理到叙述伦理、从哲学伦理到科学伦理、从美德伦理到难题伦理、从一元伦理到多元伦理、从责任伦理到权利伦理、从崇高伦理到底线伦理、从情感伦理到法规伦理、从权威伦理到民主伦理、从消极伦理到积极伦理。①认为，中国的生命伦理学问题始终与道德哲学与现实社会问题纠缠在一起，生命伦理学问题需要寻求道德哲学的智慧。

　　中国生命伦理学从诞生那一刻起就面临两个非常严重的问题：首先是现实中医学的严重伦理问题，所谓的"现实伦理问题"不是说进行伦理判断遇到阻碍，而是说这些问题在现实生活无法得到根本的解决，它仍然普遍地存在。其次，应用伦理学理论匮乏，其源于我国当前的道德哲学理论资源的不丰富，无法给予应用伦理学学理上的支撑。我国的很多学者研究生命伦理学，研究的进路是从宏观到微观。然而，应当清楚一点，理论和实践是两个不同的层面，生命伦理学从其学科的角度来说，偏重实践性的研究；而道德哲学属于纯理论的思索。其实我们弄明白从道德哲学到应用伦理学再到生命伦理学的这一路径，也就明白了如何才能建构起实践中的理论。但是我们也不能否认，可从现实的实践问题再去寻求哲学智慧的答案。

　　道德哲学的智慧与临终关怀。追寻道德哲学的智慧是临终关怀理论建构的根本，"思考生命伦理学的过程，本身就是道德哲学的体验和思索的过程"。无论是一个常识性问题，还是对某一问题产生了逻辑或者理路上的逆转，都是可以理解的。其实，我们的目的都是一样的，在研究生命伦

---

　　①　参见何伦、施卫星：《生命的困惑——临床生命伦理学导论》，东南大学出版社2004年版，第1页。

理学的过程当中，尤其针对现实医学和生物学当中的很多问题，给出的答案是仍然要回到"我应该做什么？"这是现代道德哲学必须面对的问题。同样，我们在面对生命的过程中，这种价值判断本身是可行的。因此，我们研究临终关怀问题，或者说是要在临终关怀问题中寻求道德哲学的智慧，是一种逆向的思维。正是因为现实的伦理问题存在伦理判断问题，尤其需要我们作为理论研究者去体验，从理论或者方法上给本来苍白的应用伦理学一种理论支撑。我们认为，这种逆向的思考，或者对临终者的道德哲学研究就是一种理论的挑战，而并不是完全顺从于生命伦理学和道德哲学的现代转向宏大背景下的理论开拓。我们的研究是逆向的，是反思性的，同时也是建构性的。

三、基本研究方法与主要内容

本书的研究方法和主要内容主要包括以下几个方面。

（一）研究的基本方法

在研究方法上，本书立足于现代社会突出问题的背景之下，总体上采用辩证唯物主义和历史唯物主义相统一的方法，坚持抽象和具体、单一与普遍联系相统一的方法，坚持系统整体有机的思维方式。

第一，实证主义的方法。实证主义的方法是不进行价值判断，基于实地观察和调查所掌握的翔实资料的考量，分析和判断社会行为的客观效果的研究方法。临终关怀就本身而言，是社会发展过程中存在的一个事实。我们可以通过对大量临终者的实际观察和调研，来论证这种社会行为的伦理性，使经验实施能够通过归纳上升为一种理论或者成为一种真理。第二，普遍联系的方法。事物之间是相互联系的，研究应当从普遍联系中寻求和发展存在的客观规律。本书从临终关怀与伦理实体之间的关系中寻找出临终关怀的道德要求。第三，理性预设的方法。伦理道德是人类用以约束和调整人的活动及活动关系的法则表述，其中心概念是"责任""权利""正义"和"良心"。它涉及的是我们"应该"如何的先在性原理。这就要求我们对研究的主题必须作出预先的假设。研究本论题就是要建构临终关怀的普适性道德，要求在临终关怀的过程中应当遵循什么样的道德法则，以及如何去遵守的问题。第四，思辨的方法。思辨的方法是抽象推理的研究方法，它以最简单和最普遍的规定为理论出发点，在具体的研究叙述过程中是一般的原理不断地丰富和深化；同时，通过丰富和具体的内容使原理得到完整的表述。研究临终关怀问题运用思辨的方法，主要体现在演绎方法、溯因和分析比较的方法。一是演绎的方法，从一般性原理推导出个别性结论。道德哲学理论是一般的理论，在临终关怀场域中寻求道德哲学智慧，就是从一般性理论中推导出个别性理论，尤其可从一般的家庭道德、医护职业道德和社会公德中，得出对临终关怀要遵循的一般道德。二是溯因的方法，从事实中追溯事实的成因。临终关怀事业在全世界的发展是不平衡的，从西方国家的蓬勃发展，到我国的逐步发展，特别是不同国家和地区呈现的态势也不一样，因此可以追溯其原因。三是比较分析的方法，根据一定的标准，把具有某个内在联系的两个或两个以上的对象加以类比和分析，找出相同与不同之处，从而揭示事物的本质特征及其规律。比较的方法有横向比较和纵向比较，有宏观比较和微观比较，有事物本身的比较和与事物有联系的外部环境的比较。本书运用比较分析的方法，对临终关怀事业的伦理发展做一个纵向比较，来说明临终关怀道德哲学范畴的发展变化，以及通过生死观的变化发展来论证临终关怀的发展变化。同时通过对不同国家的横向比较，来揭示不同国家的临终关怀发展变化的伦理诉求问题。

（二）研究的主要内容

本书从分析临终关怀的历史发展出发，深入研究了现代社会发展过程中迫切需要的对临终者的关怀问题，旨在说明现代社会文明的标志之一就是临终关怀事业的发展；为探索临终关怀提供道德哲学的智慧，从对临终关怀的道德原则的预设和道德评价体系的建构，全面考量临终关怀事业；从不同思想家的生死观来探讨临终关怀，并且提出了临终关怀的道德实践方式，从而寻找一条普适性的临终关怀道路。

全书具体分为九章。

导论中明确本文的研究主题、选题的意义，当前学术界对临终关怀的研究现状以及从道德哲学层面探索临终关怀的重要性和必要性、理论价值和现实意义，明确本书的演绎理路、方法。本书重点在于勾勒出对临终关怀的理论进路和意义，旨在求索临终关怀的道德哲学智慧，促进建构临终关怀普适性的伦理道德，以促进临终关怀的事业发展。

第一章，临终关怀的道德哲学诠释。本章对从道德哲学角度对临终关怀进行界定，认为临终关怀的本性是伦理关怀，使临终关怀的道德哲学研究成为可能；深入分析临终关怀的道德哲学意义，并对临终关怀的模式进行反思，提出了临终关怀的伦理模式建构。

第二章，临终关怀的道德哲学辩护。提倡和发展临终关怀事业，必须要有深厚的道德哲学基础理论为其提供支撑，从而使临终关怀获得伦理理论正当性，获得道德哲学的辩护。从现有的伦理资源来看，德性论、道义论、功利论、正义论、人道主义等都为提倡和发展临终关怀事业提供了理论支撑。

第三章，临终关怀的伦理价值。提倡和发展临终关怀事业可以说是社会发展的必然趋势，也是解决社会诸多问题的方式之一。那么，临终关怀的伦理价值诉求是什么？这是进行临终关怀要明确的最终归宿问题。优逝与善终、生命尊严和死亡尊严、和谐是临终关怀诉求的伦理价值。

第四章，临终关怀的伦理原则。提倡和实施临终关怀，特别是临终关怀过程中，参与主体应当遵循什么样的伦理原则，是关系到临终关怀能否顺利推进的关键性问题。根据现有的学术资源理论，以人为本原则、不伤害原则、尊重原则和公正原则是临终关怀要遵循的四大原则。

第五章，临终关怀的道德实践机理。临终关怀道德实践是临终关怀道德哲学研究重要的环节，临终关怀道德实践由道德评价和道德选择两个维度组成；进行临终关怀必须要进行道德的"善恶"和"有利于"评价，经过道德评价之后就可以对道德行为进行选择，使付诸于临终关怀行为。

　　第六章，生死观建构与临终关怀。本章研究人类的生死观问题。临终关怀涉及人类的生死观问题，生死观念对人类的临终关怀问题影响巨大。通过对中西方生死观的比较研究，以及对世界宗教生死观念的研究，吸收以往生死观念研究的成果，来建构一种建立在最低道德限度的生死观。

　　第七章，生死教育与临终关怀。主要研究生死教育与临终关怀的关系问题。生死教育是临终关怀的实践方式，通过对生死教育的概念和本质的分析，以及对国外生死教育的研究，来说明如何通过生死教育推进临终关怀事业的发展。

　　第八章，道德建构与临终关怀。主要研究家庭道德、医护职业道德、社会公德与临终关怀。临终关怀内在需求家庭道德，处理家庭成员之间、家庭成员与临终者之间的关系问题。医护人员在临终关怀中处于重要的地位，他既要面对临终者的家属，也要面对临终者，同时医护人员本身又具有特定的道德义务。我国处于社会转型时期，社会的道德取向与临终关怀之间具有密切的联系。把社会公德与临终关怀的道德建构结合起来，促进社会公共道德的发展和整个国家伦理规范的发展，要建构临终关怀底线道德，适应临终关怀发展。

　　第九章，临终关怀本土化的伦理建构。主要研究临终关怀事业在我国发展的状况，并与国外临终关怀事业进行比较，探讨了临终关怀在本土化过程中遭遇到的伦理困境，诸如传统伦理文化、伦理风险与伦理冲突等问题，进而通过探讨中国传统伦理文化的转型、伦理风险的防范、伦理冲突的协调等问题，促进临终关怀在我国的发展。

第一章　临终关怀的道德哲学诠释

临终关怀是可以在多场域理解的概念。目前，许多学者都从自身场域对临终关怀进行分析和界定，如从医学、护理学、心理学和社会学等。这些分析和界定，在某种程度上反映了临终关怀在现实生活中的某一种特征，或者是在临床实践当中对于濒临死亡的人如何进行抚慰或应当运用什么样的手段，等等。本书更多地倾向于把临终关怀看作是一种多科综合的系统，其既是一种教育体系，又是一种医疗健康体系。对于这个系统的研究，可以推进道德哲学研究，特别是道德原则、道德概念、道德价值判断等问题。

第一节　临终关怀

认识和理解临终关怀的首要环节就是对"临终关怀"概念的反思和界定。诸多学科都曾对临终关怀的内涵进行过界定。从道德哲学角度对临终关怀进行界定，需要汲取其他学科概念界定的共性，同时突出道德哲学临终关怀的特殊性。

一、临终关怀的内涵

医学、护理学、心理学和社会学等诸多学科对临终关怀的概念都进行过界定，不同学科对临终关怀的界定呈现出对临终关怀理解的多样性。作为道德哲学领域的临终关怀，它是通过道德哲学框架来认识临终关怀，赋予临终关怀道德哲学意义，并通过道德哲学的范畴促进和深化对临终关怀的理解和认识。

（一）临终关怀诸界定

"临终关怀"（hospice）源于"hospes"，意思是"人们之间的相互关心"。如前所述，英文"hospice"起源于拉丁语"hospitium"，原意是"小旅馆""客栈"或提供膳宿的住所。医院 hospital 与 hispice 同源于"hospitium"。后来由于性质不同，语义也跟着有所区别。"hospitium"同时也代表对客人的热情接待，即表示主人与客人之间亲密、善意、友好的关系。在很长一段时间里，Hospice、Hospital、Hostel 和 Hotel-Dieu 等概念在很大程度上可以相互转换使用，只是后来才有了特定的含义。

关于临终关怀的内涵，目前还没有统一的认识。归纳起来主要有以下几种观点：第一种观点认为，临终关怀是一种照护方案或者行为。这种照护方案或者行为是针对濒死者的，并且由特定的群体来完成。如美国临终关怀专业策划小组认为，临终关怀（Hospice Care）是指一套照护方案。有的学者认为，"临终关怀的本质是对无望救治病人的临终照护，它不以延长临终病人生存时间为目的，而是以提高病人临终生命质量为宗旨，对临终病人采取生活照顾、心理疏导、姑息治疗，着重于控制病人的疼痛，缓解病人痛苦，消除病人及家属对死亡的焦虑和恐惧，使临终病人活得尊严，死时安逸。还应为家属提供包括居丧期在内的心理、生理关怀，咨询及其他项目服务"[①]。孟庭武认为，"临终关怀是一种特殊的卫生保健服务，指由多学科、多方面的从业人员组成的临终关怀团队，为当前医疗条件下尚无治愈希望的临终病人及其家属提供全面的舒缓疗护，以使临终病人缓

---

① 李义庭、李伟、刘芳等：《临终关怀学》，中国科学技术出版社 2000 年版，第 5 页。

解极端的病痛，维护临终病人的尊严，得以舒适安宁地度过人生最后旅程"①。还有的学者认为，"临终关怀是指为濒死病人及其家属建立起来的特殊医院，并由受过训练的医务人员对其进行善终服务，安宁照顾"②。世界卫生组织指出，临终关怀是对无治愈希望病患的积极与整体性的照顾；其目的在于确保病患及其家属最佳的生活品质；临终关怀以控制疼痛、缓解患者其他相关生理症状，以及解除患者心理、社会与灵性层面的痛苦为重点；强调的是通过服务者为患者提供保守性的治疗和支持性的照顾，尽可能使病患有尊严地达致安详的死亡。与此同时，向患者家属提供支持系统与哀伤辅导。

第二种观点认为，临终关怀是一种生命教育。有的学者认为，临终关怀是现代人必备的一种生命教育，不只是医护人员要致力于化解临终者及其家属的焦虑与痛苦，更应该是一种现代社会全民的文化教养运动，让民众贴切地认识到人类灵性的精神内涵，能妥善照顾自我的灵性与他人的灵性，宁静与尊严地走过人生的最终旅程。③ 很多倡导生命教育的学者对于临终关怀都倾向这样的认识，来例证我国进行生命教育的紧迫性。

第三种观点认为，临终关怀是一种社会文化现象。临终关怀与其说是一种死亡文化，不如说是一种生命文化，临终是生命的重要阶段，为生长提供了最后一个机会。因此，享受临终关怀是人的一项基本权利，这是临终关怀发展的社会伦理动力。许多学者在论述生命与人生、死亡的尊严与生命的尊严、生死观等都是从这个角度对临终关怀进行阐释的。

第四种观点认为，临终关怀是一门新兴的交叉学科。它涉及医学、护理学、心理学、社会学、伦理学等诸多学科领域，但是临终关怀作为一门新兴学科，又有其独特的研究对象，即以临终病人的生理、心理和临终照

---

① 孟宪武：《临终关怀》，上海文化出版社 2002 年版，第 8 页。

② 参见靳凤林：《死，而后生：死亡现象学视阈中的生存伦理》，人民出版社 2005 年版，第 7 页。

③ 郑晓江：《解读生死》，社会科学文献出版社 2005 年版，第 152 页。

护的实践发展为对象。临终关怀学可以分为临终医学、临终护理学、临终关怀社会学、临终关怀伦理学、临终关怀管理学等分支学科。

第五种观点认为，临终关怀是一项社会系统工程。这是从实践的角度来认识的，它认为临终关怀是一个立体化、多方位的整体服务体系，它需要医生、护士、心理学家、律师、宗教人士以及其他社会工作者，乃至政府、慈善团体人士、舆论宣传媒介等的积极参与。

第六种观点认为，临终关怀是一个综合体。这种观点认为临终关怀在概念上应该包括三层意思：第一层意思，它是一系列的医护保健服务项目。它基于对临终病患者疼痛得以缓解和控制为基础，重点对临终病患者死亡前后对病人家属的慰藉和关怀；关怀的对象是目前医学条件下尚无救治希望的临终病人，即所谓患了"不治之症"的病人。它是以舒缓临终病人身心的极度痛苦，维护病人的生命尊严，帮助他们安宁地度过生命的最后阶段为目的，但并不企求延长他们痛苦状态下的生命。第二层意思，它是一门新兴的交叉学科，一门以研究临终病人的生理、心理发展规律和为临终病人及其家属提供全面照护规律的新兴交叉学科。它所形成的临终关怀学，与护理学、医学、心理学、伦理学、社会学等学科密切联系，充分体现了现代医学模式——生物、心理、社会医学模式的特点。第三层意思是，临终关怀是一种机构，无论是医院型、病房型或社区型，只要一说到临终关怀，我们就应想到它是由护士、医生、心理学家、社会工作者、宗教家和志愿者等多方人员组成的团队，在不同的条件下从各个方面为临终者及其家属服务。①

（二）临终病人（濒死者）的范围

目前，关于临终时间范围界定，还没有统一的标准。"在美国，将临

---

① 参见孟宪武：《优逝——全人全程全家临终关怀方案》，浙江大学出版社2005年版，第7—8页。

终定为病人已无治疗意义，估计只能存活6个月以内；在日本，以病人只有2个月到6个月的存活时间为终末阶段；在英国，以预后1年或不到1年为临终期；有不少国家倾向于以垂危病人住院治疗至死亡平均17.5天为标准，而昏迷无法交谈者及生命维持不到24小时均非临终关怀的合适对象；在我国，不少学者指出，当病人处于疾病末期、死亡在短期内（估计存活时间为2至3个月）不可避免地发生时即属于临终阶段，并指出对完全癌症病人，只要出现生命体征和代谢方面紊乱即可开始实施临终护理；北京松堂关怀医院通过对近8000个病历的观察分析，有7200人（90%左右）从其生命本质发生无法复原的退化至死亡的时间为10个月左右，故认定临终期应为10个月左右。"① 由此，他们提出关于临终关怀的"社会沃母"观点和理论。根据我国国情，我们认为将临终期为6个月比较合适，理由如下：如果将临终期规定太短，给予临终病患者投入各种医疗技术和护理，会降低病患者的生命质量，导致生命没有得到延续而浪费大量的医疗资源，违背医疗资源短缺的国情；如果将临终期规定太长，与我国传统的伦理道德观念不相符合，可能不被绝大多数人接受。另外，我国临终关怀事业刚开始，所能容纳和提供的临终病人或服务非常有限。如果从临床的角度，我们认为临终病人（濒死者）是患有医学上已经判明在当前医学技术条件下治愈无望的疾病，估计6个月内将要死亡的患者。本书研究的对象主要针对这个时期内的病人。

（三）作为道德哲学层面上的临终关怀

以上对于临终关怀概念的界定和认识，都是从自身的场域进行认识。值得肯定的是，目前对于临终关怀概念的界定，都在某种程度上反映临终关怀在现实生活中的某一种特征。比如，有的学者认为临终关怀是一种照护手段或者方案。在临床实践中，对濒临者如何进行抚慰，应

---

① 黄天中：《临终关怀理论与发展》，台湾强业出版社1988年版，第9页。

当运用什么样的手段，都用于界定临终关怀。但是，这种认识只是非常浅层次的认识，还有待于上升到文化、理念层面认识。有的学者认为临终关怀是一门新兴学科的认识，这种观点尚待深入。毋庸置疑，临终关怀不是一个简单地运用一种手段就能够解决的问题，它需要结合各种知识谱系。

对于人生意义的考察，以道德反省为主。柏拉图在《理想国》开篇中讲到，一个老人曾以自己的切身体会对苏格拉底说："当一个人想到自己不久要死的时候，就会有一种从来不曾有过的害怕缠住他。关于地狱的种种传说，以及在阳世作恶，死了到阴间要受到报应的故事，以前听了当作无稽之谈，现在想起来开始感到不安了。偏偏说不定这些都是真的呢？不管是因为年老体弱，还是因为想到自己一步步逼近另一个世界了，他把这些情景都看得更加清楚了，满腹恐惧和疑虑。他开始扪心自问，有没有在什么地方害过什么人？如果他发现自己这一辈子造孽不少，夜里常常会像小孩子一样从梦中吓醒，无限恐怖。"这是最早从道德角度反省死亡的例证。苏格拉底认为，"未经反省的人生不值得活"。对人生进行反省是重要问题。人们对人生的反省，必然涵盖对于死亡的反省。在死亡的过程中，或者濒死的过程中，这样的反省实质上是一个道德哲学探索的过程，即从道德哲学的角度看待濒死者及其产生的问题，认识濒死者到底需要什么以及人们该做些什么。只有回答了这些问题，才能够明白人生的意义和生命的意义，并对人生有一个交代。

二、临终关怀的特征

临终关怀的主要目的是帮助临终者在一个安静的环境中，以一种自然、平静、没有痛苦和压力的方式从此岸走向死的彼岸。临终关怀除了强调临终者的生命质量，强调临终者带着尊严、自由和自尊以及心理不再害怕，在朋友的簇拥中平静地死去，还强调给临终者的家属以照顾。

（一）社会交互性

临终关怀是社会的一个系统工程，其有众多的道德实体，他们之间的行为是具有交互性的。在临终阶段，临终关怀已从治愈为主的治疗转变为以症疗法为辅、以护理照料为主的全方位服务。首先，医护人员与患者之间产生交互。医护人员面对临终者的死亡恐惧、焦虑和不安，要极力通过各种心理学、佛教等学科的知识对临终者进行心理调适，使临终者摆脱死亡的恐惧和对死亡的无知。其次，医护人员与临终者的家属产生交互。临终者的家属面对亲人即将离去，会感到极度悲伤，临终者家属的表现也会影响临终者的心态。医护人员也应当对临终者的家属进行关怀，使他们从临终者即将死亡的阴影中摆脱出来。医务人员与临终者、家属等共同地面对死亡，并构成他们之间的互动关系。为提高生命的质量、维护临终者的尊严等，不同的道德行为主体相互交往，共同面对死亡，促成最终的临终关怀目的的形成。

（二）道德性

虽然临终关怀是一种以护理照顾为主的全方位的模式，但是临终关怀还突出地表现道德性。道德性，意味着临终关怀的实施要符合一定的道德规范，而不是说临终关怀是可以随便实施的。道德是在人类现实生活中，由经济关系所决定的，用善恶标准去评价，依靠社会舆论、内心信念和传统习惯来维持的社会规范。临终关怀具有道德性，意味着在具体实施临终关怀中，应当对医护人员的行为做一个道德上的评价，看其是否符合道德准则，即看医护人员的行为是否是善的，他的行为是不是为了提高临终者的生命质量、为了最大程度地减轻临终者的疼痛等。另外，临终者的遗属的行为是否符合道德，是否认为对临终者放弃治疗就是违背道德的以及对临终者的欺骗等，都需要作出道德判断。

（三）技术性

临终关怀作为一种行为，具有较高的技术性。临终关怀的技术性主要表现为心理和生理的治疗的技术运用。首先，生理方面的技术。临终者往往生活不能自理，各个器官系统退化，需要医护人员采取各种措施或利用器械、药物帮助减轻临终者身体的疼痛和不适应，驱除各种影响生命质量的不适应症状。在这里，就要采用各种护理技术，比如氧气疗法、热疗、红外线灯照射、热水浴、冰袋、冰帽与冰槽、酒精擦浴等一般临终症状的控制技术。其次，心理方面的技术。临终者对于临终，往往会表现出各种心情。布勒·罗斯把末期患者抑或说临终者在临终前的精神状态划分为五个阶段：（1）否认与孤离（denial and isolation）（2）愤怒（anger）（3）讨价还价（bargain）（4）消沉抑郁（depression）（5）接受（accept）。① 面对不同时期的精神状态，如何给予临终者安慰，使临终者逐步接受死亡的事实，需要心理方面的技术。尤其如何消除临终者对死亡的恐惧和焦虑，如何让临终者了解死亡，这是重要的技术问题。因此，人们面对不同的个体，需要采取灵活的、可操作的、能收到显著效果的心理治疗方案，帮助临终者减少痛苦，消除恐惧、回避、抵制、消极等待死亡的心理障碍，以达到理解死亡。

（四）系统性

临终关怀是一个系统的工程。在这个系统工程中，不仅包括对临终者进行的护理和照料，还需要对不同的道德实体进行思考和认识。临终关怀涉及临终者遗属的关怀问题、医疗资源合理分配问题、临终者去世之后的文明丧葬问题、社会生死观念问题、生死教育问题，等等。这些问题对临终关怀发展具有非常深刻的意义。如，对临终者遗属的关怀，目的在于帮助遗属们认识和理解他们的心理过程，提供心理安慰，鼓励和支持帮助他

---

① 参见傅伟勋：《死亡的尊严与生命的尊严》，北京大学出版社 2006 年版，第 32 页。

们顺利度过丧期，以重建未来的生活。毕竟死去的人已经死去，但是活着的人还将继续地活着。另外，社会的生死观念也深刻影响临终关怀的发展，还有传统的生死观念对于临终者的遗属们也有很多阻碍，表现为对临终关怀的不理解和不接受。这需要通过生死教育并对生死观念的改造实现，使临终关怀成为一种能够让人接受的方式和手段。政府和社会在卫生资源方面也可以作出很好的分配，让国家卫生资源运用到最急需的地方。

第二节　伦理关怀

临终关怀由"临终"和"关怀"组合而成，而认识和理解临终关怀的重点是"关怀"。在这里要追问的是：对临终者的"关怀"为何种关怀？这涉及临终关怀的本性问题。我们认为，临终关怀的道德哲学本性为伦理关怀。

一、临终关怀的本性

临终关怀是多学科关注的事业。就临终关怀的本性而言，呈现出多种的认识。临终关怀本性的认识的多元化，导致我国临终关怀事业发展遭遇困境。因此，必须对临终关怀的本性进行反思，厘清对临终关怀的本性的认识和理解。

对于临终关怀的本性，有如下几种观点：第一，认为临终关怀具有死亡教育的本性。也就是说，临终关怀是对临终者在临终期间的教育，主要是对他们进行临终期的辅导，最终获得死亡知识和智慧。因此，持此种观点的学者认为，安宁照顾（临终关怀）是在科学性质的医学基础上，融入人文的、社会的，特别是哲学智慧与宗教的知识与操作。既然人人必死，或寿尽而死，或遭病惹灾而夭折，每一个人都必然会品尝到或深或浅、或重或轻之临终前的疾痛。临终关怀不仅仅是针对绝症患者最后时光的医疗照护，本质上应该是广义的对大众的死亡教育。实际上，无论是对临终者进行关怀，还是对临终者的遗属们进行悲伤辅导，都是对临终者和遗属之灵与心理层面进行全方位的精神抚慰，心理和灵性照顾在对临终者及遗属关怀的时间中占有核心地位，正是在这一点上，宗教的生死智慧及生死操作具有广泛的应用型和不可替代性。①

第二种观点认为，临终关怀具有宗教的本质，它属于一种精神关怀和灵性。宗教的临终关怀方式多种多样，有佛教的，有基督教的。一般来说，宗教都比较看重宽恕的作用，因为宽恕本身蕴含着一种力量，对这种力量的需求在人的临终期感觉最强烈。宽恕的重要意义在于，通过宽恕和被宽恕，忏悔过去的言行，了了心结，使身心轻松愉快，为平静安详地踏上死亡路途做好准备，为临终病患者找到精神的平和之境。

第三种观点认为，临终关怀应该是爱的艺术。因为关怀是人类崇高的行为，是爱的艺术。有的学者认为，对所有人来说，进行关怀这个行动才能找到自己生存的真正含义。帮助病人成长，一定要有疼爱之心。临终关怀也应当有爱的艺术，并且爱的艺术贯穿于其始终。

从以上学者关于临终关怀的本性来看，由于他们所处的时代、所持的价值观或者意识形态不同，所以他们的认识和理解也不同。本书在道德哲学框架下进行研究，所以对临终关怀的本性的探讨侧重于道德哲学的理论和观点。

二、作为伦理关怀的临终关怀

在道德哲学看来，临终关怀的本性到底是什么呢？应当是伦理关怀。伦理关怀最能体现临终关怀的本性。如何确证伦理关怀作为临终关怀的本

---

① 参见郑晓江：《生死学》，台湾扬智文化事业股份有限公司 2006 年版，第 1 页。

性呢？我们认为，应当从关怀——临终关怀的逻辑和内容入手进行认识与理解。

（一）关怀的道德哲学意蕴

关怀，就汉语意思来说，可以表达为"在意，操心，关心爱护"等等，它与关心、关爱和关照等词语组成意思相近的词语群。事实上，关怀既是关心，也是关爱，更是关照。它是人类情感的表达，也是强者对弱势情感的表达。我国传统社会儒家提出"仁者，爱人"，包含两个方面的内容：仁爱亲亲和仁爱他人，用现在的话说就是"爱亲人和爱他人"。"仁者爱人"的行动逻辑以爱亲人为基础，因为要"仁"，所以必须爱亲人，否则"仁"就成为无源之水、无本之木；并且必须从"爱亲"走向"爱众"，最后才能从"爱亲"和"爱众"辩证统一走向"仁"。传统儒家伦理主张的"仁者爱人"的行动方式就是关怀。"关怀"是具有深刻道德哲学意蕴的行为，具有"利他"的价值元素。在这里，更深层次的问题是人与人之间需要关怀，没有关怀，人类社会就不能发展和进步，就不能达到"身、心和灵"的统一与和谐。基于关怀本性的延伸，临终关怀的关怀也具有利他的性质，它建立在一系列原则基础之上，如不伤害等伦理原则，使临终者最终达到"身、心和灵"的和谐统一。

（二）临终关怀的本性——伦理关怀

"关怀"本身具有道德性，针对临终者的关怀也具有道德性。从价值归属来说，它是伦理的。因此，临终关怀的道德哲学本性是伦理关怀。如何确证临终关怀的本性是伦理关怀，换句话说，临终关怀是伦理关怀的一种形态呢？

第一，从"临终关怀"的词源来看，表现出伦理关怀之意。与临终关怀相对应的英文单词"hospice"源于拉丁语，是"hospes"的派生词，本意为"人们之间的相互关心"。中世纪，人们使用"hospice"就是表示为朝圣者在特定场所提供无偿帮助，为朝圣者提供人道主义帮助。从历史维度来看，"临终关怀"概念本身表达的意思为伦理关怀。从"临终关怀"概念的具体化来看，即从概念和现实的同一性来看，临终关怀更为明显地表现伦理关怀的本性。日本"临终关怀之父"柏木哲夫教授用七组英文单词描述临终关怀的行动，深刻地表达临终关怀的关怀之意："hospitality"（亲切），以亲切的态度对病人及家属；"organized care"（团队照顾），多种人员参与完成照护患者和家属的；"symptom control"（症状控制），控制患者躯体疼痛症状；"psychological support"（精神支持），患者及家属灵的照顾；"individualized care"（个人化照顾），以病人为中心的照顾；"communication（沟通）"，注重与患者和患者家属的沟通；"education"（教育），生死观、对临终关怀认同感等。① 柏木哲夫列举的七组英文单词，表达了临终关怀的七个关怀过程和要素，内在地包含伦理关怀之意。

　　第二，从临终关怀的目的来看，也表现为伦理关怀。临终关怀理念强调生命的质，而非生命的量。临终关怀医院的主要目标是让病人带着尊严、自由和自尊，尽量减少痛苦、不再害怕地在朋友的簇拥下平静地死去。临终关怀医院的护理不仅要照顾病人，而且还要照顾到病人的家庭。也有人认为，临终关怀的目的旨在安抚病人，让其在生命的最后阶段安详、满意地达到生命的终点。这不仅维护临终者尊严，也是对临终者家属的安慰。优死是临终关怀的宗旨和目的。② 从伦理学视角，可以认为，临终关怀的目的是，尊重临终病患者的生命、人格尊严和作为人所具有权利，指导临终病患者认知和体验生命的价值，直到死亡都保持作为一个人所具有的尊严，在社会和家庭的友爱和平静环境气氛下告别世界。"它有两个原则：一是不以延长生命为目的，而以减轻身心痛苦为宗旨；二是社

①　参见柏木哲夫：《用最好的方式向生命挥别》，台湾方智出版社 2000 年版，第65 页。
②　参见李佩文：《优死——临终关怀的宗旨》，载《临终关怀与安乐死曙光》，中国工人出版社 2004 年版，第 114 页。

会沃姆原则，社会沃姆是一种社会创造的爱的氛围，从事临终关怀的医护人员应该为临终者提供全方位的特设服务，使其生命的最后阶段能够享受到胎儿在生理沃姆中所享受到的那种温暖的爱。"① 由此可知，临终关怀研究的重点是生的尊严和生命的尊严。康德之后，伦理学试图从合理性为生命尊严找到赖以存在的基础。康德的"人是目的"为生命获得尊严作出严格的哲学论证。康德认为，人是一个可尊敬的对象，这就表示我们不能随便对待他。人乃是一种客观目的，自身就是作为目的而存在的，我们不能把他看成只是达到某种目的的手段而改变他的地位。

第三，从临终关怀的实践方式来看，以"伦理关怀"为核心。临终关怀的实践方式有两种：医疗护理方式与精神方式。医疗护理方式是对临终者进行医疗护理，确保临终者在临终期能够得到尊重和必要的医学治疗。它主要通过三个方面进行：第一，生活照护，涉及病人关怀的生活照护、临终病人头部照护、临终病人皮肤的生活护理、临终病人的饮食照护、临终病人排泄的生活照护；第二，心理关怀，涉及关怀的方法，以及临终病人的濒死体验等；第三，基本医护技术，提出氧气疗法、热疗、红外线灯照射、热水浴、冰袋、冰帽与冰槽、酒精擦浴等一般临终症状的控制技术。医疗护理的方式从表面看注重对临终者病情的控制，但是从本质上来说，对临终者的病情控制是一种姑息照顾，不以延续生命为宗旨，而是以临终者死亡的尊严和死亡的质量为宗旨，其本质还是一种精神关怀。从实践方式来看，临终关怀还可以给予临终者精神关怀。精神关怀是指心灵的关爱，即帮助人们寻求心灵的宁静。不管与自身的世界，还是与更高的宇宙，使生命将尽的人感到充实、完整与和谐。临终者需要临终精神伴侣，应当勾勒一条精神旅行路线，在这条旅行路线上，包括以下这些精神时刻。完整：自我感到完整。归属：觉得像在家里，或是在合适的地方，感到自己是周围世界的一分子，感到与他人和所处环境的联系。感恩：意

---

① 肖蓉等：《临终关怀的伦理问题思考》，《实用预防医学》2004 年第 2 期。

识到并接受上天赐予的让生活多彩的礼物；承认资源、经验、关系以及与己无关的对象的当下存在。谦卑：尽管有种种缺陷，依然能爱自己。接纳自身的局限，了解到能力的大小，尊敬自己神秘的一面，也是谦卑。敬畏：一种惊叹感，感受到事物的庞大、壮美和精巧，从而肃然起敬、浑然忘我。洞察：看到事物的深层含义，直觉到其意义；对自己或生活环境的一种体察或智慧。信任：深入一种体验或关系，放弃对结果和条件的控制，依赖于自身控制范围之外的人或力量。执着：坚持关心某人或某事。释放：一种被解放、无事一身轻的感受，或是从被迫或焦虑中摆脱出来。[①]根据伦理和精神的同一性原理，精神的就是伦理的，伦理的就是精神的，临终关怀应该被认为是伦理关怀。

三、走向意义世界的行动

临终关怀的道德哲学本性就是伦理关怀，作为伦理关怀的临终关怀具有什么样的意义呢？根据伦理和精神的同一性原理，临终关怀最深刻的意义是一种精神行动，即临终关怀是使临终者走向意义世界的行动。目前，我国临终关怀的研究视角首先是在生命伦理学宏大框架下进行的，临终关怀作为生命伦理学中的具体问题加以研究。然而，当下的生命伦理学和道德哲学的转向，让临终关怀问题变得越来越复杂。面对临终关怀时，人们如何通过思考深层次的问题回答"我该做什么"，是非常艰难和复杂的。面对临终者，很多问题，比如说临终者疼痛的抚慰问题、临终者家属的抚慰问题、临终者对死亡质量追求的问题等等，不仅仅是医学或者精神抚慰就能够解决的，其涉及众多的深层次的道德哲学问题。因此，首先，我们要明确对不同的道德实体对"我应该做什么"作出回应，比如，作为

[①]　J.S.霍尔德、J.J-克兰顿：《临终：精神关怀手册》，上海译文出版社 2006 年版，第50 页。

一个临终者，你对于自己的临终要做些什么，在做的过程中应当遵循什么样的道德准则和规范；作为临终者的家属，在面对临终者的临终应该做些什么，应该负有什么样的道德责任和义务；作为社会，面对临终者又应该做些什么，应该建立什么样的社会规范或者道德规范，营造良好的临终氛围；作为政府，应该对临终事业作出什么样的规划和倡导呢？这些问题都应该深入思考，反思这些问题就是解决生命伦理学的具体问题，也是一个道德哲学的思考过程。

第三节　临终关怀的道德哲学意义

临终关怀是理念和实践的统一体，是一种新的理念，也是一种新的实践。因此，把临终关怀界定为一项发展的事业更为合适和恰当。临终关怀的道德哲学意义可从理念和实践两个维度认识。

一、作为理念的临终关怀的道德哲学意义

临终关怀应该是现代社会面对临终者最优的方案，它首先应该是一种理念。作为理念的临终关怀，它的道德哲学意义主要表现为以下几个方面：

第一，临终关怀是人类思考死亡和表述自身关怀的理念。有的学者认为，古希腊神话故事斯芬克斯之谜（the riddle of sphinx）的谜底有一个普遍的人类考古学的意义：古代人类对"认识你自己"的最早回应，标志着人自我意识的最初觉醒。然而，斯芬克斯之谜的另一层深意在于："它不是把人生理解为一成不变的东西，而是理解为一个过程，一个从爬着走路到站着走路再到拄着拐杖走路的过程，一个渐次走向衰老、走向死亡的过程。这就进一步说明，死亡不是游离于人生之外的东西，而且内在于人

生之中的东西：它不仅如上所述是关乎人的个体实存的东西，而且还进而是关乎人之为人的东西。"① 引导人思考"人是什么"的问题，进而引导人思考"死亡是什么"。对这些问题思考之后，最重要的问题是人作为一个道德实体"应该干些什么"。临终关怀是人类在面对人作为"向死的存在"而作出思考的表述。其主要围绕面对死亡，人应当采取什么样的态度，应当保持什么样的尊严，如何认识死亡的价值，如何坦然接受死亡，以及如何死得安详、舒适、无痛苦、有尊严等等，这对思考死亡提出了更高层次的要求。对于毫无康复希望的临终者，致力于科学的心理关怀方法、精心的照护手段，以及姑息、支持疗法，最大限度地减轻病人的生理和心理的痛苦，使他们充实地、有尊严地走完人生的最后旅程，这本身就是对人类自身生命质量的无止境的追求和人类自身的关怀表述。

第二，临终关怀为临终者构建意义世界。临终关怀的本性是伦理关怀。就伦理关怀而言，具有深刻的道德哲学意义，它能够通过关怀为临终者建构起精神和意义世界，为此临终者能够坦然地面对死亡，面对临终期的各种病痛。临终关怀的意义世界的建构，主要源于"伦理"的本性。"伦理是关于意义的意识形态，伦理判断是特殊的意义判断。因此，伦理的意义也只能通过特殊的理解把握"。伦理的意义既是对人的行为及其价值的理解判断，也是主体在此过程中所建构的一个可能的世界。② 为此，从"伦理"意义上来说，对临终者进行关怀，涉及临终者对关怀行为的价值判断及最终走向临终的意义世界的探寻。在具体的实践中，医护人员、家属及其他人员关怀临终者，特别在临终关怀独立医院或者临终关怀社区进行的临终关怀，试图通过创设的精神途径，让处于死亡焦虑的临终者能够正确认识和理解死亡。临终者通过临终关怀，获取面对死亡的勇气，提高临终期的生命质量，让自己有尊严地走向死亡。因此，临终关怀基于"伦理"

---

① 段德智：《西方死亡哲学》，北京大学出版社 2006 年出版，第 5 页。

② 参见樊浩：《道德形而上学体系的精神哲学基础》，中国社会科学出版社 2006 年版，第 423 页。

的本性，从伦理理念出发，为临终者提供一个美好的意义世界，使临终者坦然地从此岸世界走向彼岸世界。

第三，临终关怀为临终者家属提供精神援助。临终关怀的对象不单纯是临终者，还包括临终者的家属。在实践意义上说，临终者的家属既是临终关怀的实施者，也是临终关怀的对象。一方面，临终者家属面对临终者将要死亡的现实，竭尽全力地为临终者创造各种条件，让临终者能够安详而从容地死去。临终者家属可能采取诸多的手段，其中之一就是经济手段，尽量地满足临终者的经济愿望和需求；而最重要的可能是临终者家属在临终期陪伴在临终者身边，照料临终者。另一方面，当临终者处于临终期，或者临终者已经死去，临终者的家属在很长一段时间里还处在亲人离开的悲痛和阴影当中，如何使临终者家属走出亲人离开的悲痛和阴影，也是临终关怀的重要方面。为此，对于临终者的家属也应该实施积极的关怀，让临终者家属正确地面对临终者的死亡，不能因为亲人的离去而悲伤过度，影响自己的"身、心和灵"；要使临终者家属正确地看待对临终者的关怀，即姑息治理或安宁照顾，意识到对临终者实施临终关怀是一种正确的选择，也是一种道德选择。为实现这些目的，政府和社会也应当对临终者家属进行精神援助。具体做法是对临终者家属进行必要的临终关怀道德教育，进行道德关照，使他们认识如何做才是道德的、高尚的和充实的。

二、作为实践方式的临终关怀的道德哲学意义

临终关怀只有走向实践才能使临终关怀的理念现实化，体现临终关怀的道德哲学意义。从实践角度来看，临终关怀既是实实在在的行为，也是实践道德。作为实践方式的临终关怀具有以下道德哲学意义。

第一，临终关怀是临终者濒临死亡时最优的处置方式，体现医学人道主义精神。临终关怀和安乐死是面对临终者的两种主要处置方式。安乐死

是对临终病患者身心疼痛给予关怀的死亡方式，它的目的是为了给予临终病患者死亡的尊严，然而它只能帮助其无痛苦地迅速死亡，无法对患者临终过程进行全面关怀，特别是心理的、心灵上的安慰和生活上的照料。另外，临终者的各种临终诉求也无法实现。安乐死者在临终前仍然身心痛苦，尤其是精神没有得到超脱，带着很多的遗憾离开人世。因此，死亡过程的质量也大打折扣。另外，在理论上终止临终者的生命是可以接受的，但是安乐死却面临法律的责难，没有得到法律的认可。临终关怀也是一种处置死亡的方式，它的伦理意义在于：使临终者提高生命质量、赋予死亡尊严、思考人生整个过程，既对临终者的疼痛进行控制，又联合家属们对临终者进行身心、精神的照护和治疗，满足临终者精神和道德诉求。临终关怀目的在于提高临终者的生命质量和生命价值，使临终者死得有尊严、有自尊。因此，这是一种最优的处置方式。这种最优的处理方式具有深刻的人道主义精神，不仅表现为减轻人们肉体的病痛，而且还充分注重人们精神上的危机以及临终阶段的关怀。人们都希望在自己活着的时候能够顺利和幸福，死的时候能够走得安详。病患者在人生最终阶段，除了需要缓解生理上的疼痛之外，其内心深处最需要的是家庭和社会给予的心灵的安慰、亲情的关怀、人格尊重和精神照顾，临终关怀能够满足这些需求。

第二，临终关怀道德为临终关怀发展提供最低限度的道德。道德作为人类的社会活动，是通过人的行为活动实现的。道德行为是具有自我意识的人的行为，其经过自主意识抉择并具有社会意义。因此，道德行为是具有层次性的。道德行为可分为两大类和五个层次。两大类指道德和非道德。五个层次指不道德、准道德、底线道德、一般道德和高尚道德，这五个层次是由低到高，层层递进。五个层次也可进一步加以归类：不道德和准道德属于非道德类型，底线道德、一般道德、高尚道德属于道德的类型。道德具有层次性，临终关怀道德属于哪个层次呢？我们认为，临终关怀属于底线道德层面上的道德要求。我国社会转型带来道德转型，因此我国也处在道德转型时期，存在新旧道德体系并存、道德标准多元、道德行为多层次性的状况。道德的冲突和裂变，使民众的伦理精神开始发生新的变化，对道德的认识也呈现出多层次性。同时，社会也需要一种适合社会发展的普适性道德。从道德的普适性出发，我们认为，任何社会成员的道德在"善"的评判标准下都应当有"善"的限度。面对临终者，我们在道德转型过程中还要追求对临终者发扬高尚的道德品质吗？显然，崇高的道德品质无法能够适应临终者的需求，其会感觉这样的道德诉求很遥远，自己能够活在这个世界的时间已经不允许自己践行崇高的道德。然而，生命结束的时候又不能给自己留下太多的遗憾，临终者该干些什么呢？临终者的家属们面对临终者，感觉很无助，他们应该怎样抚慰即将逝去的人呢？面对这些最一般问题，临终关怀道德最根本的是要成为一种基本的道德态度，其能够普遍地适用到每一个临终者的身上，能够适用到每一个临终者家属的身上。

第三，临终关怀顺应社会发展的要求，促进社会可持续发展。在我国，临终关怀是基于安乐死存在法律的障碍之时的一种选择。安乐死存在法律和道德上的争论。法律界认为，安乐死是违背法律的，它的性质属于故意杀人。基于安乐死的法律困境，临终关怀成为人类面对死亡过程的新探索。随着社会进入老龄化趋势，必须探索出一条可行的方式加以应对，临终关怀正好符合我国社会的现实需求。它是新情况下继承和发扬"尊老爱幼"美德的体现，弘扬了尊老敬老的优良品德，使老年人在临终时能够提高生命的品质。实施临终关怀也可以促进社会资源的公正分配，有利于社会道德难题的解决，促进社会持续和快速发展。

三、走向伦理生态

临终关怀从理念走向实践，变为一项社会发展的事业，形成为一种伦理生态。具体表现为：首先，"经济—伦理"生态。一方面，临终关怀有利于节约经济资源，有些临终者家庭经济条件并不是很好，如果人们过度地医疗救治，巨额医疗费用可能给家庭带来巨大负担；实施临终关怀，可以减轻家庭的经济负担，不会因为临终者的治疗而使家庭陷入贫困。另一方面，临终关怀在道德哲学确证其正当性，临终者或者临终者的家属不会因为实施临终关怀而感到是不道德的，导致心理和精神的不安。其次，"社会—伦理"生态。临终关怀事业发展关系到社会发展，如果给予临终病人过度的医学治疗，只会浪费更多的社会资源，这样也会阻碍社会的发展；如果临终关怀被赋予伦理正当性，就会有利于社会资源特别是社会医疗资源的公正分配。

第四节 临终关怀的伦理模式

临终关怀向现实化转变依赖于临终关怀的模式，临终关怀的发展模式是否有效、合理也影响临终关怀发展。长期以来，人们积极探索临终关怀的模式，出现过舒适护理模式、整体护理模式和人文护理模式。但是，这些临终关怀模式具有自身的局限，要超越这些临终关怀模式的局限，应当重构临终关怀模式的伦理——建构起符合伦理的临终关怀模式。

一、临终关怀模式及其反思

自临终关怀产生之时开始，人们就积极探索其发展模式。目前，临终关怀的模式主要有以下几种。

一是台湾萧丰富先生提出了舒适护理模式[①]，又称"萧氏双 C 护理模

_____

① 参见汤洁：《舒适护理模式之我见》，《护士进修杂志》1999 年第 14 期。

式"（Hiaos Double Nursing Model）。这一模式强调护理人员除目前的护理活动（care）外，应加强舒适（comfort）护理研究，并将研究成果应用于病人。舒适护理是一种整体的、个体化的、创造性的、有效的护理模式，使人无论在生理、心理、社会、灵魂上都达到最愉快的状态，或缩短、降低其不愉快的程度，它包括四个方面。其一，生理舒适：指身体感觉，包括环境中的温度、湿度、光线、音响等带来的舒适。其二，心理舒适：指心理感觉，如满足感、安全感、尊重感等。其三，社会舒适：包括家庭、学校、职业等社会关系上带来的舒适。其四，灵魂舒适：指宗教信仰方面带来的舒适。伴随着舒适护理理论和模式的产生，护理界开始有目的、有意识地追求舒适护理的临床实践和科学研究，且应用范围日趋广泛。但是，舒适护理的研究目前还处于初级阶段，作为一种模式尚有争论。洛宾斯在研究囊性纤维变性病人中发现，舒适护理模式并不能恰当描述他们对临终病人所给予的预防、治疗、缓和的结合。虽然舒适护理模式尚有一定的局限性，但是作为整体护理过程中的一种思维方法，对拓展学科领域、深入专业研究起到积极的作用。

二是系统化整体护理模式。系统化模式是医学思想发生深刻变化的产物，强调"以病人为中心"或者说"以人的健康为中心"。系统化整体护理是以整体护理为主体，融以系统科学理论和系统论方法，以现代护理观为指导，以病人为中心，以护理程序为核心，将临床护理业务和护理管理的各环节系统化的临床护理工作模式。其基本思想是护理服务的对象是整体的人，包括生理、心理、社会等各方面。护理的范围包括人的生命的全过程、人的健康与疾病的全过程、人的个体及其所处的家庭和社会人群。当前，我国护理界从功能制护理向系统化整体护理转变。系统化整体护理以护理程序为核心，护理程序是一种科学的确认问题和解决问题的工作方法，是一个综合的、动态的具有决策和反馈功能的过程，它保证护士有条理地、高质量地满足护理对象的需求。系统化整体护理包括评估、诊断、计划、实施和评价五个步骤，这五个步骤是相互连续、相互关联的。健康教育是整体护理的重要组成部分，它以医院病房为教学基地，以住院病人及其家属为教育对象，通过有计划、有目的、有组织的活动，使病人了解增进健康的知识，改变病人的健康行为，使病人的行为向有利于康复的方向发展。系统化整体护理要求护理人员将健康教育贯穿于护理操作的全过程。系统化整体护理的临终关怀模式强调护理的方式和手段，但还缺乏必要的精神化手段，有必要进一步加以修正。

三是人文护理模式。人文护理要求护理人员具有深厚的人文精神，并将人文精神内化为自身的内涵，把这种精神内涵和情感自觉地运用到对临终病患者的照顾中，时刻以临终病患者为本，给予临终病患者精神关怀和照顾，注重对临终病患者的生命、权利的需求，尊重临终病患者的人格，使临终病患者活得舒适、活得有尊严，提高生命质量和生存质量。人文护理的宗旨以病人为本，它向临终病患者提供的生理、社会和文化等方面的服务和教育，不局限于对疾病的护理，而扩展到从健康到疾病的全过程，从个体护理到群体护理、从医院到社区和家庭等。在临终关怀过程中，医护人员的任务已经从疾病治愈和延长寿命过渡到让病患者减轻痛苦和使病患者生命质量得到提高，通过对临终病患者的情感关照，使临终病患者能够安详、平静和有尊严地走向死亡。人文护理模式强调护理和护理要求，但临终关怀是一个宏大的工程，关系社会的方方面面，全面而深刻的新的临终关怀模式还有待进一步探索。

二、临终关怀模式的伦理建构

临终关怀模式并不是靠简单的舒适模式、对病人的整体护理模式及人文关怀模式就能够建构起来的，应该是多层次多元主体的综合体。在道德哲学角度来说，应当从宏观和微观两个层面建构即伦理实体与临终者的互动模式、道德个体对临终者的关怀模式。

（一）伦理实体与临终者的互动模式

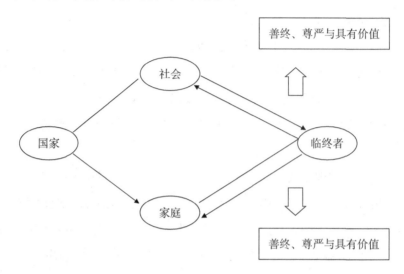

图1　不同的伦理实体与临终者的互动模式

临终关怀无论是什么模式，都是以"临终者"为中心。临终关怀宏观层面的模式主要涉及三个伦理实体：国家、社会及家庭。"实体"是德国古典哲学尤其黑格尔哲学发展了的概念。在黑格尔哲学中，"实体"的概念具有三个方面的重要内涵：第一，实体即共体，是公共本质或普遍本质；第二，实体的对立物是自我，实体的本质规定既不是自我，也不是普遍，而是"单一物与普遍物的统一"；第三，实体达到"单一物与普遍物统一"的最重要的品质和条件是"精神"，只有透过精神实体才能形成，或者说，实体本质上是精神性的，它透过精神建构并且只有借助精神才能完成和持存。① 在黑格尔道德哲学中，伦理实体主要为：国家、市民社会和家庭。这三个主体都是具有共同精神本质的集体，是单一性和普遍性的

---

① 参见樊浩：《道德形而上学体系的精神哲学基础》，中国社会科学出版社2006年版，第325页。

统一体。国家、社会和家庭在临终关怀中扮演重要的角色，它们作为提升、转化和发展的道德主体，通过各种因素的整合，达到对道德主体或者个体精神的升华，使临终者得到善终与尊严，使临终者觉得生活有意义并觉得生命有价值。

国家主要通过制定法律制度、推行生命教育、建立临终关怀机构、进行经济投入，推进社会临终关怀事业的发展。这是临终关怀的宏观背景，如果没有国家的制度、经济和文化支持，临终关怀就无法发展。社会作为伦理实体，是精神的统一体，需要内含临终关怀的精神品质。在临终关怀发展过程中，社会应当成立民间的临终关怀组织，宗教的、心理的或其他方式的组织，给临终者提供非医学的帮助，即提供精神上的支持。除此之外，应当通过推动社会观念的变化来推动临终者观念的变化。家庭，作为与临终者最直接的精神本质，一直与临终者联系在一起。家庭应该在国家和社会的变化中逐步接受临终关怀事业。只有家庭采纳临终关怀方式，才能最终推进临终者的善终，活得有尊严、有价值。

（二）道德个体对临终者的关怀模式

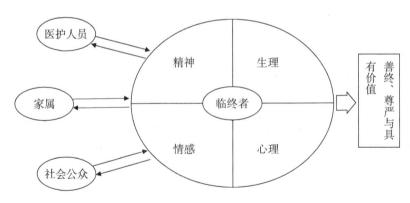

图 2　不同的道德个体对临终者的关怀模式

从微观模式中，临终关怀主要通临终者的生理、心理、情感和精神四个方面因素进行，最终使临终者能够在心理上感受到舒服，心理上感觉到平静，情感上得到释放，精神上得到安慰。对临终者进行护理和照料之前，医护人员、家属要与临终者深入交流，认识临终者的需求，理解临终者的处境，然后根据临终者的需求进行判断和制定具体的护理措施。尤其要对临终者实施精神方面的关怀。一般认为，人是身、心与灵的整合体，三者之间是相互影响的，最深层部分是"灵"。"灵性"一词可以理解为"精神"或"灵魂"，对灵魂的平静追求是人生最高的境界。生命过程的自我超越能力是通过"精神"来体现的，特别是在人的临终期，对"精神"的需求表现更为强烈。当下，对临终者的护理过程中注重身心照顾已经达成共识，但对精神的照顾还没有得到人们的普遍关注。临终关怀有力地回应我国目前存在的问题，它以照顾为主，尤其是精神照顾为主，重点强调生命的精神生活，尊重濒死者的生命和尊严、尊重濒死者的权利、重视提高濒死者的生命品质；注重临终者的尊重和关怀，不能因为生命活动力的衰退而下降。所以，在临终关怀过程中，应当把人看作是由生理、心理、情感和精神构成的统一体。医护人员、临终病患者和家属三者之间在临终关怀过程中构成互动的整体，并且与他们之外的社会环境也发生相互作用。医护人员、临终病患者和家属之间进行有效的沟通，并与外界社会环境达到有效的平衡。具体而言，在医院系统内部，医护人员履行照顾职责和义务，病人和家属将有关信息反映给医护人员，医护人员及时调整护理措施；同时，临终者接受医院的照顾和治疗，病患者和家属应当积极听取医生和护士的建议和意见。医院系统要和外界及时联系，获得社会外界对临终者的积极关怀，使临终者能够获得善终，提高生命质量和生命尊严，使临终者活得有意义。

第二章　临终关怀的道德哲学辩护

　　对临终关怀进行道德哲学研究，需要借鉴和吸收道德哲学丰富的理论。本章分析中西方道德哲学现有的基本理论，如道义论、功利论、美德论、社会论等，寻求当下临终关怀的道德哲学的理论基础，揭示临终关怀的理论可能性，为临终关怀实践的推进提供理论上的依据和支持，最终使临终关怀获得道德哲学上的辩护。

第一节　德性论

　　提倡临终关怀是现代意义的事业，它的合理性和正当性源于获得道德哲学基本理论的支持。道德哲学为研究善与恶的学问，阐释道德行为规范，引导人们走向"善良"并抑制邪恶，践行德性。

一、德性及其构成

　　对德性的认识和理解是多元化的，德性被认为是无法定义的概念。本书通过对德性诸理论的梳理，对德性必要的描述认识和理解德性的概念，而不拘泥于德性概念的界定，这样更有利于为提倡和实施临终关怀提供必要的道德哲学的合理性和正当性论证。

(一) 德性及其理论

德性是通过善恶阐释人的本质的概念，它有广义和狭义的区分；广义的是指道德，狭义的是指优良的品质。从个体的人来看，德性显现的是人性本身的不断提升和完善，人在这种超越中开拓、涵育与化通自己的精神世界。德性与人的个性相关却又不等同于个性，它是个性心性结构中可以进行善恶评价的那部分心理特质和行为方式、一种与价值相关的个性特质，源于个体调整自身与他人与社会关系的需要并在道德实践中逐步形成可以用善恶，也可以而且也应该用主体的内在价值尺度来衡量的个性特质。因此，黑格尔认为，德性是一种"伦理上的造诣"，或者说是伦理性的东西在个性中的体现。① 从伦理学意义上看，德性是指个体所具有的理解、内化与践履伦理原则和道德规范的秉性、气质和能力，德性就是化"德"为"性"达到"从心所欲不逾矩"的境界。麦金太尔认为，"德性是一种获得性人类品质，这种德性的拥有和践行，使我们能够获得实践的内在利益，缺乏这种德性，就无从获得这些利益。"② 这些都表明，德性概念所标识的是道德主体自身完善的一种人格境界。因此，德性论所讨论的主要问题是：完美的道德是什么形态，人应当如何将道德完美加以实现；而不是道德要求我们应该做些什么，它的理论出发点是人性、人格或人的本质。

德性从某种程度上来说是道德品质。道德品质是指一定社会的道德原则、规范在个人思想和行为中的体现，是人们在长期的道德实践中培养形成的，从而表现出的一种稳定的道德倾向和心理特征。道德品质的构成要素包括：道德认知、道德情感、道德意志、道德信念、道德行为。道德认知标识一种知"善"能力，是科学认知能力与人文价值判断能力的统一与融合，是道德行为的理性——精神驱动力。道德情感应该是自然情感和理

① 参与黑格尔：《法哲学原理》，商务印书馆 1996 年版，第 170 页。
② 麦金泰尔：《德性之后》，中国社会科学出版社 1995 年版，第 241 页。

性价值的融合而生成的一种精神性情感，并体现为一种人文精神。道德意志是一种为"善"的勇气，是道德行为的"心理—精神驱动力"。道德品质和道德行为是个体道德水平的静态和动态表现，道德品质是思想深处的主观、稳定的心理意识，是通过行为判断出来的。一定意义上，品质和行为是同一的，道德品质是一系列道德行为的总和，每个道德行为中都包含着道德品质的因素。

（二）德性诸形态

中西方哲学家论述了德性的具体内容。总的来说，德性的形态可表述为西方社会的"四基德"（智慧、勇敢、节制和正义）和中国的"四母德"（仁、义、礼、智），其他的德性形态都被认为是这些"基德"或"母德"的衍化。从西方伦理思想史来看，苏格拉底首先提出了"美德"，认为"美德即知识"。苏格拉底认为，通常所理解的德性或美德，包括节制、勇敢、虔诚、正义等，是神平均地分配给每个人的。这意味着每个人潜在地拥有德性。但是，他又认为所有这些德性，归根到底只有在理性的正确指导下，才是真正有益的东西，才是真正的善。[①] 柏拉图认为，"每个人都具有理性、意志和欲望三种品性。理性是使人获得知识的能力，它表现为知识和智慧；意志是使人具有发怒的能力，意志如果接受理性的支配，就表现为勇敢；而欲望是人的冲动要求，欲望如果接受理性的支配，则表现为节制。当理性支配意志和欲望时，人们便获得了正义的德性；因此，相应的在一个理想国中，应该具备智慧、勇敢、节制和正义这四种美德，这些美德分别属于不同阶级的人所拥有"[②]。亚里士多德认为，良好的道德品质是通过良好的道德行为产生的，"美德是智慧追求的果实"。他相信尽管每一个人都有不同的品质特性，但一个人是可以通过修养锻炼，最终形成良

---

① 参见唐凯麟：《西方伦理学流派概论》，湖南师范大学出版社 2006 年版，第 21 页。
② 谷春德：《西方法律思想史》，中国人民大学出版社 2004 年版，第 44 页。

好的行为习惯和优良的道德品质。纵观西方社会伦理思想史，西方道德学家认为理想的完美的道德品质主要包括以下品质：智慧、勇气、节制、公正、慷慨大度、虔诚、希望、慈善。现代伦理思想家则将完美的道德品质描述为诚实、同情心、关爱照顾、责任心、诚信可靠、敏锐的洞察力以及审慎等。从中国古代伦理思想中，孔子是第一个提出美德思想的。孔子的伦理学说体系是以"仁"为基础的，"仁"的核心内涵是"爱人"。把这些观念和思想融入人本主义和德性主义，成为人本主义和德性主义最基本的伦理原则和理想。孔子把具有完美德性的人称为"仁人"或"君子"。而后的孟子认为，源于人心的"仁、义、礼、智、信"，可调整"君臣、父子、夫妇、长幼、朋友"五伦关系，并提出威武不屈的大丈夫精神。

（三）德性的辩证与临终关怀

德性论的伦理学说源远流长，尤其在我国思想品德教育中受到普遍的重视。然而，德性论并不是完美无缺的伦理理论，在这里对其进行重新评判和论证，为临终关怀事业提供借鉴。

首先，德性论注重个体，无论是"智慧、勇敢、节制和正义"，还是"仁、义、礼、智"等，都是表述个体德性。因此，这一理论认为个体是道德的主体与载体，注重分析个体道德心理，注重个体的道德完善。因此，他们通常视道德的人就是有道德的人，伦理认识聚焦在人的独立的品德。重视人的道德主体性，注重人的自由精神、自律精神与负责的精神，由此形成天赋学说、养成学说和神授予等学说。任何道德都表现在人的言谈举止当中，并且隐藏在人的品性当中，如何通过言谈举止确证某个人是否是智慧的、勇敢的、节制的还是正义的？他们注重知、情、意等因素对道德选择和行为选择的影响，并认为伦理学应当建立在心理学基础之上的。与此同时，由于德性论注重个体的道德完善，忽视社会、社群对个体道德的制约作用，不把人理解为社会关系的总和，不把人放在社会环境中去理解和认识，它不利于道德建设过程中个体与社会的平衡，也不利于个体与社会的和谐。但是，德性论的"正义""仁""孝道"等个体德性对临终关怀具有深刻意义。

其次，德性论注重品德价值。他们认为品德价值是人的价值之一，品德有好坏之分，而品德的好与坏成为考量人的价值的重要标准，也可以将人分为人与非人。这种理论认为人的德性是价值追求的目的，而不是手段。因此，临终关怀应当追求德性价值以达到人格的完善。德性论注重品德体系的建构和应用，是反映品德现象的独特的知识系统，有别于其他的知识系统。它与社群道德研究的宏观视角不同，更注重研究从微观视角来研究个体道德。医护人员、临终者家属还是临终者在临终关怀中应当注重自身的个体道德及道德体系，以促进临终关怀事业的发展。同时，德性论注重的品德具有崇高性，不利于针对一般道德者，受到较大的局限。

二、德性伦理的回归与应用

在西方德性伦理自元伦理学兴起之后，受到了冷落。随着社会的发展，现代社会诸多问题无法在元伦理中获得解决的智慧，以麦金泰尔为首的道德哲学家提出"追寻美德"的思想，使德性伦理重归复兴之路。随着现代生命科学技术的发展，医学伦理研究的视阈由医疗卫生领域拓展到生命科学的各个领域，生命伦理学诞生并在理论资源相对匮乏、不系统和未体系化的状态下面对像安乐死、器官移植、人体试验、克隆技术和基因工程等各种生命伦理现象和生命伦理难题，尤其有些现象为各国的法律制度所不允许，规范伦理的局限在生物医疗和生命科学领域凸显出来。因此，德性伦理在生命伦理学中的回归成为一种必要，也使德性伦理复兴成为一种历史必然。

德性具有一定的局限性，但德性伦理对于不同的道德实体的伦理道德在临终关怀中的建构还是有益的。西方美德思想为临终关怀事业的发展提供宝贵的伦理资源和智慧，为提倡临终关怀提供了正当性辩护。首先，是智慧。医护人员面对临终者应当有智慧，只有有智慧才能够做好临终者的护理工作，才能使临终者在疼痛中得到平静，坦然地面对死亡。其次，是勇气。临终者面对死亡时，会有很多恐惧，临终者作为临终关怀中的道德主体之一，通过哲学练习，能够有直面死亡的勇气。除此之外，还有希望、慈善、诚实、同情心、关爱照顾、责任心等这些范畴都是可以在临终关怀道德中发挥作用的。临终关怀应当吸收美德论的具体范畴，创造良好的道德环境，使道德主体行为习惯化，促进临终关怀的发展。

三、"仁爱""孝道"与临终关怀

德性论的诸多形态对临终关怀都具有积极作用，为临终关怀提供丰富的伦理资源。就临终关怀的关怀主体而言，医护人员的"仁爱"和临终者家属的"孝道"颇受关注。

首先，医护人员的"仁爱"。"仁爱"是德性的一种形态。在中国传统社会中，它处于"四母德"之首。儒家学说创始人孔子创立"仁爱"学说，认为"仁者，人也"，"仁者，爱人"；儒家学说首先追问的伦理问题是何谓"人"？"仁者，人也"。何谓"仁者"？"仁者，爱人"。为此，儒家理论学说从"爱人"的行动诠释"仁者"，而最终通过"仁"，建立起达到"人"的条件。儒家理论学说的"爱人"，必然是从"爱亲"走向"爱众"，它属于广泛的"爱"，临终关怀的术语就是"关怀"。西方基督教伦理思想也讲究"仁"。如何在临终关怀中体现"仁爱"呢？它主要是通过医护人员的关怀行动来体现。前面我们论述了临终关怀的伦理模式，其中重要的是"道德个体对临终者的关怀模式"。道德个体包括医护人员、临终者家属等，"医护人员—临终病患者"是这一关怀模式最重要的两个主体，也是临终关怀是否有效的重要因素。医护人员的"仁爱"行动尤为重要，因为临终关怀必须经过专门训练的医务人员才能实施。一般来说，临终关怀所面对的临终者生命是无法逆转的，给予临终病患者的治疗服务不是延续他们的生命，而是尽量减轻他们在临终期的痛苦。面对临终者难以忍受的痛苦时，医护人员必须有"仁爱"德性。医护人员只有心怀"仁爱"，并将"仁爱"付诸于行动，才能作出非凡的人性化的临终关怀护理服务。

其次，临终者家属的"孝道"。中国传统的"孝道"讲究"父母在，不远游"，陪伴在父母身边，照顾父母就是最大的"孝道"。特别是如果亲人处于生命的尽头，更应该对亲人做到无微不至的照料。临终关怀的出现，似乎突破了传统社会的孝道。因为，临终关怀将临终病患者送进临终关怀独立医院或者相关临终关怀社区。只有这样做临终病患者才能得到最好的照护，才能获得死亡尊严和提升生命质量。将亲人送进临终关怀独立医院或者相关临终关怀社区，似乎与行"孝道"相背离。诚然，临终病患者得到亲人在身边的照护非常重要，因为临终病患者面对临终期显得孤独无助，内心充满离开尘世的恐惧，他们迫切希望得到亲人的陪伴，减少他们的死亡焦虑。但如果临终病患者能够在生命的最后时光中获得死亡尊严和生命质量的提高，也将是对临终病患者最大的慰藉，而这种慰藉只有在临终关怀行动中才能获得。因此，现代社会新的"孝道"可以是提高临终者的生命质量、生活质量和人格尊严，临终者家属只要做到这点，就将无愧于"亲人"。

第二节 功利论、道义论与正义论

从伦理思想史来看，道义论和功利论经常被认为是相互对立的，他们的论争反映了道德评价的动机论和结果论的对立。道义论可以认为是动机论，功利论可以认为是结果论；它们论争的焦点在于，是以动机还是以结果来评价一个人的行为是"善"的还是"恶"的。就临终关怀而言，它的善恶区分应该是动机论和结果论的辩证统一，也就是说临终关怀必须要有善的动机，同时还应该能够真正维护临终者的死亡尊严。因此，道义论与功利论共同为临终关怀提供道德哲学的辩护。

一、功利论

功利论是伦理思想史上重要的理论，它对社会生活产生重大影响，如"最大多数人的最大幸福"原理成为衡量诸多行为的道德标准。临终关怀是否能够促进临终者的幸福和尊严，成为衡量是否应该提倡临终关怀的道德标准。

（一）功利论的历史嬗变与基本观点

功利主义（Utilitarianism），也译作功用主义、效益主义和效用主义，产生于18世纪下半叶的英国。功利主义思想就其本身来说是社会政治哲学，核心内容为伦理思想。功利主义是一种强调行为的功利后果和对他人、对社会的普遍功用，并以此作为对人的行为道德价值判断和评价根据的伦理学理论体系。"最大多数人的最大幸福"代表和反映了这种伦理思想本质的核心原则。

功利主义产生于英国。英国古典功利主义的形成大致经历三个发展阶段：17世纪的经验论伦理学是其形成初期。主要代表是以霍布斯为首的粗陋经验利己主义。霍布斯在《利维坦》一书中提出的自然法理论，描述了自然状态，认为在自然状态下每个人都从自己的情感出发来界定善或恶。18世纪中叶，以休谟和亚当·斯密为代表的道德情感主义，直接提出以情感为基础求得个人利益与他人利益或社会利益之间的结合或合宜等主张，与当时法国盛行的合理利己主义形成了适合于当时西欧自由资本主义的伦理理论。18世纪后期，英国资本主义的发展进入工业时代，要求一种与之相适应的新道德观念。以边沁、葛德文和稍后的密尔为代表的功利主义伦理学应运而生。他们总结了前两个阶段的诸种道德理论，提出"最大多数人的最大幸福"这一著名的功利原则。边沁第一次直接表达了功利主义，认为一个人的行为若能增加快乐、减少痛苦，这样的行为就是正确的；反之，则是错误的。边沁认为，所谓效用就是产生快乐或防止痛苦，并提出避苦求乐的原则，对快乐和痛苦作出较为详尽的分类，提出快乐和痛苦的计算方法。密尔对边沁的功利主义伦理进行了修正，强调了义务感、良心、情感对于道德选择的积极作用，并认为它是最大幸福的这个道德观念的最后裁决力。并且认为功利主义者以幸福为标准规定行为之正当，并非指行为者自己的幸福，而是指一切相关的人们的幸福。① 另外，密尔提出效用应该是给人带来精神上的幸福而不仅仅是导致身体上的快乐。

20世纪初期，功利主义受到冷落。20世纪60年代，新功利主义的出现使功利论又出现新的气象，出现了"行为功利主义"和"准则功利主义"两种形态。行为功利主义认为，应当根据实践效果来判断行为是善的还是恶的，是正当的还是不正当的；同时，应当根据行为经验效果来进行道德判断，而不是根据是否和某种道德准则和标准一致来进行判断。准则功利主义认为，人类行为是具有某种共同特性和共同规定的行为，其道德价值通过它与某种共同准则的一致性来进行判断。因此，道德判断不应以某一特殊行为的功利结果为标准，而应以相关准则的功利效果为标准。从功利主义的演变来看，功利主义基本的观点是认为事件的发生及演变都有其目的，关注的是行为的结果，或一种行为应达到一定的目的，而不是动机。认为每一个人的行为或所遵循的规则，应该为每一个有关者带来最大的好处或幸福。

（二）安乐死的责难与功利主义的局限

临终关怀面对的问题是如何照顾临终者走过最后的生命过程，其中之

---

① 参见唐凯麟等：《西方伦理学流派概论》，湖南师范大学出版社2006年版，第143页。

一就是死亡问题。与死亡问题相关的另一问题是安乐死。从现有的观点来看，安乐死似乎更符合功利主义原理，即它似乎能给即将死亡的人更多的幸福和利益。但在现实中，世界绝大多数国家法律上并不认可安乐死，由此，对安乐死的责难也反映出功利主义的局限，也就是说，并不是任何行为都能够通过功利计算而实施的。

功利主义在现实生活中的难题之一就是安乐死的责难。按照功利主义的观点，一个行为能够带来快乐，就是有效用的，被允许的。它的决策过程就是列举出一切可供选择的办法，然后计算每一种办法可能产生的后果，对自己或别人产生了多少幸福（快乐）和不幸（痛苦），最后比较这些后果，找出导致最大幸福（快乐）和最小不幸（痛苦）的办法。根据这样的观点，在医学中实施安乐死，对于癌症晚期等待死亡的人来说是一种最大的幸福，是给社会带来利益的。但是，在绝大多数国家，安乐死是被法律禁止的。我国也不例外，如果实施安乐死，则按照故意杀人罪进行处罚。法律作为最低限度的道德，如果某种行为被法律所禁止，那也是不道德的行为，所以安乐死被认为是不道德的行为。

除此之外，功利主义两大学派的观点，也存在实践的理论难题。首先，行为功利主义的难题。行为功利主义将效用原则直接用于特定的行为，把行为的价值是否带来效用的后果作为判定人的行为在伦理上正误与好坏的标准。但是，如果一个行为符合行为功利主义的观点，却又违背规则功利主义对于规则的规定，就会产生严重的负效应。其次，规则功利主义的难题。规则功利主义认为判定行为的对错要看其是否符合规则，而规则应带来正效用，或正效用大于负效用。规则又可分为积极的规则或要求（如信守诺言）和消极的规则或禁令（如不许杀人、偷盗）。这一理论无法解决当一行为破坏了公认的伦理规则，它却是合乎伦理道德的问题。功利主义从产生开始就存在一定的局限性：第一，后果和效用难以定量和计算，也难以预测。第二，可能导致不公正。如果我们选择认为能导致"最大多数人最大幸福"的行为，对于没有从这种行为得益的、处于弱势地位的少数人来说就是不公正的。

（三）临终关怀与功利主义的维护

虽然安乐死可以得到功利主义理论上的支持，但是现实问题是安乐死尚未获得法律认可，因此安乐死不具有合法性。既然面对死亡问题，无法付诸于安乐死，是否存在一种既符合功利主义理论基本观点又没有被法律禁止的行为呢？答案是肯定的，那就是临终关怀。

目前，临终关怀在法律的框架内没有被禁止。根据"法无明文规定不违法"的原理，临终关怀是被允许的。根据功利主义原理衡量临终关怀，提倡临终关怀能够促进社会的发展和进步。功利主义在临终关怀事业中具有重要意义。第一，功利主义为临终关怀事业的发展提供了新的动力和积极的影响。功利主义在义利争论的基础上，强调行动的功利效益，要求人们在行动之前要考虑行为效益。因此，在发展临终关怀这一新兴的事业当中，要改变过去一味强调的对医护人员的道德要求，不考虑临终者或者病人的客观需要和利益问题；或者过度强调医护人员的无私奉献，不需要考虑个人利益问题，而是要关注医护人员行为的后果及关注医护人员的合法利益，要通过医护人员的情感、理性推动临终关怀事业的发展。第二，有助于医护人员树立正确的功利观。在具体的医护行为中，行为选择应当以病人和社会多数人的利益或者行为为重，把社会人群的生命健康利益放在首位。特别是要杜绝医护人员嫌贫爱富、缺乏责任感、索取红包等自私行为，这是极端利己主义的表现，不是正确的功利主义行为。医护人员只有树立正确的功利观，才能促进临终关怀事业的发展。第三，有助于社会有效地分配社会卫生资源，促进实现社会公正。国家在分配社会卫生资源过程中，要认识到实施临终关怀是对社会卫生资源的再分配，应当坚持以"最大多数人的最大幸福"为原则，促进卫生资源和卫生决策的最优选择。避免临终关怀成为少数人的专利，损害社会长远利益。

二、道义论

在伦理思想史上，功利论一直受到道义论的责难。道义论从行为动机是否善良，是否处于义务来判断行为是否符合道德。"自由意志"和"道德义务"成为道义论两个重要维度。临终关怀以道义论作为道德行为的根据，意味着临终关怀主体必须遵循自由意志，履行必要的道德义务，才能推进临终关怀的实施，才能提升临终病患者的死亡质量和生命质量。

（一）道义论基本观点

道义论（deontology），是基于理性主义观念发展而来的，又称为义务论（theory of duty）。从希腊文的词源学意义上说，义务论是关于责任、应当的学说，属于规范伦理学范畴。它认为对一个人行为正误的评价不在于结果的价值，而在于行为本身所具有的特性。道义论的伦理倾向在于考察一切能够从道德上评价的行为，对他们附加某种底线约束——即不能逾越某个界限。它关注的不是行为要达到的目的，而是行为的方式及行为对他人的影响；不是一个人为什么要做某件事，而是他怎样做这件事，他所做的在道德上是属于什么性质的行为。这一观点的代表人物是康德，他认为道德概念和最高的实践（道德）原则都应该建立在纯粹实践理性基础之上。康德在《道德形而上学原理》中作出了非常明确的概括："第一，全部道德概念都先天地坐落在理性之中，并且导源于理性，不但在高度的思辨中是这样，最普通的理性也是这样。第二，它们绝不是经验的，绝不是偶然的经验知识中抽象出来的。第三，它们作为我们的最高实践原则，于是，在来源上具有了纯粹性，并且赢得尊严。第四，若是有人往这里掺杂经验，那么，行为就在同等程度上失去其真纯的作用和不受限制的价值。第五，从纯粹理性中汲取道德概念和规律，并加以纯净的表达，以至于规定整个实践的或者纯粹理性知识的范围，也就是规定了整个实践理性能力的范围，不仅是单纯思辨上的需要，同时在实践上也是极其重要的。在这样做的时候，不能是这些原则从属于人类理性的某种特殊本性，而是一般地从有理性的普遍概念中导引出道德规律来，因为道德规律一般地适用于每个有理性的东西。"①

康德进一步论述了道义论，分析道义论根本原理是绝对至上命令（categorical imperative）。绝对至上命令是无须证明并且具有普遍性，人们出于义务感而绝对服从的道德规则，只有这样才是道德的。绝对至上命令有两种表述形式：第一种形式，一个人的行为符合一切人所能奉行的规则，其是道德的；反之，一个人的行为不能为一切人所奉行，其就是不道德的。此种形式以个人的行为能够普遍适用证明其道德是非。康德给我们的启发是，义务的可普遍化原则可以成为判断行为是否正当的标准。康德通过"你应当遵守诺言"例子指示的行为准则就是一种可普遍化的、以人为目的和自我立法的准则，并构成人一种绝对的道德命令，而不管给社会带来好的还是坏的结果。第二种形式，一个人在某一行为中不把任何人单纯看作手段，而看成是行为的目的便是道德的；反之，是不道德的。根据康德的理论，一个人做事情，对人对己最终的目的要保持一致。道义论把针对人的行为而发展的道德义务判断看作更基本的、更优先的事情。道义论认为，应当根据人的行为对人及其品质作出最终评价；应当根据善恶价值来判断行为是否是正当的还是不正当的。另外，行为是正当的还是不正当的，还要根据行为本身的特性和行为准则的性质来进行判断。

（二）道义论的辩证与临终关怀

道义论的伦理学说侧重于社会道德规范的建构，把道德规范的实质理解为个人对社会（包括他人）应尽的义务，也可以称为道德义务。一般说来，道义论强调以下问题。

---

① 康德：《道德形而上学原理》，上海人民出版社 2002 年版，第 28—29 页。

首先，道义论强调个体对道德义务的履行。道义论认为个体遵守社群的道德规范是必需的道德义务。如果个体要想成为社群中的成员，必须学习和实践道德规范，才有资格成为社群的一员。道德规范或道德义务的正当性依据，可以从两个方面获得：一是社群生活的伦理关系；二是自然规律或超自然规律的信仰对象。道德规范规定的道德义务，它可以被认为是个体的，也被认为是群体的；同时，道德规范与其他的社会规范相互作用、相互影响，也可能重叠。比如，道德与法律规范有可能重叠。道义论的出发点是以维护社群整体利益为核心，在此基础上提出对个体的道德要求。它重视社会性的道德规范体系的建设，认为个体行为是否具有正当性应当依据所建立的社会道德规范来进行评价。如果个体遵守道德规范，他的行为就是具有正当性的；反之，则是不正当的。临终关怀强调临终关怀主体对道德义务的履行，特别是对临终关怀道德的遵守。只有遵守临终关怀道德，履行临终关怀主体的道德义务，才可能是正当的；否则，就是不正当的。

其次，道义论注重把"实然""求真""求善"统一起来作为道德认识的三个要素。在处理社群利益和个人利益的关系过程中，道义论认为，社群利益高于个人利益，并且重社群而轻个体。同时，也注重道德实践中的道德教育和道德评价的作用。评价临终关怀行为是否符合道德，应该通过临终关怀的实效性、临终关怀的善良动机以及必要的良好结果来考察。实际上，临终关怀的重要目的是为促进社会整体发展。当然，道义论也存在诸多不合理的地方，如过度强调个人对社群的服从，强调道德的崇高性、绝对性和纯洁性，忽视社群对个体的兼顾，或者说忽视了个人的需要和目标。道义论过度强调道德，并割裂道德和人生之间的联系，促使道德成为完全枯燥、空洞和生硬的东西。因此，道德就失去存在的土壤，也因空洞而无法践行。临终关怀如果一味强调整体的利益，强调临终关怀主体的道德义务，导致的后果将是临终关怀道德无法践行。

（三）临终关怀主体的道德义务

道义论作为伦理学当中的一个基本理论，对于临终关怀事业来说，是非常重要的。道义论把义务和责任摆在首位，临终关怀应当吸收和借鉴道义论的有益养分。道义论回答了临终关怀中道德主体应该或不应该做什么、怎么做才是符合道德的等问题。临终关怀作为一种对人的终点照顾的方式，强调临终关怀主体对临终病患者的"身、心和灵"的全方位的照护，只有以促进临终病患者临终阶段的尊严和幸福为目的，以提升临终者的生命质量和生活质量为宗旨，才是正当的。所以，临终关怀的道德主体，即医护人员和家庭成员必须履行相应的道德义务，才能切实推进临终关怀事业的发展。

第一，医护人员必须把对临终者的服务作为绝对的义务和责任。临终关怀的医护人员应当遵循道义论的关于道德情感、道德良心、道德责任的规定。医护人员应当加强自身的素质和修养，对临终者仁爱救助、尽心尽力、同情关怀、不伤害，维护临终者的合法权益，公正、宽容、尊重临终者，最终使临终者能够在一个和谐氛围中度过自己最后的时刻，提高自己生命的品质。具体来说，医护人员必须履行舒缓疗护的义务、文明行医的义务、礼貌待患者的义务、保密的义务。

第二，家属面对临终者同样也要恪守对临终者应尽的义务和责任。要把对临终者的道德情感融合在对临终者的照顾当中，同时把照顾的道德情感和道德认识统一起来，内化为一种道德义务的精神动力，更好地为临终者服务，使临终者能够在最后的时间里有尊严，不受到精神和心理的伤害。具体来说，临终病患者家属要遵守的道德义务为尊重临终者选择权利、积极进行舒缓治疗的义务等。

第三，国家和社会对临终者应当表现出足够的和良好的道德情感、道德良心和道德责任。国家和社会是不同的道德主体，不能一味地强调个人对公共道德和社会道德的服从，也要尊重个体的道德需求。面对临终者的道德需求既要考虑国家和社会对临终者的态度，也要考虑不同个体对临终关怀普遍道德的形成的重要作用。国家和社会应当做好临终关怀道德的教育和普及，促使临终关怀道德能够深入人心。具体来说，国家在临终关怀过程中要积极立法义务、保障临终病患者权利的义务等。

三、正义论

对于功利论，除了道义论对其进行诘难之外，正义论也对其进行过超越。就临终关怀而言，道义论注重个人道德，忽视整体道德，它不利于社会道德和社会公正的形成；功利论过度地用功利原则衡量，可能破坏自由权利等，造成社会的不公正。目前，社会资源在不同的主体之间占有程度不同，正义论在临终关怀中的运用有助于促进社会发展。

（一）"作为公平的正义"

正义是人类社会普遍公认的崇高价值。无论是中国社会还是西方社会，都对正义做过深刻的论述。"正义"一词最早见于《荀子》："不学问，无正义，以富利为隆，是俗人也。"关于正义，我国传统社会使用最多的是"义"，它内含"正义"概念的文明因子。现代汉语中"正义"一词与公平、公道、正直和正当等相连。正义论是现代西方主要的伦理理论，它的代表人物有罗尔斯、诺齐克和沃尔泽等。但是，正义有着一张普罗透斯似的脸，变幻无常、随时可呈现不同形状。作为提倡临终关怀的道德哲学辩护的正义论，它更多的是倾向于社会的公平和正义，罗尔斯的"作为公平的正义"可以为临终关怀提供道德哲学方面的借鉴资源。

罗尔斯试图以社会正义的规范伦理学替代古典功利主义和康德的义务论伦理学，为社会制度的公正安排提供理论依据。罗尔斯把正义称之为"公平的正义"。[①]从罗尔斯的正义原则可以发现，他所确立的正义原

---

① 参见约翰·罗尔斯：《正义论》，中国社会科学出版社2005年版，第1页。

则主要是关于政治和经济制度的正义，试图通过正义原则来分配公民的权利和义务。罗尔斯认为，正义原则所对应的最初现象是不平等，人们受到很多不平等的限制，如政治体制、经济和社会条件、社会地位和自然禀赋等。换句话说，正义原则从社会制度角度出发，通过对社会制度的合理调节，从而排除社会历史和自然的偶然因素对人们未来生活的限制。罗尔斯的"作为公平的正义"理论体现的是一种经济伦理思想，也体现生命原则、自由原则和平等原则，为卫生资源的合理优化配置提供了一定理论依据。在卫生资源有限的境况下，如何利用有限的资源同时兼顾公共利益，以实现社会公正和生命平等。罗尔斯指出：效用的最大化分析产生的社会分配，可造成对应该得到保证的基本个人自由权利的破坏。[①] 基于此，罗尔斯提出了若干非功利论的公正原则。基于康德的平等概念提出了一个假设性的社会契约程序。罗尔斯反对极端平均主义，认为不平等分配不是唯一的道德原则，但如果不平等使每个人比原来的平等更好，这种不平等就是好的，只要它们与平等自由和公平机会一致。[②]

（二）作为医学伦理学中的正义论

20 世纪以来，随着医学社会化进程的加快，医学的服务对象由个体扩展到群体及社会，医德关系从单纯的医患关系扩展到包括所有医务人员在内的医疗和社会关系。道义论面对医学社会化已经显得无能为力，传统的伦理道德必须加以新的诠释、进行理论创新才能解决新的问题。当前医患关系中存在很多的伦理冲突，比如个人利益和社会利益的平衡问题、社会公正问题、卫生决策、卫生资源的宏观分配及微观分配、临床价值和预防价值的平衡、人类当前利益与长远利益的平衡等问题与矛盾，亟待新的理论加以解决。医学伦理学的正义论应运而生。正义论作为医学伦理学的

---

① 参见约翰·罗尔斯：《正义论》，中国社会科学出版社 2005 年版，第 54 页。

② 参见约翰·罗尔斯：《正义论》，中国社会科学出版社 2005 年版，第 118 页。

基本理论出现于 20 世纪 70 年代，将正义论的有关理论运用于医学领域，包括临终关怀领域。在医学领域，正义论坚持社会效益优先。医疗卫生服务效果的好坏、大小通过医疗服务的经济效益和社会效益来体现的，经济效益和社会效益是辩证统一的。正义论强调在医疗服务中坚持经济效益和社会效益并重，社会效益优先；强调在社会整体利益框架下，贯彻社会优先兼顾个体利益原则。在医疗行为涉及社会、集体和个人的利益，当三者发生冲突时，如果只作出"非此即彼"的判断，容易导致利益的冲突。所以，不能损害社会利益满足个人利益，也不能损害个人利益满足社会利益，应该把社会利益、集体利益和个人利益有机统一起来。无论是在卫生资源的分配，还是在利益的处理方面，正义论的最终目标都是实现社会公正，对于代际公平问题也有提及。总的来说，从医学的角度看，正义论强调以社会公众利益为原则，是社会公益与个人健康利益相统一的伦理理论，有效地解决了医疗护理活动中出现的各种矛盾，使医疗护理活动不仅有利于病人个人，有利于人类全体乃至后代，也有利于人类生存环境的改善，更有利于医学科学的发展，特别有利于临终关怀的发展。

（三）正义论对临终关怀的意义

正义论作为重要的道德哲学理论，对道德哲学问题具有深刻的理论指导意义。运用正义论来分析临终关怀问题，也具有深刻的理论和实践价值。

第一，正义论克服了道义论的局限，加强了对社会责任，有利于解决现代发展的伦理难题，推动医学科学的发展。临终关怀事业的发展，仅仅强调道德主体的义务和责任是不够的，很多问题需要国家和社会共同解决。只有国家和社会形成临终关怀的理念认识，才能够促进临终关怀事业的发展。

第二，正义论对临终关怀事业的评价具有重要意义。临终关怀事业需要一个良好的环境才能够发展，公益论强调社会的公益和效率，这就为创造一个良好的环境和生活条件包括环境条件、节约资源等提供了理论基础。另外，公益论在卫生政策、卫生发展战略方面的权衡也提供了理论基础。临终关怀事业，作为当前一项重要的事业，应该用社会效益的标准来评判。临终关怀面对没有挽救希望的濒死者，采取姑息治疗的方式，既节约了医疗资源和卫生资源，有力地促进卫生资源的再分配，也做到了社会正义。

第三，正义论强化了医护人员的社会责任，对临终关怀事业发展具有促进作用。临终关怀事业是一项社会公众事业，需要对医护人员的社会责任进行强化。只有强化医护人员的社会责任，明白自身肩上的重任，才能很好地解决医患关系。医患关系融洽，临终者在融洽的环境走向生命终结，提高了濒死者的生命质量和价值。

第三节　价值论

价值论又称为价值哲学，是将人类生活的价值问题提升为哲学核心问题的理论。价值具有多样化形态，道德价值为其重要形态之一。作为道德哲学的价值论称为价值伦理学。价值伦理学为临终关怀发展提供价值基础，它的善恶评价对推动临终关怀事业具有重要意义。

一、作为道德哲学的价值论

价值伦理学，它是"价值—价值论"逻辑辩证发展的必然结果。价值伦理学以道德价值作为研究对象，研究善恶问题；将价值伦理学引进医学领域，用价值伦理学评价临终关怀，具有深刻的道德哲学意义。

（一）价值—价值论—价值伦理学

价值，从严格意义上来说，最早是作为哲学范畴使用的。但是价值一词类似于普洛修斯的脸，具有多重性。目前，关于价值的界定尚未有统一的认识，主要有实体说、属性说、观念说、关系说和主体说等几种学说。实体说认为，价值是价值客体所具有的某种事物，说到价值就是认为是有价值的事物。如认为"客观现实事物的美，就在于客观现实事物本身，绝不是外加的。如自然界的红霞和雄狮，他们作为客观存在，这些人看它们与那些人看它们与无人看它们，都是一样的。"① 属性说认为，"所谓价值，就是客体主体化后的功能或属性，也就是已经纳入人类认识和实践范围内的客体的那些能够满足作为主体的多数人的一般需要的功能或属性"②。如房屋的价值就是可居住、可挡风、可防寒、可观赏、可躲藏等性质。观念说认为价值是人类精神，或者是人类的心理现象，它是与人兴趣、欲望、情感等相联系的事物。关系说认为，"价值是任何客体的存在属性、作用等对主体（人）的实际意义"③。它强调价值不是任何实体本身单方面的存在或属性，而是人类生活特有的关系，是主客体相统一的一种特定性状。主体说认为，价值就是人本身。换句话说，人本身就是价值，人的存在就是价值存在，人生活在世界上最大的价值就是把自己创造成为真正的人。

价值观念和概念向价值论过渡，是洛采之后才出现的。洛采认为人在宇宙中的位置及其人生的意义即价值，是哲学最需要研究、最值得研究的问题。从这里可以看出，最早对于价值的研究，是跟人有关系的，跟人生有关系的。价值论的形成，即价值哲学出现。价值哲学本质上是通过对价值问题进行哲学的探讨，使人类更有智慧。价值哲学作为一种全新的哲学理念或哲学立场，是要将人类生活的价值问题提升为哲学的核心问题。价值问题的研究在方法上有两种范式：一种是哲学的本体论和认识论的范式，这是价值论研究彻底性的保证；另一种是

---

① 孙伟平：《事实与价值》，中国社会科学出版社 2000 年版，第 22 页。

② 李剑锋：《客体价值论》，《探索》1988 年第 3 期。

③ 李德顺：《关于价值和"人的价值"》，《中国社会科学》1994 年第 5 期。

现实化的即社会哲学和实践性的方式，与价值问题研究现实性的要求相一致。价值哲学的根本使命在于：研究一些根本性和总体性问题，为人类生存提供正确的价值理念。当代价值哲学在整个哲学系统中占有极为重要的地位，主要观点包括：（1）价值的本质问题。价值究竟是什么的问题是价值哲学古老而常新的问题，"实体说""属性说""观念说""关系说""人说"等都为全面理解价值范畴提供了借鉴和理论资源。当代价值哲学研究认为，价值本质的理解还应当主要从客体对主体作用的实践效益或效果进行分析，主体的需要和客体的属性构成价值两个不可缺少的要素。客体是价值的基础，主体是价值的前提。价值从人们对待满足他们需要的外界物的关系中产生。（2）价值观问题。不同的生存条件和不同的文化背景必然造就不同的价值观。社会生活领域是价值观研究寻求当代世界不同价值观之间对立和冲突的现实领域。要创建人类统一的价值观就必须从创造人类共同的生存条件做起，它将是一个长期的、分层次的渐进过程。（3）价值选择与价值实现问题。它体现为价值观与历史观的统一。当价值问题进入实践环节，意味着价值哲学必然具体化和现实化。从这样的意义上看，价值哲学具有社会历史的性质，也从单纯的一般性的价值本体研究进入到价值的实践领域。这是 21 世纪价值论研究的最大特点和最大突破，也是若干价值哲学的具体学科应运而生的条件和前提。

价值上升为哲学研究之后，成为价值论，后来被吸收到道德哲学研究领域，成为道德哲学研究的领域。20 世纪的哲学家拉宾、胡塞尔、舍勒、哈特曼的著作都对此做过比较系统的阐述。后来，新康德主义、实用主义、人格主义、托马斯主义等都广泛地讨论这一问题，并建立了伦理学的价值论。价值伦理学把道德价值作为研究对象，一方面从本体意义上研究道德善恶的最一般的问题，如善恶的含义、性质、来源和本质等等；另一方面从道德实践的层面研究善恶标准和道德价值判断等具体应用问题，并在理论和实践的结合中审视生命的价值问题。

（二）价值伦理学的运用

当代生物医学科学技术的发展带来的一系列道德问题，单纯依靠以义务论为根据建立起来的道德原则和规范已经无法应对，因而将价值哲学和价值伦理学引进医学道德领域就显得十分必要。比如，脑死亡、器官移植、安乐死、人工生殖技术应用、生物遗传工程等和宏观上医疗卫生制度、政策和资源分配等方面问题需要进行道德判断。在医学进步带来的道德困惑面前，人类不会选择放弃科学，也不能让科学这把"双刃剑"伤害人类自身。人类只有通过道德的利弊权衡与合理的价值判断，消解"事实"与"价值"之间的所谓"承担裂隙"，才可能走出困境，获得科学和道德的双赢。再者，就医学实践来说，价值多元化及其冲突也是经常出现的：生命形态多元复杂，各种生命形态的价值彼此无法化约；生命价值与生命价值之间存在着紧张与对立；在善与善的价值并存中，难以进行词典式排序或预设一种共同的最高善来解决冲突。可以说，在一定程度上医学伦理学向生命伦理学的延伸正是价值哲学应用的具体体现和理论与实践的结果。

二、价值论对推动临终关怀事业的意义

价值论通过寻求哲学理念的思考，为社会问题解决提供智慧。价值论对很多现实问题的解决是有益的，并且对临终关怀事业发展也具有深刻的意义。

第一，价值论应用于实践，可以积极推进临终关怀事业的发展。价值论强调道德行为、道德实践的意义和作用，强调道德实践对主体的关系。价值论的研究克服了义务论过分地强调道德的高尚性及道德的空洞性，在促进道德行为、道德实践发挥重要作用。价值论研究善、追问善是不是人们特定行为的客观属性、如何看待行为的善恶标准，以及研究人们道德意识中的善恶的概念以及本质问题，具有非常重要意义。当代生物医学科学技术的发展带来的一系列问题，义务论已经无法应对。同时，我们也看到

跟医学科学发展密切相联系的临终关怀事业，利用义务论来看待也有些无能为力，使医学的进步产生的很多问题都陷入了道德困境。只有通过道德理论的创新和发展，才能解决由于科学技术发展带来的困惑。要解决生物科学技术发展带来的难题必须引入价值论，通过价值论的各种理论来推进临终关怀事业的发展。

第二，通过积极推进临终关怀事业，促进社会新价值的实现。价值论把效果和价值有机地统一起来。义务论把自己的道德目标主要集中在美德的动机和个人行为基础上，很少去考虑效果和价值。然而，美好的动机和美德有时不一定能带来好的利益和价值。价值论强调行为的客观价值，强调行为客观效果对主体需要的满足，把效果和价值有机地联系在一起。价值论的最终目的使价值目的与现实的统一。临终关怀事业具有自身的价值追求，它是当下社会所追求的一种新生事物，有利于社会的进步。从发展临终关怀事业的效果来看，它是一项功利千秋的伟业。社会应当通过推进临终关怀事业，促进临终关怀价值的实现。

当然，应当看到价值论使某些行为失范。特别是极端利己主义的出现，使某些人为了追求私利，认为私利就是人生价值的倾向，从而否定义务论的倾向，割裂自我价值和社会价值。因此，应当杜绝价值论的不利因素影响。实践中，价值论容易诱发医护人员唯利是图的极端利己主义，放弃医护人员应有的神圣职责，希望通过"赚钱"实现自己的价值。价值论也会引发一种否定义务论的错误倾向，认为一切医护行为都应该由价值作为评定道德与否的标准，无须考虑义务的职责。这些问题在引进价值论时应引起注意，并需要对其进行必要批判。

第四节　人道主义

临终关怀最终的落脚点是"人"，即对临终病患者的关怀；而临终关怀的最高设定也是"人",即"临终者"。所以,临终关怀以"人"和"生命"为最高宗旨。人道主义为临终关怀提供道德哲学资源,对临终关怀的发展具有重要意义。

一、人道主义—医学人道主义—临终关怀人道主义

人道主义观念可以追溯到古希腊和古代中国乃至世界古代各种文化形态。西方的人道主义有两种历史渊源,一种源自基督教,另一种源自现实生活。作为世界观和历史观的资产阶级人道主义是14、15世纪前后,先在意大利产生,随后在荷兰、法国、英国逐渐形成。临终关怀的人道主义是从医疗人道主义中发展而来的。从历史发展来看,人道主义大概经历了古希腊时期的人道主义、文艺复兴时期的人道主义和现代人道主义这三个阶段。这三个阶段的理论表现如下:

第一阶段是古希腊时期的人道主义。西方人道主义并非起源于文艺复兴时期,而是起源于古希腊,因而与西方文明有着同样悠久的历史。古希腊的神话已经蕴含人道主义思想并经由后来的智者派而奠定其基础。从毕达哥拉斯、苏格拉底、柏拉图、亚里士多德到晚期希腊的斯多葛伦理学派,人道主义思想的发展一直以善行和教化为其主要内涵。俄罗斯"白银时代"的哲学家弗兰克把古希腊与罗马一起看作是"人道主义"的真正故乡,称那是"以高尚形式逐渐阐明人的尊严、人形象之美和意义的地方"。古代朴素的医学人道思想具有朴素的道德情感,具有明显的反抗等级制度的进步意义。古代医学人道思想的理论基础是为病人服务的道义论和宗教的因果报应学说。

第二阶段是文艺复兴时期的人道主义。基督教人道主义是希腊人道主义传统的基督教化,是西方人道主义伦理思想的第二个理论形态。由于基督教在中世纪的逐渐意识形态化,福音人道主义也被扭曲并趋向贬低人的价值和漠视人权而最终转向了反人道主义,催生了新的反对神权的人道主

义运动，即肇始于西欧文艺复兴时期的"启蒙—理性的人道主义"。这种新的人道主义反对信仰而弘扬理性，并以自由、平等、博爱为原则。尽管它与福音人道主义一样都倡导人的平等与博爱，但其基础是不同的：前者以理性为基础，后者以信仰为根基。围绕科学与宗教、理性与信仰的张力及其关系的论争形成宗教哲学和道德哲学中一道独特的理论景观，这种新的人道主义因其与宗教的人道主义相对立而被称为世俗人道主义。启蒙—理性的人道主义以康德的名言"人是目的而绝不能成为手段"为其最高成就。这种以理性为核心的人道主义在逻辑上包含着无法克服的矛盾，导致在实践上最终走向自己的反面，既把人当作善和理性的绝对化身，又把人看作自然本原的合理体现，最终或者走向人的主体性和工具理性崇拜，造成人与自然关系的异化；或者走向自然感性主义和物质崇拜，造成人与人关系的异化，人类文化危机中蕴含着极为深刻的双重性：工具理性神话的幻灭导致的理性主义危机和基督教式的信仰危机，二者的焦点正是生命存在困境图景的反映，人道主义再次走向反人道主义。文艺复兴时期的人道主义是在反对封建专制主义的医疗等级制度的斗争中形成的，具有更加明显的反封建等级制度及神学的科学精神，有明显的进步意义。近代医学人道思想的理论基础是生命神圣论、资产阶级的人性论和人权论。由于科学及生产力的发展，近代医学为人道思想的实践提供了更好的条件。

第三阶段是现代人道主义。作为对"启蒙—理性人道主义"的反省，现代人道主义力图走出理性的樊篱，于是就有从19世纪末开始直到当代的人道主义哲学、伦理学等学派和思想体系。如生命哲学对生命的认识和存在主义伦理学的人道主义等非理性主义伦理思想；现代基督教伦理学中的人道主义伦理学理论；精神分析伦理学中弗洛姆的人道主义伦理学；宗教人道主义和对启蒙—理性人道主义进行全面反思基础上的俄罗斯"新精神哲学"的人道主义；对现代性进行批判、解构和颠覆的后现代主义等。这些人道主义思想在哲学和伦理学层面对人、人性及人的本质等问题进行从宏观到微观的研究，它的特点是：（1）强调医学是全人类的事业，把人的生存权和健康权看成基本人权的重要内容，坚决反对利用医学残害人类或作为政治斗争的工具。（2）医学人道的思想内容更加全面具体。现代医学人道主义的理论基础是身心统一的道义论、公益论、价值论。

二、"人""生命""人权"与临终关怀

从临终关怀人道主义发展的轨迹来看，"人""生命""人权"是临终关怀人道主义的几个重要概念。从医学人道主义的历史发展来看，它是在医学实践领域逐步形成和发展的。临终关怀作为一个综合体，应该被涵盖于医学实践。医护人员对临终者的姑息治疗及采用哪些方法尽量地减轻临终者的疼痛，属于医疗实践的问题。作为临终关怀的人道主义理论，也是在医疗实践中逐步发展的。临终关怀人道主义为临终关怀事业发展提供道德哲学辩护。

第一，人与临终关怀。人道主义人是以人类利益和价值为中心的一种学说。它反对超自然主义，把人看作是自然对象，肯定人的基本尊严和价值，以及人运用理性和科学方法获得自我完善的能力。因此，"人"是人道主义的核心。医学人道主义和临终关怀人道主义也不例外，也是以"人"为其理论的核心。从人道主义的发展可以发现，医学人道主义是人道主义在医学领域的实践和发展，临终关怀人道主义属于医学人道主义的重要实践部分。临终关怀以"人"为核心，这里所说的"人"就是"临终者"，所以，临终关怀的人道主义应当关照临终者的基本尊严和价值。也只有关照临终者的价值和尊严，才能推动临终关怀的发展；否则，背离"临终者"，也就背离临终者的基本尊严和价值，违背人道主义。

第二，"生命"与临终关怀。人是以生命为核心的，所以人道主义的重要维度就是对生命的关照。道德哲学是为生命存在和困境提供解释系统的学问。生命存在的道德哲学判断和考察，为临终关怀实践提供道德哲学辩护。因此，需要在临终关怀中要尊重临终者的生命，这是人道主义最基

本的、最根本的思想。人是大地间最有价值的事物，人的生命不可逆转，生命对任何人来说只有一次，生的权利是人的最基本权利，而死对于人的生命同样很重要。面对临终者，要认识到他也是活着的生命，应该充分尊重人的价值和权利。临终关怀对生命的道德哲学判断的理论有三种形态：生命神圣论、生命价值论和生命质量论。面对临终病患者，"生命价值论"的观点认为临终者的生命已无价值，延长其生命就是延长病人的痛苦，是增加病人家属的精神和经济负担，给社会带来负效应。与其对立的是"生命神圣论"，认为对生命应无条件的保护和延长。只要病人还有一口气，就要不惜一切代价抢救到底。生命质量论则承认人的生命价值、生命神圣的基础，提高临终者的生命价值和生命质量。临终关怀的人道主义是在临终关怀活动中，处理与临终者关系中表现出来的尊重临终者及其生命、提高临终者的生命品质和价值、珍惜人的生命的伦理思想。

　　第三，"人权"与临终关怀。死亡是人类不可逾越的阶段，但在死亡的进程中，对临终者进行临终关怀，能够提高临终者的生命品质和价值。因此，临终关怀过程中要尊重临终者的权利，尊重临终者作为"人"的权利和成为"人"的权利，临终者的基本人权不能侵犯。实施临终关怀应当尊重临终者的知情权和同意权等基本人权。

第三章　临终关怀的伦理价值

提倡和实施临终关怀是社会发展的必然趋势，临终关怀是关于"生"与"死"等问题的思考，也是对"生命"与"生活"的反思。道德哲学的德性论、道义论、功利论、正义论以及人道主义理论为提倡和实施临终关怀提供道德哲学的理论正当性。作为具有道德哲学的正当性的临终关怀，它诉求的伦理价值是什么呢？这是需要深入研究的问题。从初级价值来说，临终关怀追求的是"优逝""善终"；从中级价值来说，临终关怀追求的是"死亡尊严"；从终极价值而言，临终关怀追求的是"和谐"。

第一节　优逝与善终

临终者如何选择死亡问题，核心之问是临终者的生命如何终结？目前，安乐死还没有被法律认可，因此它没有合法的地位，也就是说临终者或者临终者家属不能选择安乐死。临终关怀没有法律明文规定禁止，是法律允许的行为。临终关怀作为一种关怀死亡的方式，逐渐获得人们的认可。它作为一种处理人类生命问题和死亡问题的手段，面对的第一问题是生命终结。在生命终结的过程中，人们注重安详地离去，也就是优逝或善终。优逝或善终是临终关怀诉求的首要伦理价值。

一、"优逝"与善终的价值理念

优逝和善终表达相同的意思，都可以用 good death 表示。从现在的学术观点来看，优逝为传统意义上的善终，是临终关怀探讨的重要命题，是临终关怀的重要理念，也是临终关怀诉求的伦理价值。

临终关怀肇始于中世纪，具有悠久的历史。现代意义的临终关怀运动开始于 20 世纪 60 年代，桑德斯（Dame Cicely Saunders）在英伦半岛创办圣克里斯多弗医院，开始传播优逝理念，诉求善终。临终关怀的兴起，全面阐释了生命当中的生和死；然而，生和死是生命不可分割的一体两面；深刻阐述人们追求的生命品质之中内含着死亡的尊严的品质。换句来说，生活品质和死亡品质是生命的一体两面，不可分割。我国临终关怀实践，也注重优逝。如我国知名的临终关怀医院松堂关怀医院院长李伟提出"死亡是生命的成长过程"，启发人们不但要把眼光放在关注优生、优育、优活上，而且要将视野拓展到关注优逝上。[①] 随着社会文明程度的提高，人们不但追求生活得顺利，生活得幸福，在临死之时也希望能够死得安详和体面。因此，关注死亡、尊重死亡，寻求和帮助人们获得优逝或者善终成为现代人的价值诉求。目前，学术界对于优逝和善终还没有统一的认识，不过实践中的优逝和善终表达的意思为临终者死亡之时能够死得安详，死得体面，具有尊严。这样的认识得到国际认可。1996 年，由英国、美国、中国、德国、智利等 14 国制定的《医学目的：确定新的优先战略》宣言将现代医学与疾病做斗争应该致力于"避免早死和追求安详死亡"，其中表达了优逝和善终的两个维度——"避免早死和追求安详死亡"，而"追求安详死亡"是优逝和善终的核心维度。避免早死，就是避免人类个体在完成生命周期之前死亡，也就是尽量避免诸多的意外死亡事件。追

---

① 参见马晓：《临终关怀"优逝"理念在教学中的导入》，《中国医学伦理学》2010年第 2 期。

求安详死亡，是在死亡不可避免时，如对癌症病患者或者临终病患者，对他们使用姑息治疗，把他们的疼痛和痛苦降低到最低限度，帮助他们克服死亡的恐惧，保持心理和精神的安详和愉悦，维护临终病患者的尊严和权利，使他们得到人性化的照顾，获得"身、心、灵"的和谐统一。因此，优逝或者善终理念的最终主旨是呼吁支持临终关怀和姑息治疗，关注临终病患者的生存、生命状态。人们对临终病患者采取积极、全面的医疗照顾的目的不是在于延续临终病患者的生命，而是给予适当治疗，反对放弃治疗、过度治疗，反对安乐死，反对任何不尊重生命的做法，以全面提升临终病患者的生命和生活质量。

二、优逝何以可能：生命终结的思考

生的力量是不言自明的，每个人的生命只有一次。但是，很少有人考虑过人的死亡也只有一次。哲学家曾认真地思考过死亡的问题。比如，柏拉图认为，哲学是死亡的练习。康德认为，没有人能在自己身上经验到死亡（因为生命是产生经验的因素），而只能在别人身上去体会，死是不是痛苦，这是不能从死者临终的喘息或抽搐中判断出来的，毋宁说，那更像是生命力的一种单纯机械的反应，它或许是从一切痛苦中逐渐解脱出来的一种平和的感觉。黑格尔认为，譬如人们说，人是要死的，似乎以为人之所以要死，只是以外在的情况为根据，照这种看法，人具有两种特性：有生也有死。但对这种事情的真正看法应该是，生命本身即具有死亡的种子。叔本华认为，生命本身就是布满暗礁和漩涡的海洋。人生活在社会中，总是想法设法地避开危险的暗礁和漩涡，在人生的道路上向终点驶去，死亡是人的唯一终点，所以终点必然比暗礁和漩涡都要凶险，但是，这是人生航行的最后目的地。所以，人"刚一降生，人就立刻老得足以死去"。死亡是此在的最本己的可能性。向这种可能性存在，就为此在开展出它的最本己的能在，而在这种能在中，一切都为的是此在的存在。死亡作为此在的终结乃是此在最本己的、无所关联的、确知的、作为其本身则不确定的、超不过的可能性。死亡作为此在的终结存在在这一存在者向其终结的存在之中。从哲学家们的论述中可以看出，人实质上从一开始就是向着死亡的，死亡是无法克服和超越的。每一个人都要在生命的框架下，也就是说在生命框架的最后边缘——临终界限，为着有限的生命奋斗、拼搏及提高死亡的价值。人如何终结自己的生命，如何度过自己人生最后的单元，涉及优逝的问题。优逝，抑或说优死，是人类逐渐成熟的表现。最符合人性本质和人道主义精神、符合法律的优死方式的，就是临终关怀。它是以人道的关切向濒临死亡的人献上一份爱心，使他们安静舒适地告别人世，这也是人的生命终结最好的思考方式。

三、临终关怀：达致优逝的最佳方式

临终关怀自人类开始就已经存在，只不过各个时期人们对临终关怀的认识不同。我国古代的养老送终是一种较为漫长的临终关怀观念，认为人老了，能够有安定的生活，才能平静地面对死亡。如果临终者的家属没有尽到养老送终的义务，就要受到伦理道德的谴责。20世纪，特别是第二次世界大战以后，临终关怀逐步成为一个时代话题。20世纪60年代，以英国桑德斯博士为代表，创立了一种新的针对临终病人的医疗保健服务项目，体现了临终关怀精神。临终关怀的发展，伴随着死亡观念的发展而发展。人对死亡的认识，也是随着时间的变化而发展的，即从开始的恐惧死亡，到接纳死亡，最后面对死亡。在较早的时候，人们试图用安乐死解脱死亡的痛苦和恐惧，达到优逝。但是，安乐死并未得到法律认可，这使得人们不得不寻求另一种更易于人们接受的优逝方式——临终关怀。临终关怀是现代社会一个重要的方式，其以"优逝"的思考作为重要的思考范畴。临终者能够在家庭和社会各界的关怀下，使其消除孤独的恐惧、忧伤的恐惧、失去认同的恐惧、失去自控能力的恐惧及疼痛折磨的恐惧，无疑都是使临终者达到优逝的体现。临终关怀通过安抚病人，让其在生命的最后阶段安详、满意地到达生命的终点。如果一个人在临死的时候，还饱尝痛苦的煎熬，没有人关心，没有社会的照护等，那肯定就没有得到优逝。在达到优逝过程中，临终关怀应该在以下几个方面进行：一是积极合理地应用安定类药物。这是要发挥安定类药物的抗焦虑和镇静作用，解除临终患者的忧郁和烦躁。二是使晚期患者的癌性疼痛得到控制。三是努力避免突发的大出血及窒息等严重的并发症。四是安排好后事。五是适时终止临终抢救。六是帮助病人摆脱对死亡的恐惧。七是尽量满足病人的要求，让临终者满意而去。人在生命的垂危阶段仍然是人，仍然享有人的权益，他们会提出某些要求，也许是人生最后一次要求，只要是合理和可能实现的，临终者的家属、社会及临终关怀参与者应该尽量满足。只有这样，才能使临终者没有遗憾地离开这个世界。

第二节　生命尊严与死亡尊严

"优逝"和"善终"理念表达的深层次的临终关怀的伦理价值是生命价值和死亡价值，因为临终关怀直接面对临终者的生命和死亡。生命尊严和死亡尊严是作为人的尊严两个重要维度，没有生命尊严和死亡尊严，人的尊严是不完整的。临终关怀直接的伦理诉求是生命的尊严和死亡的尊严。

一、尊严及其观念

仅从字面上解释，尊严（dignity）就是尊贵和庄严，也是指令人尊敬、令人敬畏、独立而不可侵犯的身份或地位。人们对尊严有着不同的认识：有人把尊严理解为一种精神，如"任何困难，逆境都无法改变我不想改变的原则、信仰等我认为对的思想，我认为崇高的事物在我心中的地位，是种不屈不挠的精神，是一种精神力量"，"尊严就是在一定的情景下对自己或国家在一定的政治环境中对民族不屈不挠的精神"。有人把尊严作广泛的理解，如"尊严就是礼貌；尊严就是毅力；尊严就是意志"。有人把尊严理解为面子，如"尊严就是面子，人要面，树要皮。如人穷志不穷，穷人有骨气等等就是尊严"。有人把尊严从社会意义上来阐释，认为尊严就是受到认可的社会价值的个人品质。人们对尊严的认识是多种多样的。就尊严而言，观念中的尊严表现为"人的尊严""生命的尊严""民族的尊严""国家的尊严"等。在观念的尊严里，人的尊严是最重要的。而"民族的尊严"、"国家的尊严"等用语里，尊严的内涵是社会共同成员由于认同所在共同体的文化价值而产生的群体自豪感和群体光荣感，表达了神圣不可侵犯的意思，属于文化层面的尊严。本书讨论的尊严，是从学科意义上来说的，讨论更多的是人的尊严。

人的尊严的思想形成，经历了古希腊时期的人本主义萌芽。比如，荷马史诗、希腊神话重视人，苏格拉底的人本主义，亚里士多德从人性讨论善的问题，斯多葛学派讨论人性问题。到了文艺复兴时期，出现人道主义思想。比如，康德论述了人的尊严，主张通过道德维护人的尊严。到了现代，现代人权理论充分阐释了人的尊严的思想。人的尊严的内容涵盖哪些方面呢？有学者认为人的尊严归结为生物学意义上的人的尊严、心理学意义上的人的尊严和社会学意义上的人的尊严。[1] 一是生物学意义上的人的尊严，指的是人的生命形成所享有的尊贵与庄严，它是以生物学意义的人为主体，谓之人的生命尊严。它是最低层次和最大范围的人的尊严。在具体情境下，生物学意义上人的尊严总是针对个人的，而不是抽象的人类，但它所涉及的范围或外延又包括整个人类。二是心理学意义上人的尊严，它

---

① 参见韩跃红：《护卫生命的尊严——现代生物技术中的伦理问题研究》，人民出版社2005年版，第342页。

是指人的自尊意识和自尊心理，是人在认识到自己的主体地位和社会价值之后，在心理内部产生的自尊心和自豪感，也可说是人的心理尊严。心理学意义上人的尊严，作为人的一种自我意识，具有个人差异性的突出特点，属于个人的精神特质。三是社会学意义上人的尊严，它是社会对个体的价值予以承认和尊重，可以说是人的社会尊严。人的社会尊严所表达的是"尊严"一词的另外一层含义——令人尊敬、敬畏、独立而不可侵犯的地位或身份。本书对临终关怀的研究，立足点为人的尊严——生命的尊严。

二、作为临终关怀意义的尊严：生命的尊严和死亡的尊严

作为万物之灵的人的生命应该具有下列十大层面：一是身体活动层面；二是心理活动层面；三是政治社会层面；四是历史文化层面；五是知性探索层面；六是审美经验层面；七是人伦道德层面；八是实存主体层面；九是终极关怀层面；十是终极真实层面。这十大层面之中，有关死亡及其超克问题的是第八、九、十这三个层面。每一个人的实存主体面对死亡的态度，有其俨然不可（有他人态度）替代的独特性、尊严性。[①] 由此可见，人的生命和死亡当中，应当包含尊严，这是人在临终提升品质时要做到的。现代人逐渐注意"生活的品质"的重要性。生活品质包括物质与精神两个方面，因而也就自然涉及死亡的品质。"而所谓死亡品质，基本上所讲求的是死亡的尊严（death with dignity）；我们可就理想条件与起码条件两个方面，去了解死亡的尊严的本质；就理想条件而言，我们希望面临死亡之时不但能够感到此生值得，问心无愧，且有安身立命之感（无论是儒教意味的还是其他宗教或哲学意味的）；同时也希望能够避免恐惧、悲叹、绝望等负面精神状态，能够死得自然，没有痛苦；如果可能，还有亲属或好友在旁照顾，给予临终的本人精神安慰与人间温暖，则更好不过；就起

---

① 参见傅伟勋：《死亡的尊严与生命的尊严》，北京大学出版社2006年版，第17页。

码条件而言，就算没有宗教信仰或没有找到高度精神性的生死意义，至少能够依照本人（或本人所信任的家属朋友）的意愿，死得'像个样子'，无苦无乐，心平气和。"① 如何才能获取生命的尊严和死亡的尊严呢？很多人从安乐死角度探讨这个问题。安乐死能够使人死亡的时候有尊严，或者赋予了生命的尊严。但是，安乐死却违背很多伦理和法律原则。无论伦理学家怎么试图说明安乐死问题，现阶段安乐死尚未被法律认可的事实无法改变。临终关怀是安乐死尚未被法律认可的情况下，提高生活品质、生命尊严和死亡尊严的一种重要方式。

三、实现临终关怀的尊严之路

临终关怀有利于促进临终病患者在临终期的伦理价值诉求，是实现生命尊严和死亡尊严最主要的途径之一。临终关怀之所以能够实现生命尊严和死亡尊严的价值，最主要的是临终关怀所具有的重要理念，即认为每个人的生命价值和人格尊严都应当受到尊重，临终病患者也应该得到关怀和照顾。作为实现生命尊严和死亡尊严等价值的临终关怀，具体表现在以下三方面。

首先，临终关怀应当建立在科学基础之上。虽然，临终关怀主要为姑息治疗，不以延长人的生命为宗旨，而是以提高生命质量和生活质量为主旨；但是，临终病患者在临终期内还会忍受疼痛的折磨，所以，减轻临终病患者的疼痛也是临终关怀重要内容。减轻临终病患者的疼痛，让临终病患者能够安详愉快地走过临终期，必然付诸医学科学的手段，特别是心理科学、护理科学和医疗科学等，它们都应该运用到减轻临终病患者的疼痛过程中。具体来说，医护人员要正确把握临终病患者的心理规律，正确地开导临终病患者使其能够坦然接受死亡的来临；从医疗手段上，正确规范

① 傅伟勋：《死亡的尊严与生命的尊严》，北京大学出版社 2006 年版，第 23 页。

实施舒缓疗护的技术操作，控制疼痛，并且严格科学地使用药物以减轻临终病患者的疼痛。医护人员必须进行严格专门的训练，具有良好的职业素质，能够科学、规范和正确地使用护理和医疗科学，让临终病患者能够安详地去世。其次，实现"家庭—社会—国家"的互动。临终病患者首先属于家庭，家庭对于临终者的生命和死亡的关照具有初始意义。社会和国家也应当积极地参与临终关怀事业，它们对于临终关怀事业发展具有重大意义，尤其对生命尊严和死亡尊严的价值的实现具有重要作用。临终关怀独立医院和社区医院的出现，使临终病患者从家庭治疗扩展到社会，将大部分的照料责任由家庭转移到社会，这样更多的社会力量就会关注临终关怀事业并逐渐认识到临终关怀是实现人的生命尊严和死亡尊严的重要方式。政府通过多渠道的经费和福利投入于临终关怀，则能够使临终病患者没有经济压力和顾虑，不再感到自己是家属的负担和累赘，在轻松和愉快中度过临终期，安详地死亡。最后，临终关怀应当深入关照临终者的精神世界。临终关怀承认死亡为自然过程，应当注重临终病患者的姑息治疗。对临终病患者实施姑息治疗，在减轻临终病患者的疼痛的同时，更应当关照临终病患者的精神需求，通过满足临终病患者的精神需求，提高临终者的生命质量和生活质量，实现生命尊严和死亡尊严，让临终者在精神愉悦中离去，在没有遗憾中逝去。

第三节　和谐

和谐是临终关怀追求的伦理价值之一，也是实施临终关怀追求的终极状态。实施临终关怀的目的是使临终者在最后阶段能够调适自己与自身、亲属和社会之间的关系，最终使临终者自己获得精神的安顿，临终者亲属以及其他人在参与临终关怀中进行生命之间的对话，达到统一与和谐。

一、和谐及其理念

和谐是中国传统文化的基本理念。在中国传统文化语境中，"和谐"源于"和"，"和"包含有协调、和谐、适中调和之意，与"谐"相同，强调宇宙自然的和谐、人与自然的和谐、人与人的和谐以及人自身的和谐。《国语·郑语》关于和谐的论述较为系统和详尽："夫和实生物，同则不继。以他平他谓之和，故能丰长而物归之；若以同裨同，尽乃弃矣。故先王以土与金木水火杂，以成百物。是以和五味以调口，刚四肢以卫体，和六律以聪耳，……故王者居九田亥之田，收经入以食兆民，周训而能用之，和乐如一。夫如是，和之至也。……声一无听，物一无文，味一无果，物一不讲。"在这里，和谐的内在规定性表现为四个方面：多样的统一、关系的协调、力量的平衡、功能的优化。[①] 就人的生命而言，它的应然状态是和谐。毫无疑问，在人的生命进展过程中，生命的内在应然的和谐遭受来自自然、社会各种因素的冲击，如生命自然终结、社会生死观念影响以及社会制度的限制等。尤其在生命的最后阶段，如何使生命各种因素复归于一种和谐状态，是值得深入思考的问题。临终关怀是促进人的生命最后阶段和谐的重要事业。具体展开而言，和谐及其理念主要表现在以下几个方面。

第一，和谐是整体性的和谐。和谐是多样性的融合与统一，和谐的前提和基础是存在多样性。在和谐的发展运动过程中，呈现出两个方向：一方面是多因素、多样性的融合，形成个体关联在一起的共同体，塑造多元统一的整体；另一方面，作为对立统一的整体，既具有矛盾运动、发展变化、否定自我的力量，也存在肯定自身、保持自我、维护自己整体和统一的属性。就临终关怀而言，也存在多方面的因素，包括临终者、家属、医护人员以及其他社会参与者，还有政府、社会组织等，所有的因素融合在临终关怀这种方式中，形成多元统一的整体。作为整体性的临终关怀，它

---

① 参见黄志斌：《传统和谐理念的当代阐释》，《哲学研究》2006 年第 11 期。

在矛盾运动、发展变化、自我否定中不断地维护自身的统一性，也在不断发展中使整体性得到加强。

第二，和谐是整体内部各要素的和谐。和谐的前提和基础在于多样性，事物内部各要素之间或各事物之间是互相依存、相宜相生、和衷共济的协同关系。和谐承认事物内部和不同事物之间都存在差异、对立，但又强调它们之间相互关联，强调事物内部各因素之间的生态，即各因素之间是相宜相生的，它们之间相互适应、相互照应、相互配合，相互滋生、相互促进、相互助长。在临终关怀事业发展过程中，构成临终关怀的各种要素、因素之间的关系也要求和谐并构成一个完整的生态。政府、医院与社会是临终关怀事业发展的三个重要推动主体，它们的角色定位应当具有差异性，政府通过立法或制定政策是临终关怀的推动主体，临终关怀医院是临终关怀实施主体，社会是临终关怀的参与主体。与此同时，政府、临终关怀医院以及社会在差异性的基础上，要共同发力作用于临终关怀，使临终关怀作为整体不断发展。

第三，和谐是"静态和谐"与"动态和谐"的统一。和谐表现为两个方面：静态和谐与动态和谐，而且是静态和谐与动态和谐的统一。静态和谐强调合理的结构，既表现为要素的协调结构、良好秩序，也表现为整体的协调结构、良好秩序。动态和谐强调协调运行的状态，各种要素有序性地进展，并达到某种平衡的状态。临终关怀事业发展的应然状态为体现各要素之间的结构合理性与秩序性，各要素之间在有序中不断进展。临终关怀是在临终者最后阶段实施的一种综合关怀手段，如何使临终者度过最后的时光，使其有尊严且没有遗憾地走向死亡，取决于临终关怀的各种要素是否能够有序进展。

二、临终关怀"和谐"价值的两个维度：个体和谐与社会和谐

和谐是临终关怀的应然价值，体现在两个维度：个体和谐与社会和

谐。第一，个体和谐。在临终关怀事业发展中，参与临终关怀中的个体主体包括临终者、医护人员、家属以及其他社会参与者（比如社会工作者、心理专家或心理干预者等）。临终关怀和谐价值在个体中的体现包括以下方面：首先，临终关怀是临终者、医护人员、家属与社会参与者共同参与的事业。毫无疑问，临终者是临终关怀的对象，其他主体是临终关怀的参与者。每一个人都会面临死亡，走向生命的终点，所以任何人都会有成为临终关怀的对象，社会的个体都会有从临终关怀的参与者到临终关怀的主体转变。临终关怀是社会成员共同维护、推进的事业，是一个整体性的事业。其次，无论是临终关怀的对象还是参与者，由于在临终关怀中的地位、作用、角色和观念等具有差异性，必然要求临终关怀的对象、参与者之间的形成临终关怀的生态——他们共同作用于临终关怀事业，共同促进临终关怀事业的发展。与此同时，每一个参与临终关怀的个体在不同的阶段也要使自身处于和谐状态。如作为参与者的个人应当深入了解临终关怀的过程，在从临终关怀参与者向临终关怀对象的转变中，及时调整自己对生死的态度，达成生死观念的协调，欣然接受临终关怀。最后，临终关怀事业是不同主体共同有序推进的事业。临终者走向生命的终点是有一个时间段，临终者在关怀中走向生命终点应该是一个有序进展的过程，包括医护人员的照护方案、预案等都应该有序推进。

第二，社会和谐。临终关怀是社会文明的进步，它的价值预设在于这种对待人的生命最后时刻的方式应该得到几乎每个人的接受，并且应该有序推进这样的事业。临终关怀事业的推进，需要多方的合力。比如，政府、临终关怀医院、社会组织等，他们各司其职，相互作用，共同推进临终关怀事业，促进临终关怀事业的和谐发展。从临终关怀事业的发展来看，它必须建立在生死观的基础之上，个体与社会只有形成了"和谐生死观"，才能最终推进临终关怀的和谐。临终关怀源于西方，与其相适应的是西方的生死观。当前，我国在死亡问题上存在着法律与道德之间的冲突。虽然安乐死在道德层面得到论证，但是在法律层面没有得到辩护，仍然被法律所禁止。临终关怀被认为是解决法律与道德冲突的有效方式,有效地促进法律与道德的和谐。临终关怀在我国的和谐生长需要政府、教育机构、民间组织的广泛参与,同时它们也需要各司其职。政府通过政策引导的方式、资金投入等方式积极推进临终关怀。教育主管部门可以通过制定生命教育的实施计划,在小学、中学以及大学等不同阶段有计划地开展生命教育,为临终关怀的实施提供政策引导与保障。教育机构对在校的学生实施生死观的教育,让他们树立正确面对生命、死亡的观念,为参与临终关怀实践提供理念基础。民间组织在生死观形成方面可以弥补政府和教育机构生死教育的不足,为临终者、家属等提供生死方面的知识和观念。临终关怀和谐价值在社会层面的彰显必然要求政府、教育机构和民间组织,既作为一个整体,也强调它们之间的功能、角色的差异性,最终形成临终关怀的良好社会生态共同推进临终关怀。

三、临终关怀促进的可能和谐

"和谐"与矛盾、冲突相对应。临终关怀和谐的价值在于能够解决诸多的冲突与矛盾。在我国,人的生命遭遇到很多困境,如人是否享有选择死亡的权利、社会医疗资源紧缺等。临终关怀是解决这些问题的有效途径。

第一,协调选择死亡方式的法律与道德之间的冲突。人生的最后阶段,面对死亡时,人们是否享有自主选择死亡的方式,世界各国对这个问题有不同的看法。在这个问题上,安乐死进入学者讨论的范围。当前,世界上少数国家在法律上认可安乐死;绝大多数国家担心安乐死会被误用或者滥用,从而侵害人的生命健康,在法律上尚未给予认可。但是,每个人在人生的最后阶段都渴望获得死亡的尊严,希望能够有尊严地死去。如果抛开法律,安乐死不失为一种有尊严的死法。如何找到一种既符合道德需求又得到法律的认可的对待死亡的方式呢?很显然,临终关怀试图协调法律和道德之间的矛盾。临终关怀的核心在于强调在病患者的最后阶段，通过人性化的照护，缓解临终病患者的身心疼痛，提高临终病患者的生命质量和生活质量。这种方式既符合临终者的最后阶段的道德愿望与需求，也没有触及法律的底线。

第二，协调生死观念的冲突。不同的人具有不同的生死观念。当前，在世界范围内存在两大生死观念，即东方的生死观念与西方的生死观念。东方的生死观念以儒家生死观为核心，强调"生"；西方的生死观念强调"向死"。从辩证的观点来看，东方和西方的生死观实际上是看待生命的两面。问题是将临终关怀引入持东方生死观的中国，必然会发生冲突。一方面，中国传统文化强调"生""孝道"等观念，认为应当积极地对临终病患者进行救治，甚至不惜一切代价，这体现家属对临终病患者的尊重。建立在西方生死观念基础之上的临终关怀，强调坦然地面对死亡，而不是进行冷冰冰的医学治疗。因此，产生了两种不同生死观念的冲突。另一方面，家属的行为对临终者来说是一种负担，很多临终者在精神层面更多地希望得到亲属的陪伴，而不是进行无谓的积极治疗。这也产生了家属与病患者之间思想观念的冲突。推进临终关怀能够融合东西方生死观念的差异，使人们在对待生命的最后阶段，能够充分获得生命的意义。

第三，缓和医疗资源紧缺与需求之间的矛盾。在我国，医疗资源紧缺和社会需求之间的矛盾一直存在。我国癌症病患者占据医疗资源。临终关怀主张对临终者进行姑息治疗，它不是对病患者的治愈性治疗。如果临终关怀事业能够获得迅速发展，将会解放很多的用于癌症病患者或者无法治愈的临终者的医疗资源，将这些医疗资源运用到急需的地方，缓和医疗资源的紧张状况。

第四章　临终关怀的道德原则

道德原则是能够集中反映一定社会或阶级的根本要求，从总体上直接回答个人和社会整体利益关系，在道德规范体系中居于主导地位，并成为区别不同道德类型显著标志的最根本的行为准则。[①] 一般来说，道德原则从总体上表达了道德类型的历史本质，指明了道德行为的总方向，道德原则的命令具有无条件性和相对稳定性。临终关怀的道德原则是道德原则在临终关怀事业中的具体体现。临终关怀的道德原则除了具有一般道德原则的基本特征之外，还具有自身的特征。临终关怀的道德原则是反映临终关怀发展以及在特定社会背景之中的各种道德的基本精神，调节临终关怀各种道德关系都要遵循的最根本的行为准则。

第一节　以人为本原则

以人为本是临终关怀的重要道德原则。这一道德原则要求临终关怀的实施必须紧紧围绕"人"展开，具体来说，必须围绕临终者展开，即尊重、关心、照护临终者，使临终者在生命的最后阶段能够提升生活质量和生命质量。

---

① 参见罗国杰：《伦理学教程》，中国人民大学出版社 1984 年版，第 156 页。

一、以人为本的内涵

以人为本的思想源远流长。从周公旦的"敬天保民"到黄宗羲的"盖天下之治，不在一姓之兴亡，而在万民之忧乐"，再到孙中山的"三民主义"；从古希腊智者普罗泰戈拉的"人是万物的尺度"到文艺复兴时期的人文主义，再到费尔巴哈的人本主义，都蕴藏着以人为本思想。[①] 以人为本是全人类所共有的，是中外文化的交汇点。临终关怀的实践中以人文本具有共通性，也为在中国推进临终关怀事业奠定了思想基础。

临终关怀把以人为本作为首要原则，必须深入理解和把握以人为本原初的含义和意义。由此，必须全面和深刻地把握以人为本当中的"人"和"本"的含义。何谓"人"？在以人为本的语境中，最初的以人为本是对物化社会的超越。"人"是相对于"物"和"神"的存在，是自然界长期进化发展的产物。追溯中西方文化中以人为本的起源可以发现：西方文化早期的以人为本思想，通常以人性来反对神性，以人权来反对神权，强调要把人的价值放在首要位置；中国古代的人本思想，强调人贵于一切万物。马克思主义唯物史观认为，人的本质不是单个人所固有的抽象物，在其现实性上，它是一切社会关系的总和。在唯物史观的语境中，以人为本中的"人"不是孤立的，也不是抽象的，而是现实生活中从事一定社会实践的人，他是现实的人。何谓"本"呢？"本"在哲学上有两种不同的理解：一是认为是世界的"本原"，另一个认为是事物的"根本"。显然，在以人为本的语境"本"并不指向世界的本原，而是作为事物的根本。临终关怀的实施与发展要以人为本，就是要关注最重要的、最根本的东西是什么。黑格尔曾经说过，"人间最高贵的事就是成为人"[②]，"人"是最重要和最根本的。发展临终关怀的根本目的和动力来源于人，为了人。具体而言，临

---

① 参见叶汝贤、王征国：《以人为本与科学发展观》，社会科学文献出版社 2012 年版，第 4 页。

② 黑格尔：《法哲学原理》，商务印书馆 2010 年版，第 46 页。

终关怀的实施与发展是以临终者为本，一切临终关怀的手段、方式、方案、策略以及政策、法律等都是围绕现实当中的临终者展开的，最终的目的是为临终者在最后的阶段生活得更加幸福、更有尊严。

二、临终关怀以人为本的意义

临终关怀中坚持以人为本的道德原则，内在要求临终关怀必须关切临终者这一道德主体。临终关怀既需要考虑临终者的自然生命照护，也需要考虑临终者社会生命的关照。临终关怀的重要意义在于自然生命、精神生命与社会生命照护的统一，这三者的统一才能给人以充分的生命尊严。

第一，临终关怀以人为本的意义在于安顿自然之生命。人作为自然存在物，既是任何人类历史的第一个前提，也是临终关怀的基础和前提。在濒临死亡的生存境遇下，人的自然生命品质是临终关怀关注的对象。这就是说，临终关怀不关注于治愈病情，并不是说临终关怀不关心自然生命之机体。相反，临终关怀首要的是关切和照护临终者的自然生命。在临终关怀中，临终关怀机构、家属等为临终关怀创造良好环境、日常护理和姑息治疗，最大限度地提高临终者自然生命的品质。具体而言，创造良好环境，如为临终者提供人性化、舒适的环境，空气流通、整洁、适宜的温度等；专业的日常护理，如膳食结构调节、身体护理、避免新的创伤等；姑息治疗，采取必要的手段减缓临终者的疼痛、呕吐、呼吸障碍，减少不适等。

第二，临终关怀以人为本的意义在于安顿社会之生命。人除了有自然属性之外，还有社会属性。对于人而言，除了自然生命之外，社会生命也必然蕴含其中。社会生命的意义在于，通过与他人的交往，形成自身的地位、角色以及社会品性。这些社会因素都会影响临终者最后阶段的生活质量和生命质量。临终者在自然生命即将终结之时，承受着社会生命方面的压力。尤其，临终者容易感受到对社会的无用、被家庭抛弃等。因此，临终关怀应当肯定和重构临终者的社会生命。肯定临终者的社会生命，可以通过为临终者提供一个言说平台，让临终者回忆在社会、家庭的往事，肯定自身的地位、角色和作用。重构临终者的社会生命，可以通过各种疏导、家庭成员之间的坦诚沟通、朋友之间的关爱等，消除临终者与他人之间的隔离状态，为其提供安全感、归属需要，并帮助维持社会同一感。

第三，临终关怀以人为本的意义在于抚慰精神之生命。研究临终者的先驱库柏勒·罗斯指出，临终者得知将要死亡的事实后，通常要经历否认、愤怒、协商、抑郁以及接纳事实五个阶段，家属亦经历着巨大的悲伤。临终者精神方面受到创伤的原因主要在于没有正确认识和理解生活与生命的意义，尤其没有认识到死亡的意义。毫无疑问，临终者在面对死亡之时，内心世界非常复杂，并表现为恐惧、孤单、沮丧、绝望与迷惘。临终关怀坚持以人为本，从精神层面去追问临终者生活与生命的意义，使临终者消除与克服最后阶段的复杂的内心冲突。临终关怀参与者，包括医护人员、家属以及社会工作者，他们通过移情、同情等方式，从心灵的无根处境，对临终者给予安慰和鼓励，让临终者从负向情绪中体会爱，从交流中体验生命的意义，缓解对自我丧失的恐惧。"正是意义才给我们意志和行动、进而给我们提供了方向"。[1] 由此，临终关怀通过生活意义与生命意义的追寻，使临终者超越了俗世的限制和束缚，最终能够坦然地面对死亡。

三、临终关怀以人为本的基本要求

"以人为本"就是要把满足人的全面需求和促进人的全面发展作为临终关怀事业根本出发点和落脚点，凸显人在临终关怀中的地位和作用。在实践中正视不同临终关怀参与主体的地位，努力发挥不同主体的作用，尽

---

① 马克斯·韦伯：《社会科学方法论》，中央编译出版社 1999 年版，第 8 页。

量满足不同主体对临终关怀的需求与利益。同时，格外重视参与临终关怀中主体的价值，积极维护临终者的尊严，使临终者的生活、生命具有意义。

第一，尊重临终者的生命。在临终关怀中坚持以人为本的道德原则，要求尊重临终者的生命，这是临终者拥有自然之生命的要求。虽然死亡是人类生命中不可逾越的鸿沟，每个人都会面临死亡的威胁，每个临终者的生命都是脆弱不堪的，但是作为一个还拥有自然生命的临终者，必然要获得生命的尊重。具体而言，就是临终关怀不能以侵害临终者的生命为目的，而是以关怀临终者的生命为目的，使临终者能够在临终期中充分地体验生命的意义。

第二，维护临终者的权利。任何人都享有、维护生命健康的权利，虽然临终者的生命已到垂暮之年，进入生命不可逆转时期，有的甚至进入昏迷状态；但他们仍然是活着的人，有属于人的一切特征和属性，享有各种属于人的权利。坚持以人为本，就是要维护临终者的这些权利，不因为他面临生命走向终结而践踏其应当享有的权利。例如，尊重临终者对病情的知情权，以及在医疗护理过程中的各种权利。

第三，满足临终者的意愿。满足人的需求是以人为本的重要维度。在临终期，大多数临终者都会有自己需要去实现的愿望和需要去满足的需求。临终者因为不同的国籍、民族、信仰、性别、身份、地位、职业、生活环境及习惯，也会有不同的意愿和要求，在临终关怀中坚持以人为本，应该努力尽量满足他们的愿望和需求。具体而言，家属应该在最后陪伴期满足临终者的愿望和需求，医护人员应该在姑息治疗中实现和满足临终者的需求，其他社会参与者应该给予临终者精神抚慰，以满足他们的精神需求等。

第四，提高临终者的生命质量。临终关怀中坚持以人为本，必须着眼于提高临终者的生命质量，对其进行全方位的关怀。在临终期，临终病患者基本上都身心俱疲，极度痛苦，烦躁不安。根据临终关怀的姑息治疗的方式，医护人员的首要任务是解决临终者身体上的疼痛。针对临终者的心理以及精神方面，医护人员、家属以及其他参与者，应该对临终者实施全方位、多角度的关怀，使临终者得到心理上的疏导、精神上的满足，提高他们的生命质量。

第二节　不伤害原则

不伤害原则是临终关怀重要的道德原则。这一原则要求在对临终病患者实施临终关怀过程中不能有任何伤害，包括身体上的，也包括精神上的。无论是医学行为、护理行为，还是心理和精神关照行为，临终关怀参与者要履行告知义务，让临终者知情，并获得临终者的同意；医护人员、社会其他人员及其家属对临终者进行照护必须要以善的动机和行为为准则，换句话说，临终关怀必须以有利于临终者安详死亡为主旨。不伤害原则内在涵盖知情同意和行善两个内涵。

一、作为临终关怀的不伤害

在生命科学、生物技术和医学领域，伤害主要是指对人的伤害，包括对身体、精神等伤害。诸如引起对象病痛、残疾和死亡，造成其精神痛苦和心理压力以及带来经济损失等，均属于伤害的范畴。不伤害就是避免对人的伤害。不伤害是传统性的医学伦理学的重要术语，最早出现于希波克拉底传统之中。原来表达的最基本的含义是我们不能使某人受益，至少不应当伤害他们。所谓要避免的伤害，可理解为身体上或精神上的伤害，也包括人们利益的损害。由于我的财产被不公正地夺走，或者我动用它的权利受到禁止，则我受到伤害；由于我的言论或行动自由被不公正地限制，则我也受到伤害。尽管后一类的伤害并不必然对我造成身体上的影响，但

99

由于自己的言行被限制而受到伤害。不伤害的责任清楚地赋予了一种不蓄意或直接伤害某人的义务。① 不伤害是生命伦理学的主要范畴，从义务论的角度来说，它是一种义务。要尽到不伤害的道德义务，道德主体必须做到以下几个方面："一是应当杜绝故意的、不必要的伤害以及为其他非医疗目的（如战争、单纯获利等）；二是在伤害可以避免时，应当把伤害控制在有关治疗和实验的安全标准范围以内；三是当且仅当伤害是作为必需的治疗措施的间接效应（如治疗手段的毒副作用、后遗症等）时，有伤害性技术的研究和应用才具有其合理性；四是为了保证不伤害义务的贯彻落实，技术在应用于人体之前，必须通过充分的动物实验或其他实验证明其安全性、技术性时，应有相应的意外防范措施和补救措施；五是当一项技术的效应是利害相伴、难解难分时，权衡便是唯一可行的一般原则。"②

不伤害在临终关怀中，主要处理医护人员、社会、家庭与临终者的关系。不伤害旨在描述这样一种关系：临终关怀中应该遵循底线道德。其根据为："一是不伤害人的生命的意义，能在最大范围内为人们所认同；二是不伤害能在最大范围内为人们所执行。"③ 当前的法学界和伦理学界之所以对安乐死尚未有一个统一的认识，主要是因为安乐死违背了不伤害这一最低限度的道德准则。在临终关怀中，医护人员对于临终者进行关怀，立足点是不伤害，无论是从精神上还是身体上：一方面，应当减轻临终者精神上的负担，使临终者的精神能够得到超度；或者医护人员应当给予临终者各种信仰的支撑，精神的支撑和抚慰是临终关怀最为本己的内涵。另一方面，对于临终者采取各种姑息治疗，尽量减少疼痛，采用一些高科技手段来减轻临终者的疼痛，但是绝对不能利用高科技来

---

① 参见托马斯·A.香农：《生命伦理学导论》，黑龙江人民出版社 2005 年版，第 23 页。

② 韩跃红：《护卫生命的尊严——现代生物技术中的伦理问题研究》，人民出版社 2005 年版，第 13 页。

③ 甘绍平：《应用伦理学前沿问题研究》，江西人民出版社 2002 年版，第 65 页。

伤害患者的生命。

二、告知—知情—同意

作为临终关怀的道德哲学的不伤害原则，既是一个原则，也是一种义务，也可以说是临终关怀的底线道德。如何才能做到不伤害呢？换句话说，如何才能做到很好地保障临终者的身体和精神不受到伤害呢？根据不伤害原则的概念，以及在临终关怀的实践，不伤害原则的第一个环节是"告知—知情—同意"。在这个环节中，临终关怀的参与人员应当履行告知道德义务，临终者享有知情的道德权利；临终关怀的实施经过告知和知情两个因素之后，达成临终关怀的参与者和临终者共识——临终者同意临终关怀的实施。概括地说，不伤害原则的这一环节涉及临终关怀参与者的告知与临终者的知情同意。

第一，参与者的告知义务。临终关怀的参与者主要包括临终者的家属、医护人员以及社会其他人员。一般来说，临终者的家属和医护人员是临终关怀的主要参与人员，医护人员是推动临终关怀事业发展的主要动力。临终者是否应该实施临终关怀的判断权，应该交给具体医护人员。因为，实施临终关怀需要有医学上的科学判断，也就是说对临终者的病情有准确的判断，即已经充分确定临终者患上重症、癌症等，离生命的最后终止可能不超过 6 个月。这样一个医学科学的结论，必须要告诉临终者的家属或者临终者本人。如果告诉临终者的家属，临终者家属希望实施临终关怀，也应该把医生作出的医学判断告诉临终者。如果医护人员直接把医学判断告诉临终者，还应该注意临终者的病情、心理、情绪的变化。在这里，往往会出现一些矛盾：临终者的家属担心临终者的心理反应而不告诉临终者，要求医护人员也保密；这又侵犯了临终者对病情的知情权利。不过，这一矛盾并不能损害不伤害原则。

第二，临终者的知情同意。任何对临终者的关怀，是否能够顺利地推进，都需要以知情和同意为基础的。知情同意主要由四个因素构成。[①] 一是能力。能力通常关系到一个人能否作出决定。一个人可能感到具有充分的能力，因为他能够把握自己的决定，或者感到自己的能力是有限的。一个人往往能够在一个领域作出决定，而在另一个领域却不能。一个人年龄也可能对能力产生限制，因为一个人可能从事一些活动，而不能从事另一些活动。最后也是最困难的，一个人的能力可能是间歇性的。设想一下越发衰老者的例子，在一些时候这些人是有能力的，但在另一些时候他们或许意识不到自己选择的意义。二是开诚布公。开诚布公关系到在一致性谈判过程中告知患者的内容。开诚布公有两个一般性标准：第一种是更为传统的专业性标准。一个人被告知的内容是专业人士通常要告诉患者的事情，告知患者的义务通过告诉患者的亲友，再通过他们告诉患者来完成。这一标准具有的问题是患者的亲友可能并不告诉患者太多东西，甚至什么都不说。也就是说，专业标准可能只是尽量少地告诉患者的情况。在这种情况下，尽管满足了标准，履行了义务，但患者仍旧是不知情的。这一标准导致人们提出更新的第二种标准，即关于理性健全者的标准。按照第二种标准，健康保健者有义务对一个理性健全者想了解的信息开诚布公。人们不能以沉默来履行义务，一些信息必须得到交流。这一标准增强了患者的自主性，保护了患者的权利。但它仍旧停留在一般水平上，要更进一步确定患者想知道什么至关重要的信息。这样开诚布公的标准承认患者的知情权，更重要的是，它通过尊重患者的愿望来促成这一权利的实现。一些患者可能不想知道任何事情；另一些患者则想超出自己的能力把握更多信息。只有通过确定患者想知道什么，才能尊重和保护他的权利。三是理解力。除了拥有开诚布公的信息之外，一个人也必须理解这一信息。如果一个患者不理解人们已经告诉他的信息，他也就无法使用这一信息。四是自愿。自愿关系到一个人在没有任何人对其进行施加过分压力的情况下作出

---

① 参见托马斯·A.香农：《生命伦理学导论》，黑龙江人民出版社2005年版，第28页。

选择的能力。没有人能在真空中选择，不涉及价值观和体验地作出选择。要尽可能摆脱过多的强制或者过分的影响，以便做出自己的而不是其他什么人的决定。强制可能采取身体、心理或经济上的形式。

"告知—知情—同意"三者相结合最终走向不伤害。如果临终者不同意实施临终关怀而被实施了，他可能会遭受到身、心和灵上的伤害。如果临终关怀的参与者已经履行告知的道德义务，可能在客观结果上造成某种程度的身体伤害，但由于是在完全知情的情况下作出的自由意志的选择，这种伤害就被限定在最小的范围内的。当然，这些结果最终还应当有善的道德评价和道德实践来确保伤害的最小化。

三、临终关怀参与者的"善"

在临终关怀过程中不伤害临终者的身、心和灵，除了临终关怀的参与者应当告诉临终者实际的病情之外，还应当在履行告知的道德义务过程中有善的动机和善的行为。这是临终关怀参与者的道德评价标准。其中包括两个因素：善的动机和行善原则。

判断临终关怀是否符合道德的标准之一就是看实施临终关怀行为是否符合善的目的和动机。也就说，临终关怀应该以提升临终者的生命品质和死亡品质为宗旨，在尽量满足临终者各种需求的基础上，让临终者安详地、体面地、有尊严地离开俗世，让临终者感到即将死亡之时没有遗憾留在俗世。如果临终关怀参与者在临终者的最后阶段不以临终者为中心，而是以自己为中心，脱离临终者的精神和物质需求，临终关怀的效果就会适得其反。除了临终关怀的参与者有善的动机和目的之外，更为重要的是应当将这种主观之善变为一种善行。由此，也就过渡到了行善原则。

行善原则，又称为有利原则，强调行为有利于、有助于人的存在与完善，有利于人自身包括社会及他人的效果。行善原则包括仁慈、善良和慈善等行为，最基本的要求是做好事，不做坏事并制止做坏事，做一个善良的人、有道德的人。在临终关怀中，临终者与医护人员的关系是主要关系。临终者处于弱势的地位，医护人员有很多正面的义务，即减轻临终者的疼痛，缓解症状，缓解他们对死亡的焦虑和狂躁。临终关怀要求医护人员必须有行善的观念，即对临终者仁慈和善良，不因为临终者快要到了生命的终点，就不理会他。临终关怀的最大目的是使临终者在走向死亡的过程中，能够提高生命质量和生命价值，让临终者得到善终。对临终关怀的医护人员来说，要做到善待生命、善待临终者。善待生命是行善原则对医护人员的重要道德要求。面对临终者，医护人员要尊重生命，在具体工作中做到同情临终者、关心临终者、体贴临终者，让其在最后的生命时光中能够得到超越，得到提升。

第三节　尊重原则

尊重原则是指尊重临终者。临终关怀尊重临终者，就是尊重临终者作为人的权利，也就是尊重临终者的自主权、知情同意权等。同时，也要对临终者有足够的宽容。

一、尊重和宽容

尊重原则，基本内容为尊重临终者，特别是尊重临终者的权利，包括尊重临终者的生命权、自主权、知情同意权等。尊重临终者生命权具有根本性的伦理意蕴，因为人的生命是具有至高无上的价值的，只有承认临终者的生命，才能真正理解尊重原则的意义。同时，也必须与宽容相联系，才能更为全面地理解尊重。

尊重和宽容是临终关怀的重要范畴。具体的临终关怀实践中，尊重和宽容对于恰当地处理医学关系，进行医疗卫生资源的合理配置和科学决策，从而建构起医疗卫生的合理秩序，有力地促进临终关怀的发展必不可缺。为应对后现代社会道德多元和善的个体意识的差异性，恩格尔·哈特提出"允许原则"，并由此提出"道德朋友"和"道德异乡人"这两种不同的道德生活观念；具有共同的善的理念而在一起过道德生活的就是"道德朋友"；而那些没有共同的道德标准而生活在一起，继而维系道德多元的社会秩序就是"道德异乡人"。恩格尔·哈特提出的"允许原则"为医疗卫生秩序建构提供了可能的路径，也为医学关系奠定了支撑体系。医学关系比较丰富、复杂，是医疗秩序的核心关系。医学关系绝不是纯粹地存在于医疗行为之中，而是在多样性关系域中赋义生成。规范医学生活、规约医疗行为和卫生制度改革乃至生命科学行为必须注入各种相异的个人、团体、民族、国家以相互认同的善的标准，消除医疗改革行为和技术发展带来的对立、矛盾与冲突，在理解、平等对话、相互尊重的基础上，尽可能达到和谐。利奥塔认为，道德能力主体是一种观念，是解决道德难题的钥匙，源于信仰与文化差异性的观念的永恒性，在这个多元化的时代与多极化的生活世界里，自由与境遇的多样化使人们的行为选择根本不可能实现结果意义上的完全的经济平等，也不可能完全抹去高新生命技术时代选择过程的个性痕迹，因而宽容成为一种必要。没有宽容就不会有自由，也不会有公平。宽容是个性、差异、分歧的融合剂，个性、差异和分歧也只能通过宽容得以发展，使社会得到稳定，安定秩序得以维系；才使爱的秩序和基于秩序的生命之爱的社会得以生成。伦理的生命秩序将各种差异性生命个体包容于自身之中，只有通过爱的战略，才能把世界的相对性连接起来。

生命伦理学的产生有其社会政治、经济和文化等社会背景，它在社会卫生保健领域不断进步和生物医学科学技术迅猛发展中产生，是带着哲学和医学实践双重性质的科学和事业，它不但在理论上重新界定和阐释生命、死亡、疾病和生育等概念以及它们的意义，而且促进了人类文化中已经存在和确立的各种观念和实践发生革命性的改变。因此，生命伦理学已经不单单是一门生命道德科学，同时必然带来某种文化甚或是人类文化整个系统的自我理解和自我改造。值得注意的是，任何特定文化都有差异性，可能会存在某些相反的观念和假定。要为生命伦理问题寻找合乎理性和达成共识的解决方案，就需要考量各种概念、理论、方法和价值。多元社会，只有尊重不同的道德观念，通过沟通、协商的调和机制，承认彼此之间的差异性，建构社会的宽容伦理，才能促进和谐伦理关系的形成。协商调和机制使生命的过程、世界的意义在交往中得以展现。

二、尊重临终者的自主权

临终关怀过程中遵守尊重原则，首先应当尊重临终者的自我决定权，也就是自主权。一般说来，自主权是人按照自己的计划决定自己行动的权利，它所反映的是意志选择的自由权；具有完全行为能力的人都应当享有自主权，但是行使自主权还有一定的界限，它受到一定内部和外部条件的限制。因此，临终者的自我决定权利，应该是在临终者还处在能够完全支配自己的意志自由的情况下作出的自由选择。

临终关怀过程中，遵守临终者的自主权，也就是要坚持自主原则，即保证病人自己做主、理性地选择诊治决策和疗护方案。自主原则的实质是对病人自主（自主知情、自主同意、自主选择等）权利的尊重和维护。自主原则，通常需要医护人员提供适宜的环境和必要的条件，尊重临终者及其家属的自主性或自主决定，治疗要经临终者的知情同意，保守病人的秘密、保护病人的隐私、尊重病人的人格等。医护人员要做到自主原则，必须处理好临终者自主与医护人员之间的关系，尤其是要正确运用医疗干涉权。自主原则强调临终者的自主，必要的时候也要行使医护方的自主。医护方的自主和临终者的自主既是相容的，也是矛盾的；医护干预既是必要的，也要防止滥用。临终者的家属们也应该尊重临终者的自主选择，家属不能够代替临终者的道德选择和对其他问题的选择。但临终者的选择也应该限定在一个合法合理的范围之内；只有这样，才能够提高临终者生命的品质，使其觉得此生无憾。

三、尊重临终者的知情同意权

临终关怀尊重原则的核心是建立在尊重临终者的自我决定权的基础之上的，同时自我决定权也应该以临终者的知情同意权为基础。临终关怀的知情同意权具有三个作用：一是避免临终者受到伤害；二是能够实现临终者的自主权，即临终者作为具有完全行为能力的人，他有权作出影响自己生命的行动的决定；三是通过临终者的自主选择的权利，能够使临终者受到的伤害最小，获得的收益最大。如果临终者接受临终关怀作为关照自己生命最后阶段的方式，可以使临终者、临终者家庭以及整个国家和社会都受益。对临终者来说，与其忍受积极治疗带来的难以忍受的疼痛，还不如进行姑息治疗，在最后时刻做一些有意义的事情，满足自身的精神需求，获取精神利益的最大化；对于临终者家庭来说，与其耗费巨资来挽救实际上不可挽救的生命，还不如进行临终关怀陪伴临终者安详微笑地走完最后的时光；对国家和社会来说，如果临终病患者，特别是对罹患癌症的临终病患者进行临终关怀，可以节省更多的医疗资源，对医疗资源进行再分配，使更多有需要的人获得更好的治疗。

第四节 公正原则

公正原则是推动临终关怀事业发展的重要原则。公正的内涵为"应得赏罚"，它是与不公正相对应的。如果一个人应该得到奖赏而没有得到奖赏，一个人应该受到惩罚而没有惩罚，就是不公正的。临终关怀坚持公正原则，与社会医疗资源的最优化紧密联系，它对促进社会医疗资源的有效利用具有积极作用。

一、公正原则

公正，是古老的伦理学范畴，它作为一个基本的道德原则，在西方古希腊和中国的春秋战国时代开始就被载入道德法典。公正的一般含义是公平正直，没有偏私。某一特定时代、特定社会所倡导和实行的公正观，总是由两个相互区别又相互联系的层次，即形式层面的公正与内容层面的公正组成的。形式公正是指对同样的人给予相同的待遇，对于不同的人给予不同的待遇。内容公正是指依据个人的地位、能力、贡献、需要等分配相应的负担和收益。临终关怀所倡导的公正原则，应该是形式公正和内容公正的有机结合，即面对每一个临终者，应当给予相同的照料，也根据不同临终者的需求进行不同的护理。具体来说，要求作为医护人员，面对不同的临终者都应该尊重他们的人格尊严、尊重他们都享有平等的生命健康权和医疗保健权。同时，临终者在医患关系中处于弱势地位，理应得到医护人员的公平、正义的关怀。就我国现实而言，医疗资源分配存在不均衡，"看病贵、看病难"是现状，它导致一些急需治疗的普通人看不起病、得不到良好的治疗；城乡医疗资源差别大，大量的医疗集中在大城市，农村和边远的西部地区医疗卫生差。随着老龄化社会的到来，对老年临终者的医疗资源的分配更成为一个问题。对老年临终者过度治疗，会影响社会医疗资源的分配。进行临终关怀，必然会对医疗资源形成再分配。分配公正的原则对医疗资源进行再分配，以及推动临终关怀事业的发展具有重要意义。

二、公正与利益最优化

临终关怀的最终目标是实现资源的公正分配，实现医疗资源的最优化，促进临终关怀有助于是优逝理念的实现。要讲求，在临终关怀临床实践过程中，最大化原则疗护方案的选择和实施要追求以最小的代价获得最大的效果。临终者的生命走向终结的过程是短暂的。临终关怀的最大化原则主要体现为：第一，最大限度地减轻病人的痛苦。临终病人备受折磨的疼痛，应把及时减轻疼痛或者解除疼痛放在第一位。因此，临终关怀应该是以护理为主，而不是以延长病人生命的治疗为主。对待临终病人，适度的治疗是必要的，不能一味地强调采取非常手段，不惜巨大代价去抢救病人。据国外实践表明，晚期病人的基本需求有三条：一是保存生命；二是解除痛苦；三是无痛苦地死去。可见，最大限度地解除临终者的疼痛是首要的。第二，最大限度地满足病人心理的合理合法的需求。临终病人通常不同程度地经历否认、愤怒、妥协、绝望和接受死亡的复杂心理过程，而又由于人的经济地位、政治背景、文化程度、信仰、职业与年龄等不同而有差异。临终病人在临终期的心理需求是复杂的。因此，临终者希望做很多事情满足自身的心理需求，临终者的家属或者社会可以最大限度地满足临终者的要求，以提升临终者的生命品质。

第五章　临终关怀的道德实践机理

道德从本质上来说是一种实践精神，因此道德具有实践性。临终关怀道德也具有实践性，只有这样才具有生命力，具有活力。探讨临终关怀道德实践问题对将临终关怀理论转化为实践具有重要意义。临终关怀实践，涉及最根本的问题是临终关怀的道德评价和道德选择问题。因此，本章对临终关怀道德实践中的机理进行探索，并就临终关怀道德评价和道德选择进行研究，为促进临终关怀道德实践提供理论支持。

第一节　临终关怀道德实践

临终关怀的道德实践是在道德意识、意志和规范支配下的实践。它在一定的道德实践原则下进行，并由动力机制、约束机制、平衡价值和保障机制共同构成完整的实践机制，促进临终关怀实践的顺利进行。

一、临终关怀道德实践的含义

"道德实践是人们在一定道德目的的指导下，采取相应手段所进行的道德行为、道德评价、道德教育、道德修养以及其他具有善恶价值和应承担道德责任的活动。"① 道德实践是贯彻道德意识、道德原则和道德规范的活动，它使这些意识、原则和规范具体落实到行动，并促使这些意识、原则和规范在实践过程中得到不断完善。道德实践是在道德意识影响下的活动，具有很强的道德目的；人们对他人和社会利益的道德自觉实施是有利于或有害于社会或他人的行为，是道德意识自主选择的结果。如果没有人们的道德自觉，就没有道德实践。社会生活离不开个人的存在和发展，同样，个人的存在和发展与社会发展是相辅相成的，他们的利益、权利和义务关系总是交织在一起，相互影响。人们进行道德实践，必须自觉意识社会和个人的利益、权利和义务关系，并形成支配行动的目的、愿望和意识，这是道德实践的前提。临终关怀道德实践，可以在理解道德实践的基础之上进一步加以探讨。

一是临终关怀道德实践主体。临终关怀是一个涵盖范围比较广泛的事业，包含很多主体。首先，临终者以及家属。临终者的道德目的、道德意愿，对于临终关怀的顺利进行，或者对临终关怀的选择和评价起着重要的影响。其次是医护人员。医护人员在临终关怀实践中起着重要的作用。临终者在临终过程中虽然是一种姑息治疗，而不是一种延续生命的治疗，但是在姑息治疗、减缓患者疼痛过程中，医护人员基于专业技术在临终关怀中扮演了重要的角色。再次，社会。社会对临终者所持的态度，尤其社会观念的变化、社会的进步，对临终关怀的道德发展具有深刻意义。最后，国家。国家对卫生资源的分配、对卫生资源的投入，对临终关怀所应有的态度，也非常关键。二是临终关怀道德实践的客体。临终关怀道德实践的客体，主要是临终关怀应当遵循的道德规范所指向的对象。临终者在濒临死亡的过程中，实践的客体主要表现为道德行为和道德关系。临终者该干什么，该怎么行动，是道德实践的客体；还有医护人员应该对临终者干什么，不应该干什么，以及对临终者的家属该干什么、不该干什么，也

---

① 王涛：《论道德实践及其原则》，《山东社会科学》2000 年第 10 期。

是道德实践的客体。除此之外，社会、国家在临终关怀发展中的行为都是道德实践的客体。临终关怀道德实践中的各种关系，也是临终关怀实践的客体。如临终者与医护人员的关系，临终者与家属的关系，医护人员与临终者家属的关系，还有临终者与社会、国家的关系，医护人员与社会、国家的关系，等等。三是临终关怀道德实践的内容。它主要由道德行为、道德评价、道德选择三个方面组成。临终关怀道德行为，是指在临终关怀过程中具有自我意识的临终关怀主体经过自由意志抉择并具有社会意义的行为。临终关怀道德评价，是在临终关怀活动的各种社会关系中的人们直接依据临终关怀道德规范，以社会舆论或个体心理约束机制，对他人或自身的行为进行善的还是恶的判断，并且清楚表明是褒扬还是贬斥态度。临终关怀道德选择，是在临终关怀道德意识支配下根据临终关怀道德标准在不同的价值准则或善恶冲突之间所做的自觉自愿的抉择。

二、临终关怀道德实践的原则

临终关怀道德实践是建立在一定原则的基础之上的。作为临终关怀道德实践原则，它必须以公正为价值取向，反映人类自律的道德目的，并逐渐从底线道德向先进道德过渡。

（一）公正价值取向的道德观

伦理学对道德生活实践的不同认识和思考首先体现在道德观上。不同的道德观对道德功能的看法不同。有的学者把实证主义引入道德领域，认为道德是社会控制的工具；还有的学者认为，道德应该完全同社会的经济制度相适应。这些道德观在一定程度上陷入了困境。把道德当作社会控制的工具，将与道德实践的目的相背离，导致道德培养和塑造健康人格的作用没有得到发挥，道德的社会价值也被贬低。

在临终关怀道德实践中，也存在着不同的认识。有从纯粹的功利主义出发，把临终关怀道德作为控制临终关怀的工具，这对于临终关怀道德的目的和功能而言是一种片面的认识。临终关怀在我国是一个新鲜事物，应该加大力度发展，并建立适应其发展的临终关怀道德观。从临终关怀的发展来看，我们认为，应该树立起一种超越功利主义的道德观，建立一种公正价值取向的道德观。临终关怀的道德观取向应该是个人、社会和国家之间的公平。个人包括临终者、临终者家属、医护人员，是与临终关怀事业发展密切相关联的主体。如果临终关怀的道德观发展，完全由个体的道德观发展而成的话，必定会出现偏颇。因为建立在完全个人道德价值取向上的道德观，忽略了人的生活本质，无视原则、规范、权利和义务等。面对临终者，它将会丧失对道德功能的最基本的实践。而完全以社会为价值取向，使个人的利益完全服从社会利益，忽视个体的存在，也是不行的。因为临终关怀作为一项事业包含很多的主体，各个主体之间有不同的道德观。临终关怀道德实践中，道德取向应该是个人、社会和国家之间的平衡。不能够否定个人的道德取向，也不能够否定社会道德取向，更不能否定国家主流的道德观念。

（二）以人类精神的自律为道德目的

"马克思主义伦理学认为道德目的不是主观意志随心所欲决定的，而是人们在一定社会经济关系的基础上，根据一定的利益关系，提出自己的道德目的和实现目的的手段。目的在道德实现过程中占有重要的地位，任何道德行为、手段都受道德目的的制约和支配。如果离开了目的，道德与不道德就没有任何意义了。道德目的是人类思想最深层次的精神内涵。"[①]正因如此，道德目的具有非常重要的意义，它表达了人类理想的世界；并包含从良心出发，自觉和自愿地追求社会的和谐与幸福，弘扬善的价值、抑制恶的冲动，关心和帮助他人重于对自己的关心等精神内涵。根据道德

---

　　①　王涛:《论道德实践及其原则》，《山东社会科学》2000 年第 10 期。

目的的内在精神要求，马克思提出：道德的基础是人类精神的自律。这里所说的道德自律，它是在承认个人利益的基础之上，使个人的私利符合人类的利益。"马克思主义伦理学所讲的自律，是指道德主体依据客观规律的正确认识，适应社会经济的发展，有利于人类思想的提高、选择、认同并履行社会道德规范和准则，以调整个人与社会的关系，促进社会的发展和进步。"[①] 临终是人们不可逾越的阶段，每一个个体都要面对这个问题。但临终对于不同的主体来说，有着不同的利益诉求。要使个体和社会、国家的发展，并且与人类的自身发展相一致，必须以人类精神的自律为最终目的。如果不是以人类精神的自律为最终目的，就不能实现从一种他律走向自律，并自觉地践行临终关怀道德，自觉地维护自身的生命尊严，提升人生的品质。

（三）从底线道德向先进道德的过渡

随着我国经济社会的发展和变迁，利益主体逐渐分化，道德观念和社会价值也呈现多元化发展。基于社会发展而出现的道德观念和社会价值多元是客观存在的事实，不以人的意志为转移；而且，道德观念和社会价值的多元已经成为社会的共识。临终关怀事业的最终目的是实现人类的生存品质和人的尊严。每一个人对人的尊严有不同的选择和认识。就临终关怀来说，目前阶段应该实现最低道德。我们倡导最低限度的底线道德规范，因为底线道德规范对主体具有普适性。只有固守最基本的最低限度的道德，才能够践行最高层次的道德。

三、临终关怀道德实践机制

临终关怀道德实践机制主要解决临终关怀实践发展问题。就临终关怀

---

① 王涛：《论道德实践及其原则》，《山东社会科学》2000年第10期。

实践发展而言，它必须有推动力。但是，在推动临终关怀发展过程中还需要约束不良的行为，使临终关怀的各方利益获得平衡和保障。

（一）动力机制

道德实践的动力机制主要解决道德实践活动为何能够存在和如何保持发展的问题，它在人们的道德实践中具有促使道德主体不断强化道德义务、持续提高执行自觉程度、重视提升道德社会价值的作用。在临终关怀过程中，国家、社会和家庭等伦理实体面对临终者需要强化自身的道德义务，尤其医护人员应当恪守自身的义务，并通过履行义务促进临终关怀事业的发展。临终关怀的动力机制可分为两种：一是推动力系统，它是临终关怀道德实践在压力方面促进临终关怀各道德主体提高自身内在的驱动力组合。它让道德主体感到如果履行自身的义务，就会受到谴责或者惩罚；由此，表现为道德主体在临终关怀实践中主动地履行道德义务。二是拉动力系统，它意味着从牵引方面诱导临终关怀道德主体提高临终关怀实践，也就是说国家、社会和家庭认为临终关怀的道德实践是有益处的，能够提升某种道德或人性。临终关怀的这两种动力机制之间相互依赖、相互作用。临终关怀的推动力为临终关怀道德实践提供基础和保障，通过道德义务使临终关怀能够顺利地开展；临终关怀的拉动力机制通过外在的力量推动着临终关怀的实施。临终关怀的推动力系统和拉动力系统以引导、教育、激励、强迫和惩戒等方式共同作用于临终关怀实践，保证临终关怀的道德实践处于不断持续、强化状态。

（二）约束机制

约束机制主要解决如何规范和提升人们道德实践的质量，避免出现道德实践偏差或误区的问题，并对道德实践过程中各类不合乎规范行为进行预防、监督、惩戒。在临终关怀的道德实践中，不同的道德主体的道德水平、生活经验、行为动机等具有差异性。所以，面对临终者实施临终关怀，可能会出现不用或滥用道德规范和道德表达问题，导致道德欺诈、道德阴谋、道德不信任、道德陷阱、道德过当等道德悖论现象。比如，医生如果欺骗临终者及其家属，可能会导致医生和临终者之间的不信任关系。这样，就会严重损坏临终关怀道德的功能和信誉。解决这些问题的关键是对临终关怀的实践主体进行道德约束。值得注意的是，临终关怀的道德约束机制是由多要素、多层次内容构成的系统。在运行过程中，它通过医生、临终者及其家属自律与社会他律内外两种力量的作用，借助各构成要素的多重支点，包括软约束和硬约束、精神约束和物质约束、自我约束、家庭约束和社会约束、动机约束、手段约束和结果约束等，确证规范道德实践活动的正当性与正义性，保证临终关怀的道德实践的持续提高。

（三）平衡机制

平衡机制主要化解人们在道德实践中遇到的各种道德失衡现象，以实现道德实践平稳高效运行的问题。传统社会认为，道德实践是一种不求回报的、高尚的、义务性的行为。如今，道德实践被赋予不同程度的道德目的，并在客观上导致形色各异的道德失衡现象。临终关怀事业在我国是新事物，不同的道德主体看待临终关怀时抱着不同的道德目的，有些道德目的与临终关怀本身的道德目的相违背，导致了临终关怀的道德失衡现象。临终关怀的道德实践出现的道德失衡，最严重的后果是对临终关怀实践本身的怀疑、动摇、失望甚至放弃的强烈心理状态和行为反应，这会阻碍临终关怀事业的发展，不利于维护临终者的利益。如何化解临终关怀道德实践中的道德失衡现象呢？主要有两种方式：一是各个临终关怀的道德实践主体通过自身的努力实现自我修复和自我平衡。二是建构平衡机制。临终关怀道德实践的平衡机制是纠正道德失衡现象的最重要机制。它是通过临终关怀的道德主体的内在平衡机制、外在平衡机制和内外平衡机制来实现的。临终关怀道德实践的内在平衡机制，强调道德主体通过对得失预期上的心理调整、社会价值评判上的多维比较、道德内涵上的责任修养等多种方式实现的自我平衡和满足。特别是临终者及其家属对临终关怀的道德实践要有正确的认识，如果他们认识出现偏差，就需要修复。临终关怀道德实践外在平衡机制主要是借助外部的补偿性制度来达到道德实践失衡主体的价值置换和心理修复。它可以通过外在的政治导向、法律强制、舆论评价、社会救济、道德奖惩得以实现。也就是说，国家和社会应该建立一系列的政治、经济、法律和伦理的制度保障临终关怀的顺利进行。临终关怀道德实践的内外平衡机制是通过内部平衡与外部平衡的双重作用而实现的主体平衡方式，它通过内外两种平衡机制的相互作用促进临终关怀事业的发展。

（四）保障机制

临终关怀道德实践的保障机制主要解决的是人们在道德实践中如何有效规避道德风险、提高道德安全的问题。临终关怀道德实践存在道德风险和道德安全问题。道德风险是指临终关怀道德实践主体在执行道德规范时，其道德义举被外在的特殊力量所曲解、威胁、利用，甚至被暴力阻止从而使道德实践主体达不到任何道德目的的可能性；根据现有的情况，临终关怀还没有被社会理解和接受，人们对临终关怀存在道德误解。临终关怀道德实践的道德风险问题的解决，表现为临终关怀道德实践主体对各种风险因素能够承受与化解，并确保临终关怀不同主体的道德实践能力的可持续发展状态。在具体实践过程中，临终关怀道德实践的保障机制强调综合运用自我防范、舆论保护、社会救济、司法援助等多种手段，实现有效规避各种道德风险，保证道德实践的顺利实施。具体来说，包括：自我援助机制、底线惩戒机制、社会救助机制和舆论保护机制等机制。临终关怀自我救助机制，要求临终关怀道德实践主体具备一定的风险意识，在遭遇大的道德风险时要有能够正确面对和处置各类突发事件的心态与能力，能够理性地选择心理调适、舆论诉求、法律援助等手段。如医生在实施临终关怀过程中，如果遇到临终者家属的不理解甚至辱骂的行为，要及时地进行心理调适。临终关怀道德实践的底线惩戒机制是借助法律等强制性制度对亵渎道德、报复道德、践踏道德底线的人进行硬制裁、硬约束，以保障道德实践主体的各项权益的获得与实现。这也意味着国家和政府要重视临终关怀事业的发展，通过制定法律法规保障临终关怀事业的发展。临终关怀道德实践的社会救助机制是借助设立的专门道德监察部门或具有此职能的相关部门，如道德委员会、行业协会、自律同盟等，对道德实践者因道德行为而招致权利受损等事实进行呼吁、保护和物质救济。临终关怀道德实践的舆论保护机制要求政治舆论和公共媒体，主动承担起道德评判裁判者的使命，对各种道德陷阱和诋毁、报复道德实践者的不良行为进行及时、全面的揭露和鞭挞，旗帜鲜明地讴歌道德行为。①

第二节　临终关怀道德评价

临终关怀道德评价是临终关怀道德实践的重要环节。在进行临终关怀实践过程中进行道德判断，也就是看实施这一行为是善的还是恶的，是根据什么样的依据实施这样的行为。

一、临终关怀道德评价的概念与作用

临终关怀的道德评价是对依据临终关怀道德规范对临终关怀活动过程中的各种行为和关系的善恶判断，具有深刻的伦理意义。它具有道德裁决、道德教育、道德调节功能，极大促进了临终关怀的发展。

---

① 参见黄凯：《对道德实践机制建设的理论分析》，《阜阳师范学院学报》（社会科学版）2007年第5期。

（一）临终关怀道德评价概念

评价是指对人或事物的价值判断。评价的前提和基础是事物本身具有可评价性，任何临终关怀的行为都具有道德可评价性。首先，临终关怀是一种有目的、有意识的行为。行为主体在诸种行为面前，有按照自己的意志进行选择的自由。其次，临终关怀本身就伴随一定的道德性质。临终关怀在本质上处理的是个人在临终之前的人与人之间的关系、人与社会之间的关系、人与国家之间的关系问题，属于伦理道德范畴。每种具体的行为包含某种道德的规定性，有善恶之分。最后，临终关怀道德价值有大小正负之别。临终关怀在不同主体之间所形成的道德价值并不是均等的，任何人都可以对其作出判断，估计其直接或间接作用、影响的大小、趋势或结果的良莠好坏。临终关怀道德评价是处于临终关怀的各种社会关系中的人们，直接依据临终关怀道德规范，通过社会舆论或个人心理活动等形式，对他人或自己的行为进行善恶评判，并表明褒贬态度。

（二）临终关怀道德评价的作用

临终关怀道德评价的作用，主要体现在以下几个方面：一是临终关怀道德的裁决作用。临终关怀道德评价是维护临终关怀道德原则和规范的权威，是普遍设置于临终关怀道德主体的道德法庭。它依据一定的临终关怀原则和规范，对临终关怀道德主体行为的善恶、荣辱进行评价和裁决。这种评价带着明显或褒奖或贬斥的态度，具有权威性。它能够促进临终者及其家属按照临终关怀的道德原则和规范选择自己的行为。医护人员在临终关怀过程中，应该按照临终关怀道德原则和规范去选择自己的行为，使自己的行为符合临终关怀的道德要求。社会和国家在发展临终关怀事业的过程中，应该遵循一定原则和规范，使临终关怀事业的发展，符合时代的道德精神。二是临终关怀道德的教育作用。临终关怀道德评价明确临终关怀道德责任及其程度，说明衡量临终关怀行为的善恶的标准，展示作为善恶根据的动机、效果及其相互关系，使临终关怀道德主体深刻了解并克服某些道德缺陷，明确什么是善、什么是恶、什么该做以及什么不该做，树立正确的生死观，将善良的动机和有益的效果统一起来。三是临终关怀道德的调节作用。临终关怀道德评价是临终关怀道德原则和规范转化为临终关怀行为的重要杠杆。通过社会舆论，人们在内心对自身的行为形成正确的认识，当人们受到赞赏时，会感到荣幸；当人们受到批评时，会产生痛苦；当人们自我评价问心无愧时，会感到欣慰；当人们受良心谴责时，会无地自容。如果人们接受临终关怀，他们会认为这样做是值得的，会感到欣慰；如果临终关怀道德主体抱着有悖临终关怀的道德目的而行动，临终关怀道德对其具有调节作用，使其产生自责并及时调适。临终关怀道德评价对临终关怀行为的规范，调整临终者与其家属、临终者与医护人员、临终者与社会和国家的关系都具有重要意义。四是临终关怀道德的促进作用。临终关怀事业是一个新兴的事业，其发展需要有道德原则和规范来调整。临终关怀道德评价，可增进临终者在临终路途中的身心平稳，并促进临终者、临终者家属、医护人员的关系。另外，对提高临终者的生命品质和质量也具有促进作用。

二、临终关怀道德评价的标准与依据

就临终关怀道德评价的标准而言，它是一般标准和特殊标准的统一。善恶是临终关怀道德评价的一般标准，四个有利于是临终关怀道德评价特殊标准。动机与效果、目的与手段是临终关怀道德评价的两个维度的依据。

（一）善恶范畴和四个有利于标准

在道德评价中，人们谈到道德与否，必然涉及善和恶两个范畴。善与恶也是临终关怀道德评价中最基本的范畴，是临终关怀道德评价的标准。善和恶是一对历史范畴，中西方很早就它们有所认识。根据《说文解字》，

"善"与"义""美"同"义"。在《说文解字注》中段玉裁认为,"善""义""美"三字,都从"羊"字。羊就是祥的意思,与善、美、义的意思相同,都表示吉祥。"善"在中国,还有良、好、福、贵、熟练等多重意思。尽管善的意义较广,但在大多数情况下,善主要是从义和美两个方面而言的。根据《说文解字》,恶,过也,从心。在《说文解字注》中段玉裁说:人有过曰恶,人有过而人憎之,亦曰恶。恶在中国古代,还有丑、坏、粗、祸、污、凶、不正、不吉等意义。从古典文籍中,在《国语》、《左传》、《论语》、《老子》中,就开始将善和恶、善与不善、善人和恶人,善行与恶行等相比较而用。《易经·系辞》认为,"善不积不足以成名,恶不积不足以灭身";《易经·象辞》中还认为,有道德的君子应当"顺天之道,遏恶扬善"。在中国善和恶早已成为道德评价最一般的标准。古希腊的苏格拉底、柏拉图、亚里士多德也都强调善和至善在社会生活中的重要性。苏格拉底认为,德行即知识,认为德性就是自身中的善;反过来说,知识即德行,无知即罪恶。亚里士多德认为,伦理学就是一门研究至善的科学。美国实用主义者杜威认为,伦理学是在正当或不正当、善或恶的范围内研究行为的科学。英国学者的西季维克认为,伦理学是一门研究人的行为本质即善或真善,以及达到它的方法的科学。无论是中国社会还是西方社会,善与恶的问题,一直是人们所讨论的话题。道德评价或者价值判断以善恶为标准而进行,它是和人们的利益联系在一起的。人们往往根据自己和社会的利益、意向、愿望和要求来观察和判断他人的行动。如果他人和社会的行为和活动有利于自己和社会,就被称为善行;反之,就被称为恶的。临终关怀是一种善的行为,还是一种恶的行为,社会、国家和个人可以根据自己的利益进行评判。从个人的角度来说,临终关怀是一种善举。因为人面对临终,只有通过关怀,才能够在到达彼岸世界时在此岸中没有留下遗憾。就社会来说,社会文明的发展临终关怀不可或缺。就国家而言,合理配置卫生资源也是善的行为。从微观方面看,个人在临终关怀中如何向善也是重要方面。

临终关怀道德评价标准是一个多层次和由多因素构成的标准系统。归根结底，临终关怀的道德评价标准离不开人们的利益和社会的发展进步这两个主要因素。因此，临终关怀道德评价的具体标准主要表现为以下几个"有利于"：一是有利于提高人的生命品质和质量。就临终者而言，临终关怀是其在最后阶段能够提高自己的生命质量和品质的重要方式。二是有利于社会的进步发展。临终关怀的发展，是在安乐死等手段无法符合现行的法律要求退而求之的方式。临终关怀的选择和评价必须从社会进步的角度来加以探讨。三是有利于人类正确生死观的确立。如何看待死亡、如何对待生命，是人类历史发展中的一个重要问题。临终关怀有助于人们正确看待生命，正确看待死亡，最终超越有限的生命。四是有利于人的生死教育的发展。社会在进步过程中，出现很多对生命的漠视、轻视，通过临终关怀的道德评价，能够使人们对生命树立正确认识。

（二）临终关怀道德评价依据的两个维度

临终关怀道德评价的标准是外化的，而临终关怀道德评价的依据则是内在的。评价标准是评价的前提，评价依据则是评价标准的决定性因素。就临终关怀道德评价的依据而言，应符合道德评价的最一般的依据，也就是达到动机和效果、目的和手段统一。

第一，动机和效果的统一。动机是道德行为的思想动因，它是在个体行为之前的欲望、意图、情感、信念、理想的综合。效果是指在动机支配下行为对他人和社会造成的后果。动机是属于主观方面的范畴，效果属于客观的活动及其结果。临终关怀道德评价也根据动机和效果进行评价，坚持动机和效果的辩证统一。临终关怀道德的动机是指在临终关怀过程中，参与其中的个体在践行临终关怀前的欲望、动机、意图、情感、信念、理想，是临终关怀行为的起点。参与临终关怀中的个体的动机分为两类：一种是纯粹的技术动机，也就是在临终关怀过程中所运用的各种医疗技术是否符合医疗技术原则。比如，在减轻临终患者的病痛过程中是否符合道德的要求。另一种是规范的动机。在临终关怀过程中，除了医疗技术之外，还有其他非技术性的动机。在大多数情况下，动机和效果是一致的，好的动机产生好的效果，坏的动机产生坏的效果。在临终关怀实践中，由于存在技术性问题，动机和效果会出现不一致。人的行为是一个由动机向效果不断转化的过程，也是一个不断实践的过程。临终关怀不同主体对待临终关怀的动机是不一样的，但临终关怀实施应该有好的效果，达到动机与效果的统一。

第二，目的与手段的统一。目的和手段相互联系、相互制约的：目的决定手段，手段为目的服务，目的和手段辩证统一。临终关怀的目的是指在实施临终关怀过程中期望达到的目标。在临终关怀道德评价中，临终关怀的手段是为达到目的所采用的方法和途径。任何道德主体都应该从提高临终者的生命品质和尊严出发，选择合乎临终关怀道德的手段，做到目的和手段相一致。在选择临终关怀的方式和手段问题上，应当遵循以下原则：一是优化性原则。对于临终者来说，临终关怀其本质在于提高临终者的生命尊严和生命品质。医护人员在进行临终关怀过程中，应当做到最大程度地减轻病人的疼痛。在消耗卫生资源的过程中，要考虑医疗资源的节约，使卫生资源的消耗降低到最低。就临终者的家属来说，也要讲究最优化原则，面对临终者无法延续生命，要进行经济节约，而不选择无限制地治疗。二是社会性原则。在临终关怀过程中，要考虑到临终关怀的社会效果。特别是社会的利益、国家的利益不能够受到损害。三是审慎原则。临终关怀方式的选择应当遵循审慎的原则。对于一般的病人，只有确认其所患之病无法救治，才能够选择临终关怀的方式。

三、临终关怀道德评价的三种方式

临终关怀道德评价最一般的方式包括社会舆论、内心信念和传统习惯。社会舆论、传统习惯是临终关怀道德评价的客观形式，内心信念是临终关怀道德评价的主观形式。

（一）社会舆论

社会舆论是临终关怀道德评价的主要方式，它有以下特点：一是群众性。社会舆论必须依靠相当数量的群众的认知才能形成，单个的个体是无法形成舆论。二是约束性。舆论一旦形成，就有固定的范围，个体可能被舆论所谴责、赞扬等，具有约束道德主体行为的作用。三是广泛性。社会舆论的传播可以通过固有的途径如媒体进行，它的受众范围是非常广的。社会舆论可分为两类：一是有组织的正式舆论，如报纸、广播、网络等广泛宣传某种思想和行为，同时批评不正之风，形成自觉的社会舆论。二是非正式的社会舆论，是人们自觉或不自觉地对周围的人或事件发表的议论，具有分散性和自发性的特点。临终关怀道德评价的社会舆论是指人们根据一定的临终关怀原则和规范，对临终者、临终者家属和医护人员的思想行为作出肯定和否定、赞扬与谴责的判断议论。社会舆论在临终关怀中的作用表现在：其一，社会舆论对临终关怀思想和行为作出善恶判断，表明社会及其公众对临终关怀事业和行为的态度。如果社会舆论支持临终关怀事业，那么就可能促进临终关怀事业的发展；反之，则就可能阻碍它的发展。其二，社会舆论把社会对临终关怀进行道德评价的态度及时传递给医护人员、临终者及其家属，使其认识到自己行为的社会后果。其三，社会舆论属于外在的力量，反映了人们的意愿和呼声，促进参与临终关怀的个体在舆论的赞扬、规劝或谴责下坚持或改变自己的思想行为。

（二）传统习俗

传统习俗是历史积淀沿袭下来的行为模式或规范。它具有如下特点：一是历史性。传统习俗是历史的积淀，是人们在长期生活过程中反复使用流传下来的。二是普遍性。传统习俗所针对的公众行为具有普遍性。三是地域性。习俗因为地域的差别可能有所不同，但生活在同一地域内的人们的习俗基本相同。四是稳定性。传统习俗是历史形成的，被社会广泛认可，根植于人们的思想、观念之中，具有稳定性。传统习俗对临终关怀具有重要意义，既可能是推动临终关怀的因素，也可能是阻碍临终关怀发展的因素。具体而言，如果临终关怀行为符合传统习俗，会得到人们的肯定和赞扬；如果不符合传统习俗，会受到人们的批评和谴责。值得注意的是，临终关怀是不符合传统习俗的。临终关怀是舶来品，它在我国是新事物。传统习俗的形成具有历史性，与特定的经济、文化和社会背景相适应，随着我国社会变迁，必然存在传统习俗和新事物之间的冲突和对立。所以，临终关怀的道德评价，应当积极地利用社会现有的条件和背景，特别要注意传统习俗的作用，利用好传统习俗促进临终关怀的发展。要对社会旧习俗进行批判性分析、继承和发扬，抛弃不利于临终关怀发展的不良习俗，使传统习俗能够作为临终关怀发展的有利资源。

（三）内心信念

内心信念是道德主体内心深处所形成的真诚信仰和责任感。它具有如下特点：一是理智性。内心信念的形成是依靠理性形成的，而不是出自情感的冲动。二是自尊性。内心信念依靠自身的理性而形成，它是在内心调适自身行为，维护自身的尊严。三是自觉性。它对自己所追求和信赖的道德目标有自觉，从而形成自己的信仰和责任感。内心信念实际上是自我评价的尺子，是一种自我道德评价的能力。相对社会舆论和传统习俗来说，内心信念是更为重要的道德评价力量。临终关怀道德主体的内心信念对临终关怀的发展具有重要意义。医护人员、临终者及其家属的内心信念，在实施临终关怀之前对自身的行为具有预测作用，能清楚地预知实施临终关怀行为的意义和作用；在实施临终关怀过程中，能够对自身的行为进行监控；实施临终关怀行为之后，能够对临终关怀的后果进行审视、评价和自我校正。通过临终关怀参与者的内心信念评价临终关怀行为，临终关怀会得到快速发展。因为如果临终关怀能够成为医护人员、临终者及其家属和社会的公众的内心信念，那么临终关怀的理念就具有深刻性和稳定性，从而促进临终关怀的发展。

第三节　临终关怀的道德选择

道德选择是临终关怀道德实践的第二个环节，也是临终关怀道德评价向前发展的自然过渡。这意味着临终关怀主体在进行道德评价之后，必须付诸道德行为的选择。道德行为的选择依赖于诸多的机制、标准，最终使临终关怀行为符合道德规范。

一、临终关怀道德选择的内涵

道德选择是道德主体在道德意识支配下，根据某种道德标准在不同的价值准则和善恶之间进行的选择。道德选择具有价值取向性，是为某一道德目标所作出的选择。道德选择又是价值观的表现形式，人们通过自己的行为活动把自己内在的价值观念、道德品质展现出来。道德选择分为狭义的和广义的。狭义的道德选择实际上是具体的行为选择。广义的道德选择是指人类道德领域内的一切选择，不仅包括行为动机、意图和目的的选择，还包括行为的方式、过程和结果的选择；它还表现为行动、交往和调节等道德实践活动的选择，表现为认识、情感和意志等道德精神活动。社会生活中处处都有道德选择。人们对生活方式的选择体现他们的人生观和人生价值；对生活道路的选择体现他们的人生理性和信念。人们在道德选择过程中，不仅受到道德原则和道德规范的指导，同时也受到道德知识和道德情感的影响。临终关怀道德选择包括两个方面：首先，临终关怀过程中的参与主体的具体关怀行为的选择，即是选择临终关怀还是不选择临终关怀。因为在临终关怀过程中，可能遭遇不同的价值冲突，所以，参与临终关怀的主体需要在意志自由的情况下作出选择。其次，临终关怀涉及许多问题，如生死观、人生观、人生理想、信念等。临终关怀面对的道德选择包括很多方面：生死观，这是人面对死亡方式时的选择问题；人生理想和人生信念的问题，这是当临终者面对自己的人生理想和人生信念无法实现的时候，该如何行动或者选择的问题。临终关怀道德选择实际上就是人们在生死观的支配下，对于临终进行权衡思考的一种决定。

二、临终关怀道德选择的心理机制与社会机制

临终关怀道德选择依赖于道德选择的机制，心理机制和社会机制是道德选择的两种机制。临终关怀主体只有经过这两个机制才能使他们正确地选择临终关怀行为，使他们的行为符合临终关怀道德规范。

（一）临终关怀道德选择的心理机制

道德选择的心理机制，是指自觉、自主、自控的道德选择活动所具有的相应的意识结构和基础。它是由认识、情感情绪和意志构成的。第一，认识。认识是道德选择最基本的心理依据之一。认识分为感性认识和理性认识，感性认识是通过感觉、知觉和表象来实现的；理性认识是通过概念、判断和推理等方式来实现的。影响认识的因素很多，主要有以下几个方面：首先，主体的信息感知模式。它意味着主体对待外界对象时，对于不符合感知模式的信息不作出选择。感知模式主要是由经验建立起来的，在道德领域道德经验积淀为人们的价值感知模式，形成主体的取舍标准。凡是与这一模式一致的行为、关系、规范，会受到认同，并迅速纳入到自己的认知结构中，成为主体的认识成果；反之，会受到拒斥。在临终关怀过程中，人们无法亲自体验死亡，存在一定的信息偏差。其次，主体的认知定势和期待。临终关怀参与主体的认知定势是他们依据自身的经验对临终关怀行为的心理准备状态，而参与主体在临终关怀中的心理需要构成期

待。临终关怀道德选择过程中的认知定势和期待是带有方向性的，主要搜集与临终关怀相关的信息。最后，注意力。人的注意力具有暂时性和变动性的，不可能在长时间保持注意力，也不会总注意某一点。道德认识的注意力对认识的内容、对象和程度有着影响。在临终关怀过程中，临终者对死亡的关注点可能发生变化，临终者的家属对临终者的死亡的认识、态度也可能发生变化。在面对临终者逐渐死亡的过程中，道德主体要细心观察临终者及家属，认真聆听临终者的诉求，提高自身的道德品质，使临终者身心得到抚慰。

第二，情感情绪。情感情绪是道德选择的直接心理基础。临终关怀道德选择也依赖于参与者的情感情绪。情感情绪通常由兴趣、情绪和情感三个环节组成。兴趣是临终关怀道德选择的第一个环节。兴趣是有目的和指向性的欲望，它介于欲望和情绪之间。社会公众是否对临终关怀感兴趣有重要意义。如果公众对临终关怀感兴趣，参与到临终关怀中，并且自觉地根据临终关怀的道德规范约束自身，促使临终关怀得到进一步发展；反之，则会阻碍临终关怀的发展。兴趣反映主体的价值取向，也反映主体的需要、能力和他所处的社会环境。所以，临终关怀道德选择中的兴趣既是道德主体的主观倾向，也包含道德主体的客观条件。情绪是情感情绪的第二个环节，由兴趣过渡而来，特点如下：一是强烈性。临终关怀道德选择过程中的情绪具有强烈性，它把公众对临终关怀从兴趣推向强烈情绪，并且全身心地维持对临终关怀的情绪。二是感染性。临终关怀参与者的道德选择的情绪会影响周边的人对临终关怀的态度和看法。如果医护人员、临终者及其家属等对临终关怀持积极的情绪，它会感染社会公众，促进他们接受临终关怀。三是扩展性。临终关怀的道德情绪会从临终关怀参与者扩散到社会公众。情感是情感情绪的第三个环节。情感由理智感、审美感和道德感组成。道德感实际上是责任感、是非感、荣誉感和耻辱感，是人们自觉修养、学习和实践所获得的内在品质。如果临终关怀道德选择形成积极的情感，如医护人员形成对临终者关怀的责任感，临终者及其家属对临终关怀形成是非感等，将会促进临终关怀道德的发展。

第三，意志。临终关怀道德选择指向行动的环节是意志，它是直接的、现实的选择机制。意志是主体根据自觉的目的支配、选择和调节自己行动的心理过程。意志与知识、情感等因素相互作用，使主体主观的意识逐渐向客观过渡，从而直接指向活动。临终关怀道德选择中的意志，实际上是对临终关怀过程中道德主体的道德选择和决定。它是临终关怀参与者所作出的理智和审慎的决定，是道德选择在表现为外在行为和活动的心理依据。如在临终关怀过程中，医护人员选择何种道德来对待临终者及其家属，临终者又选择何种道德来面对家属和社会公众的关怀，家属选择何种道德而来对待临终者等等，这些选择的过程，都需要经过意志这一环节，才能达成最后的行为。

（二）临终关怀道德选择的社会机制

道德选择是人的社会性选择，不仅具有一定的心理结构，而且具有一定的社会机制，是心理结构与社会结构的相互作用的结果。社会是多层次的，每一个层次都有相应的道德要求，因此社会道德规范体系是由高低不等的层次道德组成的。每一个领域也有自己特殊的道德，如职业道德、家庭道德、社会公德等。这些不同领域的道德组成横向的道德关系网络，它们之间相互独立、相互联系和相互影响。社会的道德层次多元意味着道德选择的多元，就临终关怀而言，应当坚守最低限度的临终关怀道德规范。

临终关怀道德选择机制面临一些需要解决的问题。道德选择源于道德冲突和价值冲突，它使道德选择的意义和作用得以扩大；与此同时，价值冲突也增加道德选择的困难，甚至可能把人推到很难选择和无法选择的困境，导致最后的选择是强迫的，而非自愿的。社会角色冲突是道德冲突最重要的表现形式，是个人在社会中扮演不同的角色而面临不同道德选择时产生的冲突。它的表现如下：一是由于社会或他人对同一角色的期待或要求不一致，引起该角色内心的矛盾。二是由于个人改变角色，而形成新旧角色所承担的义务之间的冲突。三是由于社会生活的复杂性，一个人往往身兼几种社会角色，不同的角色往往赋予其不同的义务，从而形成义务之间的冲突。临终关怀的道德主体的道德冲突特别明显。如参与临终关怀的医生，他是一名医生，但也可能是临终者的家属；他面临职业道德、社会公德、家庭道德等不同层次道德要求，之间可能很矛盾。比如作为医生，他可能对临终者积极倡导临终关怀；作为家庭成员，他可能反对临终关怀。由此，产生了道德冲突。总之，临终关怀道德选择的社会机制是基于道德社会冲突基础之上作出的道德选择，受到社会道德规范的约束。

三、临终关怀道德选择的尺度与实现

临终关怀道德选择的尺度是道德选择的标准具体化。只有确立正确的道德选择的尺度，才能付诸行动，最终推进临终关怀事业。

（一）临终关怀道德选择的尺度

道德选择的尺度实际上表达的是道德选择的标准。在道德选择过程中，只有确立正确的尺度，依次经过各个环节，才能达到选择的目的，最后付诸行动。临终关怀道德选择的尺度是临终关怀道德选择的标准，也涉及临终关怀道德主体选择何种道德规范的问题。道德尺度具有确定性和不确定性，是确定性和不确定性的统一。道德尺度的确定性是指道德选择的尺度在道德价值体系中的地位是确定的；较低的价值准则应该从属于较高的价值准则，较小的尺度应该取决于较大的尺度。道德尺度的不确定性则是因为受到各种因素的影响，包括：主体因素，道德选择是道德主体的选择，主体认识不同会导致选择的道德尺度也具有差异；尺度地位，道德选择的尺度在道德价值体系中具有固定的位置，但是尺度的不同地位对尺度的选择也会产生影响；价值因素，尺度的价值因素体现在具体的选择中，不同的选择对尺度要求不同，即使大的选择相同，根据具体的选择也会确立不同的尺度。

临终关怀道德选择尺度的确立，具有主体性和客观性，既要从临终关怀参与者的主观性出发，也要考虑到社会利益。因此，道德选择的尺度还需要考虑功利性和超功利性。道德选择尺度的功利性是指道德选择尺度的确立要反映利益，或者说道德选择就是为了达到或实现道德主体的某种利益。具体而言，临终关怀道德选择尺度的功利性就是临终关怀道德选择必须围绕临终者的利益，它的目的是为了提高临终者的生命质量、生存质量以及死亡的尊严等。与道德选择的功利性相对应，道德选择的尺度应该还具有超功利性。这是因为虽然道德选择的尺度要与一定的利益相联系，但是道德尺度又具有独立性，一方面，道德选择尺度具有利益整体性，它意味着道德选择尺度虽然与利益相关，但是这里所说的利益是整体的利益，而不是个人的利益。因此，它是超功利性的，可以说是无私的。另一方面，道德选择也意味着某种利益的牺牲。因为某些尺度对人们的选择具有很高的价值，必然要求人们在作出选择的同时或多或少牺牲个人的利益。临终关怀道德选择的尺度最终确定，实际上可能意味着参与者为社会整体利益和社会的道德发展，牺牲了自身的某些利益。

（二）临终关怀道德选择的实现过程

临终关怀道德选择的过程，包括临终关怀道德的动机选择、目的选择和手段选择等。

首先，动机选择。临终关怀道德选择的第一个环节就是动机选择。每一个行为都具有动机，临终关怀行为也不例外。临终关怀的行为动机是将临终关怀参与者的活动推向设定目的的内在驱动力，决定着临终关怀的最终目的。临终关怀道德选择的行为动机可以分为三类：一是符合善的动机，表现为临终关怀主体作出的行为有利于他人，有利于社会，维护了国家和社会的利益。二是不符合善的动机，也就是恶，表现为在临终关怀行为中，损害了临终者，临终者家属或者社会和国家的利益。三是介于善和恶之间。在临终关怀行为动机中，我们应当倡导符合善的行为动机。

其次，目的选择。临终关怀道德选择的第二个环节是目的选择。道德选择必须从动机过渡到目的，才能促使其最终作出选择。临终关怀的目的选择是临终关怀参与者预设通过实施的行为所要达到的结果。值得注意的是，在临终关怀过程中，不同道德主体的目的是不一样的。例如，临终者道德选择的目的，可能与他的人生目的联系在一起；医护人员的可能与他们的职业理想联系在一起。但无论目的如何选择，它们都是道德主体自主自觉的结果。

最后，手段选择。临终关怀的道德选择的第三个环节是手段选择。临终关怀道德行为目的的实现要借助手段。正像黑格尔所说，"任何表现自己，用什么手段表现自己，也是目的本身所规定了的"①，临终关怀手段的选择受临终关怀目的的制约和支配。一般来说，高尚的目的往往由正当的手段来实现，而卑劣的目的常常采用下流的手段。临终关怀行为是选择高尚的手段还是下流的手段对于目的的实现是很关键的，只有选择高尚的手段才能促进临终关怀事业的发展。

总之，临终关怀道德选择，只有经历过动机的选择、目的的选择、手段的选择，最后才可能达致道德的行为。临终关怀道德选择，无论是临终者、临终者家属还是医护人员，都会经历动机的选择、目的的选择和手段的选择的过程。

---

① 黑格尔：《精神现象学》，商务印书馆 1979 年版，第 265 页。

第六章　生死观建构与临终关怀

死亡，一直以来是一个很难正面谈论的话题，究其原因，至少有两个：一是心理和文化的障碍。在传统文化中，死亡是讳莫如深的话题。在日常生活中，人们也总是千方百计地避开死亡话题，逃避对死亡的心理恐惧。二是语言隐蔽性。表达人类的语言的词汇源于感官认知的经验，但是死亡超越感官认知，活着的人从未经历过死亡，无法体验死亡的真实，无法与死亡交流。虽然人们很少谈论死亡，但是死亡却是现实的。很多思想家在体验人生中，形成很多关于生死方面的观点。生死观是临终关怀的基础，探讨生死观有助于推进临终关怀事业的发展。

第一节　西方生死观与临终关怀

现代意义上的临终关怀源于西方并根植于西方深厚的"向死"的观念。西方思想家关于生死的思想，直接或间接地对临终关怀发展产生影响，为临终关怀发展奠定了思想基础。

一、西方不同时期思想家的生死观

从古希腊的泰勒斯，经过中世纪的神学家，到近现代的培根、叔本华等，西方诸多思想家都论述过生与死的问题。

（一）从泰勒斯到伊壁鸠鲁

泰勒斯是第一位对生死问题作出论述的哲学家。泰勒斯的中心思想为万物流转，并以水为万物的始基。由此，可以看出他认为万物都有生命，万物都充满神灵，生死也在万物流转中转换，因此并不用恐惧，也不用顾忌。泰勒斯的哲学观点与我国儒家哲学注重"万物含生论"与《易经》的"万物变易"的看法是相近的，他的生死观点深刻渗透着他的哲学智慧。

第二位是赫拉克利特。赫拉克利特认为万物的始基是熊熊升起的火。赫拉克利特首次提出了"逻各斯"的观念，即万物皆变中不变的必然性，或变化中有不变的原则。人有生必有死，正属于这种必然性。赫拉克利特认为，我们走下而又不走下同一条河，我们存在而又不存在。[①] 在我们身上，生与死、醒与梦、少与老都始终是同一的东西。后者变化了，就成为了前者；前者变化了，又成为了后者。[②] 赫拉克利特据此强调"生死同一条路"的观点，由此又提出不死的是有死的，有死的是不死的：后者死则前者生，前者死则后者生。赫拉克利特的生死观是建立在逻各斯观念基础之上的，展示了辩证的思维方式，它对我们正确对待生死很有帮助。

第三位是毕达哥拉斯。毕达哥拉斯的中心思想最重要的是"肉体—牢狱说"，亦即认为肉体如同牢狱，束缚了灵魂。在他看来，人生在世，均有灵魂，一旦过世，灵魂离开，身体便只成了尸体。他认为死亡只是灵魂暂时的解脱，因此并不需要有任何恐惧。由此，毕达哥拉斯提出灵魂转世之说。从灵魂转世看待死亡，则死是不可怕的。他的这个信念与佛教的因果轮回信念非常相近，只不过他的观念粗糙一些，而宗教教义的观念更为精细些。毕达哥拉斯在佛教之前提出灵魂转世的观念，值得重视。

第四位是德谟克利特。德谟克利特是古希腊的唯物论者。他认为，

---

① 参见《赫拉克利特著作残篇 D49A》，载段德智：《西方死亡哲学》，北京大学出版社 2006 年版，第 272 页。

② 参见《赫拉克利特著作残篇 D88》，载段德智：《西方死亡哲学》，北京大学出版社 2006 年版，第 272 页。

死亡是自然之身的解体。在他看来，自然身体本由原子组合而成。因此，死亡不过是这些原子的崩离与分解，并无任何超自然的现象。德谟克利特从朴素的唯物观出发，反对灵魂不朽的论调。他又强调，逃避死亡的人是追逐死亡。[①] 有些人对我们这有死的自然之身的解体毫无所知，但意识到自己生活中的恶行，就这样一辈子虚构着关于死后的来世生活的荒唐神话，而受着烦恼和恐惧的折磨。卑劣地、愚蠢地、放纵地、邪恶地活着，与其说是活得不好，不如说是慢性死亡。[②] 他认为真正聪明的人应该是按照哲学所提供的智慧来安排生活，唯有如此，才能够生活愉快、灵魂宁静。鼓励人们面对自然和面对死亡，生得有意义，他的生死观是值得重视的。

第五位是苏格拉底。由于苏格拉底相信神祇和天命，所以他对生死的看法比较豁达。苏格拉底认为，未经过反省的生活是不值得活的。同样，他对死亡也进行反省。只有对死亡进行反省，才能够死得有价值和意义，并且毫无遗憾，也不恐惧。苏格拉底用自己的死捍卫了自己的尊严。苏格拉底曾被以诋毁神明和蛊惑青年两项罪名交付审判，并且被判处死刑。在距离行刑日子里，苏格拉底有机会可以逃跑。但是，他经过反省，没有逃跑。主要是因为他认为，逃死不难，逃罪恶却难得多。[③] 苏格拉底认为，稍有价值的人不会只计较生命的安危，他唯一顾虑的只在于行为是非、善恶。[④] 苏格拉底对死亡是不恐惧的，他认为，对于死亡那个本性，我不自命知之。上天的神创造了一切，也支配着一切。所以只有神才是全知全

---

① 参见《德谟克利特著作残篇》，载段德智：《西方死亡哲学》，北京大学出版社2006年版，第272页。

② 参见《德谟克利特著作残篇》，载段德智：《西方死亡哲学》，北京大学出版社2006年版，第272页。

③ 参见苏格拉底：《苏格拉底的申辩》，载段德智：《西方死亡哲学》，北京大学出版社2006年版，第272页。

④ 参见苏格拉底：《苏格拉底的申辩》，载段德智：《西方死亡哲学》，北京大学出版社2006年版，第272页。

能，只凭人的理性，并不足以知道万物的奥妙，因此也不足以知道死亡及阴间的情形。死亡的本性只有神知道，那么到底是生好，还是死好呢？苏格拉底认为，生死之间，孰好孰坏，只有神知道；"死可能比生更好"

第六位是柏拉图。柏拉图作为苏格拉底的学生，既继承了苏格拉底的观点，又提出新的观点，对德谟克利特的观点也进行了批判。柏拉图认为，死亡是灵魂从身体的开释。柏拉图传承毕达哥拉斯的观念，认为肉欲如牢狱，将灵魂困住了，因此死亡是灵魂从身体的开释。进而柏拉图认为，哲学是死亡的练习。① 柏拉图认为，真正的哲学家，总是专心致志于从事死亡，因此他们在一切人中最不惊慌失措。② 柏拉图认为，人生最重要的目标，就是追求真、善、美，而真、善、美存在于理念世界，灵魂的本质为能够推动自己运动的东西，因而必定是最初的东西，在一切事务中最先存在的东西，也必定是永恒和不朽的东西。灵魂是不能被某种恶的东西消灭的，不论是内在于灵魂的恶，还是外在于灵魂的恶。

第七位是亚里士多德。亚里士多德是柏拉图的学生，是古希腊哲学的集大成者。从苏格拉底到柏拉图再到亚里士多德，具有一脉相承的关系。亚里士多德认为，长的生命不一定比短的生命好，除非其他事情是相等的。③ 柏拉图主张灵魂不死，而亚里士多德认为，整个灵魂在人死后，继续存在是不可能的。④ 如果灵魂不存在的，那什么是永恒的呢？亚里士多德认为"神圣理性不死"，并且认为，我们应该尽力使我们自己不朽。⑤ 死

① 参见柏拉图：《裴多篇》，载段德智：《西方死亡哲学》，北京大学出版社2006年版，第273页。

② 参见柏拉图《裴多篇》，载段德智：《西方死亡哲学》，北京大学出版社2006年版，第273页。

③ 参见亚里士多德：《伦理学》，载段德智：《西方死亡哲学》，北京大学出版社2006年版，第272页。

④ 参见亚里士多德：《形而上学》，载段德智：《死亡哲学》，湖北人民出版社1991年版，第75页。

⑤ 参见亚里士多德：《伦理学》，载段德智：《西方死亡哲学》，北京大学出版社2006年版，第273页。

亡是可怕的，但可以用勇敢和美德克服。哪些人是勇敢的呢？亚里士多德认为，严格地说，只有面对高尚的死亡，面对包括死亡在内的所有紧急情势时无所畏惧的人，才可称为勇敢的人。亚里士多德认为，死亡是终结，而且对死者来说，一切东西都随着他个人的死亡而丧失其全部信仰。

第八位是伊壁鸠鲁。他是带有唯物主义倾向的思想家。他认为"贤者既不厌恶生存，也不畏惧死亡，既不把生存看成坏事，也不把死亡看成灾难。贤者对于生命，正如同他对于食品那样，并不是单单多选的，而是选最精美的，同样地，他享受时间也不是单单度量它是否最长远，而是度量它是否最合意。"①"正确地认识到死亡与我们相干，便使我们人生有死这件事愉快起来，这种认识不是给人生增加无尽的时间，而是我们从对于不死的渴望中解放了出来；一个人如果正确地了解到终止生存并没有什么可怕，对于他而言，活着也就没有什么可怕的。"②"一切恶中最可怕的——死亡——对于我们是无足轻重的，因为我们存在时，死亡对于我们还没有来，而当死亡时，我们已经不存在了，因此死对于生者和死者都不相干。"③伊壁鸠鲁是典型的精神快乐主义，他重视快乐幸福的生活，强调当命运中的死亡还没有来时，应该好好地活着；死亡来临之时，应该好好地死。

第九位是塞涅卡。他认为，"要当这不可避免的时刻到来的时候能够坦然离去是件伟大的事情，一个人必须花费很长时间才能学到手。一个人没有死的意愿就没有生的意志；因为只有在死的条件下我们才能够得到生"④。他还进一步认为，人们应该不断地想到死亡，只有当人们不断想到

---

① 伊壁鸠鲁：《致美诺寇的信》，转引自段德智：《西方死亡哲学》，北京大学出版社2006年版，第273页。

② 伊壁鸠鲁：《致美诺寇的信》，转引自段德智：《西方死亡哲学》，北京大学出版社2006年版，第274页。

③ 伊壁鸠鲁：《致美诺寇的信》，转引自段德智：《西方死亡哲学》，北京大学出版社2006年版，第274页。

④ 塞涅卡：《对话·论幸福生活》，转引自段德智：《西方死亡哲学》，北京大学出版社2006年版，第274页。

死亡的时候，才不会恐惧。显然，塞涅卡作为西方古代后期著名的哲学家，对待生死的态度，汲取了西方古代众多思想家的智慧。他提出要坦然面对死亡是需要去学习才能获得的，这意味着并不是任何一个人都能够坦然面对死亡的。同时，人也必须要有死亡的准备，没有准备的死亡是恐惧的，而有所准备的死亡是不恐惧的。

（二）从奥古斯汀到蒙田涅

从 5 世纪末西罗马帝国灭亡（476）到 17 世纪中叶英国资产阶级革命爆发（1640），是西欧封建社会时期，史学上通常把它称为中世纪或中古时期。中世纪意识形态的基本特征是：基督教宗教神学在知识活动的整个领域中具有无上权威，其他意识形态形式都合并到神学中，并成为神学的科目。结果，哲学便成为神学的奴婢，基督宗教教义便成了中世纪经院哲学的绝对前提；在死亡问题上，基督宗教对死亡的回答便取代了此前所有的回答，并且享受了事实的独占长达近乎一千年。①

基督教的生死观是中世纪西方生死观的集中体现。主要观点包括以下几个方面：一是原罪的观点。根据《旧约·创世纪》的记载，上帝首先创造了宇宙天地和亚当、夏娃及蛇；但在伊甸园中，亚当和夏娃违背了上帝的命令，吃了禁果，于是被赶出伊甸园。"因为有这种罪行，所以他们来自于尘土，也要回到尘土。"这是最早的犹太教对于死亡起源的注解，基督教也接受了这种诠释。在《新约·致罗马人书》中，保罗提到：罪从一个人进入世界（即指亚当），死又是从罪中来的，于是死就领导了人类。也正因为人都附有原罪，所以无法依靠自己的力量改过自新，只有获得上帝的宽恕，才得获得赎罪，才能克服死亡。二是复活的观念。《约翰福音》第五章说："行善的复活得生，作恶的复活定罪。"换言之，人会复活，

---

① 参见段德智：《西方死亡哲学》，北京大学出版社 2006 年版，第 107 页。

在这个世界行善的，就会因此得生；反之，如果作恶的，仍会复活定罪。《保罗全书》中也说：死就是在耶稣中睡了的人。另外，《以赛亚全书》强调："在基督里面死了，一要复活，而且和主永在。"《约翰福音》十一章和二十六节则讲道："复活在我，生命也在我，信我的人虽然死了，也必复活。""到最后的时候，死人要复活，尸首要兴起，睡在尘埃的，要勤起歌唱。"三是永生的信念。在《哥林多书》中提及："如今常存约有信、有望、有爱。"《迦拉太书》第二章也提到："现在活着的不再是我，乃是基督在我里面活着，并且我如今在肉体活着，是因为信神的儿子而活，她是爱我，为我舍己。"在《迦拉太书》第五章也提到："弟兄们，你们蒙召是要获得自由，只是不可将你们的自由当作放纵情欲的机会，总要用爱心相互扶持，因为法律都包括在爱人如己这句话里面。"最重要的是有"爱"，有耶稣基督的爱，才能得到永生。四是讲奉献。《马可福音》第八章提到，耶稣说："因为凡要救自己生命的，必丧掉生命，凡为我和福音丧掉生命的，必救了生命。"这里讲了只有讲奉献的人，才能够得到生命；反之，必然丧失生命。

　　基督宗教的生死观回应了"在耶稣基督中复活"的中心口号。下面我们考察中世纪著名思想家关于生死的观点。奥古斯丁认为，"天主负担了我们的死亡，用他充沛的生命销毁了死亡，用雷霆般的声音呼喊我们回到他身边，到他神秘的圣殿中……使吾人不再永处于死亡之中"①。奥古斯丁的《忏悔录》阐述他的死亡观，他也经历了从恐惧死亡到漠视和渴求死亡的巨大转变过程。在青年时期，他对死亡曾经感到极端的恐惧。为什么在青年时期感受到死亡的恐惧，缘于亲人和朋友是自己灵魂的一半。奥古斯丁认为，消除和摆脱对死亡的恐惧，根本在于树立对天主或基督的信仰，对死后复活的信仰。天主负担了俗世的人的死亡并且天主呼唤俗世的人回到他的身边。俗世的人唯一或着应该去做的就是响应天主的召唤，努力使

---

　　① 奥古斯丁：《忏悔录》，商务印书馆 1981 年版，第 62 页。

自己上升到天主面前，战胜死亡，获得永生。奥古斯丁的死亡观是基督宗教性质的，从属于神学。

托马斯·阿奎那是中世纪神学的集大成者。他认为，人在尘世的生活之后还另有命运，这就是它在死后所等待的上帝的最后幸福和快乐。[①] 天堂的最高幸福是人君的酬报。[②] 托马斯·阿奎那这些论断，主要是通过对古希腊先哲们思想的考察，特别是对亚里士多德的"神圣理性不死"的观念进行阐释而提出的。阿奎那所倡导的"我们称之为理性原则的人的灵魂是不可朽的"以及"通过自身而存在的神圣理性不死"的观点，是与亚里士多德的观点是一致的。他认为通过自身而存在的神圣理性是不死的和永恒的，从而从实体学说的角度发挥和论证了亚里士多德的命题，也进而印证基督宗教生死观的观点。当然，阿奎那与亚里士多德对这个问题论证的最终归宿是不同的。亚里士多德提出和论证神圣理性不死，归根到底在于倡导人们过一种具有自足性的、纯粹的沉思生活，而阿奎那的目的在于倡导人们过一种以上帝为终极目的和最后归宿的宗教信仰生活。

马丁·路德认为，首先要记住他已说过的话：无须乎"事功"，单有信仰就能释罪，给人自由和拯救。[③] 人并非单为他一人生活于朽坏的身体中，为它的缘故而工作。它也是为尘世上一切人而生活；不仅如此，他活着，只是为了别人，并非为了他自己。……如保罗所说："我们没有一个人为自己活着，也没有一个人为自己死。我们活着，是为主而活，若死了，是为主而死。"[④] 马丁·路德提出了"因信得救"学说，他关于死亡的观念，离不开对基督宗教的认识。可以说，马丁·路德的历史功绩就在于继往开来，大胆破除封建社会和封建社会的等级制度，破除基督宗教教会

---

① 参见托马斯·阿奎那：《论君主政治》，商务印书馆1981年版，第82页。

② 参见托马斯·阿奎那：《论君主政治》，商务印书馆1981年版，第83页。

③ 参见马丁·路德：《论基督宗教徒的自由》，载段德智：《西方死亡哲学》，北京大学出版社2006年版，第276页。

④ 马丁·路德：《论基督宗教徒的自由》，转引自段德智：《西方死亡哲学》，北京大学出版社2006年版，第276页。

和神职人员的权威，把个人信仰提高到至高的位置，从而给西方死亡哲学明显地打上了资产阶级的个人主义烙印。

蒙田认为，"生命的价值并不在于它的长短，而在于我们怎么利用它。你活得够与不够不在于年龄。"① 他还认为，生命从自然时间上看是有限的，所以需要拓展生命的空间，使生命更加深刻和充实。他主张人们应当平静地生活，同样也应当知道如何恰当平静死去。他认为死亡是必然的。"你生命的无间歇的工作便是建造死，你在生的时候便已在死。"② 预谋死即所谓预谋自由，学会怎样去死的人便忘记怎样去做奴隶，认识死的方法可以解除我们的一些奴役和束缚。③ 因此，死亡是生命的终了而非它的目的，我们不应当鄙视我们的生存，而应当使之更加深刻和充实。蒙田已经不再用神的眼光看待人的死亡，而是开始用人的眼光、用自然的眼光看待人本身，以及看待人的死亡。

（三）从培根到费尔巴哈

近代西方社会是一个思想活跃的社会，出现很多大思想家。我们主要考察以下几位思想家的生死观。

第一位是培根，培根认为与其愚蠢而软弱地视死亡为恐怖，倒不如冷静地看待死亡——把它看做人生必不可免的归宿，看作对尘世罪孽的赎还。④ "人心中有许多种感情，其强度足以使人战胜死亡——仇忾之心能压倒死亡，热烈的爱情敢蔑视死亡，荣誉感使人献身死亡，巨大的哀痛使人

---

① 弗兰西斯·珍森：《蒙太涅其人》，转引自段德智：《西方死亡哲学》，北京大学出版社 2006 年版，第 276 页。

② 马丁·路德：《论基督宗教徒的自由》，转引自段德智：《西方死亡哲学》，北京大学出版社 2006 年版，第 276 页。

③ 参见马丁·路德：《论基督宗教徒的自由》，载段德智：《西方死亡哲学》，北京大学出版社 2006 年版，第 276 页。

④ 参见培根：《培根随笔选·死亡》，载段德智：《西方死亡哲学》，北京大学出版社 2006 年版，第 277 页。

扑向死亡。"① 死还有这一点：就是它打开名誉之门，熄灭妒忌之心。生时受人妒羡的人死后将受人爱。② 培根对生死的观念和看法是归纳式的。他认为死亡是一种归宿，并用自己科学研究的方法看待"生要人妒忌和死要受人爱戴"的观点，并且认为这样的人生才是有价值的。

第二位是笛卡尔。代之以寻找延年益寿的妙方，笛卡尔现在找到了另外一种更简便且又可靠的方法，这就是不要惧怕死亡。③ 不惧怕死亡是如何得到呢？笛卡尔认为我们的灵魂比身体更恒久；我们以任何方式，都不能看作是属于一个物体的一切，都必定属于灵魂。换句话说，灵魂在人死后，会从身体撤离，但并不因为身体的死亡而死亡，甚至仍然完好无损。笛卡尔认为，我们的心灵有一个完全独立于身体的本性，绝不会与身体同在。既然见不到别的毁灭心灵的原因，自然会因此断定"心灵是不死的"。笛卡尔的观点是对死亡的一种希望，一种死后享受彼世极乐生活的希望，一种免于死亡恐惧、欢快而宁静地度过晋升的希望。从唯物主义的角度来说，他的灵魂不死是站不住脚的。

第三位是斯宾诺莎。他认为自由的人绝少思想到死，他的智慧，不是死的默念，而是生的沉思。④ 他不受怕死的情绪所支配，而直接地要求善，亦即他从根本上超越死亡阴影，而对生的行善全力以赴。他也强调，人的心灵，不可能随身体而完全消灭。只要能活在神的氛围内，包含在神内，就能超时空而永恒。从斯宾诺莎的论述中，可以发现，斯宾诺莎把生死观放在对生的默思上，反对人的灵魂随着身体完全消灭的观点。他的观点和论述，弘扬了理性至上和科学献身的精神。

---

① 培根：《培根随笔选·死亡》，转引自段德智：《西方死亡哲学》，北京大学出版社2006年版，第277页。

② 参见培根：《培根随笔选·死亡》，载段德智：《西方死亡哲学》，北京大学出版社2006年版，第278页。

③ 笛卡尔：《给查纽特的信》（1646年），载段德智：《西方死亡哲学》，北京大学出版社2006年版，第278页。

④ 参见斯宾诺莎：《伦理学》，商务印书馆1981年版，第236页。

　　第四位是卢梭。卢梭认为，每个人都有权冒自己生命的危险，以求保全自己的生命。难道有人会说，一个为了逃避火灾而跳楼的人是犯自杀罪吗？难道有人会追究，一个在风浪里被淹死的人是在上船时犯了不顾危险的罪吗？①当我呱呱落地的时候就已进入一个竞技场，直到死的时候才能离开。当赛程已到终点时，学习如何把车驾得更好又有什么用呢？这时候想的只应是怎样离去。老年人如果还学习的话，那就只学习怎样去死；而正是这种学习，人们在我这种年纪却很少进行；人们思考一切，唯独这是例外。②卢梭认为，憎恶死亡是人的天性，必须学习死亡；可以老年之后，更深层次地反省自我，反省人生，通过著书立说总结自己对死亡的思索。

　　第五位是康德。康德是伟大的哲学家，对生死观念也有过深入的论述。没有人能在自己身上经验到死亡（因为生命是产生经验的因素），而只能从别人身上去体会，死是不是痛苦，这是不能从死者临终的喘息或抽搐中判断出来的。毋宁说，那更像是生命力的一种单纯机械性的反映，它或许是从一切痛苦中逐渐解脱出来的一种平和的感觉。③痛苦是活力的刺激物，在其中我们第一次感到自己的生命，舍此就会进入无生命状态。④他进而认为，"想得越多，做得越多，你就获得越长久（哪怕是在你自己的想象中）。"⑤自杀是以勇敢为前提还是全部以沮丧为前提，这不是一个道德问题，而只是一个心理学问题。如果他干这事仅仅是为了避免不名誉地活着，即出于愤怒而自杀，那么他就显得是勇敢的；但如果是由于在忍受那慢慢耗尽一切忍耐力的悲伤时失去了耐心，那么这就是一种沮丧了。⑥康德的生死哲学对后世影响重大。他的"灵魂不死具有道德的确定

　　①　参见卢梭：《社会契约论》，商务印书馆1982年版，第42页。
　　②　参见卢梭：《一个孤独的散步者的梦想》，载段德智：《西方死亡哲学》，北京大学出版社2006年版，第279页。
　　③　参见康德：《实用人类学》，上海人民出版社2002年版，第87页。
　　④　参见康德：《实用人类学》，上海人民出版社2002年版，第88页。
　　⑤　康德：《实用人类学》，上海人民出版社2002年版，第88页。
　　⑥　康德：《实用人类学》，上海人民出版社2002年版，第89页。

性""自杀不可能称为普遍的自然律"等认识是超凡的。他对死亡的认识建立在超乎个体的普遍利益和普遍道德准则的基础之上。

第六位是黑格尔。黑格尔认为,"精神的生活不是害怕死亡而幸免于蹂躏的生活,而是敢于承担死亡并在死亡中得以自存的生活"[1]。死亡就是爱本身,在死亡中绝对的爱显现出来了。它就是神与人的同一,上帝在人身上、在有限中间同他自己一致。[2]人是要死的,似乎以为人之所以要死只是以外在的情况为根据,照这种看法,人具有两种特性:有生也有死。但对这事的真正看法应该是,生命本身即具有死亡的种子。[3]任何人都要死,自然的死亡是一种绝对的法律,但这是自然对人所执行的法律。[4]由此观之,黑格尔提出死亡是精神同自身的和解,这也是辩证法在生死问题上的体现。黑格尔认为,死亡不仅仅具有否定的意义,同时还存在肯定的意义;它不仅涵指取消,还涵指保存和提高;它是否定和肯定的统一,也是取消和保存的统一。就更高一个层次来说,死亡是一种精神的存在,也是一种精神的自我否定。

第七位是费尔巴哈。"死亡是我们获得存在的知识的工具:死亡确实显现了存在的根由,唯有它才喷射出本质的光焰;存在只有在死亡中显现,因而它也就是在死亡中实现。"[5]所谓民众对另一种生命之信仰,其实不是别的,不过是对今世生命的信仰。[6]不死问题,也同每一个与我们有切身关系的问题一样,只有从人本学观点来理解它,才能得到正确而明

---

[1] 黑格尔:《精神现象学》下卷,商务印书馆 1979 年版,第 197 页。

[2] 参见黑格尔:《宗教哲学讲演录》,载段德智:《西方死亡哲学》,北京大学出版社 2006 年版,第 280 页。

[3] 参见黑格尔:《小逻辑》,商务印书馆 1980 年版,第 80 页。

[4] 参见黑格尔:《哲学史讲演录》第四卷,商务印书馆 1981 年版,第 98 页。

[5] 费尔巴哈:《关于死亡的韵诗》,转引自段德智:《西方死亡哲学》,北京大学出版社 2006 年版,第 280 页。

[6] 参见费尔巴哈:《关于死亡的韵诗》,载段德智:《西方死亡哲学》,北京大学出版社 2006 年版,第 280 页。

晰的了解。①"死是最坚决的共产主义者，它使百万富翁与乞丐，皇帝与无产者，都一律平等。"② 最残酷的、最摧心的真理，就是死。③ 从以上的论述中，我们可以看出，费尔巴哈与黑格尔是有区别的，黑格尔是从精神的角度来看待死亡的问题，而费尔巴哈是从人的观点、从人本学的观点看待死亡问题，把死亡看作是一种属人的规定或人的本性。费尔巴哈理解的人的最根本的本质不是理性思维，而是本能的欲求，是对自己存在的欲求。

（四）从叔本华到萨特

随着西方社会的进步和发展，西方的生死观念呈现直面死亡的特点。主要有叔本华、海德格尔、萨特以及马克思等思想家。

叔本华认为，死亡是给予哲学灵感的守护神和它的美神，苏格拉底之所以说哲学的定义是"死亡的准备"，即是如此。如果没有死亡的问题，恐怕哲学也就不成其为哲学了。④ 我们无所畏惧于死亡，正如太阳无所畏黑夜一样。⑤ 要毫不畏惧地面对面看着死亡。⑥ 自杀，亦即一个个别现象的自甘毁灭，也就是一个完全徒劳的、愚蠢的行为；因为当现象毁灭时，自在之物却依然无恙，犹如不管彩虹所依存的雨点是如何迅速地在替换更

---

①　参见费尔巴哈：《从人本学观点论不死问题》，载段德智：《西方死亡哲学》，北京大学出版社 2006 年版，第 281 页。

②　费尔巴哈：《从人本学观点论不死问题》，转引自段德智：《西方死亡哲学》，北京大学出版社 2006 年版，第 281 页。

③　参见费尔巴哈：《从人本学观点论不死问题》，载段德智：《西方死亡哲学》，北京大学出版社 2006 年版，第 281 页。

④　参见叔本华：《爱与生的苦恼》，载段德智：《西方死亡哲学》，北京大学出版社 2006 年版，第 281 页。

⑤　参见叔本华：《爱与生的苦恼》，载段德智：《西方死亡哲学》，北京大学出版社 2006 年版，第 281 页。

⑥　参见叔本华：《爱与生的苦恼》，载段德智：《西方死亡哲学》，北京大学出版社 2006 年版，第 281 页。

易，彩虹自身仍坚持不收一样。① 在叔本华看来，虽然我们有死，但是我们的死亡并不触犯生命意志。根据叔本华的思想，可以得出的结论是只有我们理解死亡的意义，才能平静地面对死亡。

尼采认为，透过对于死亡与其意义的思索，会蓦然发现，我们的死是一种全然不同的死亡。② 示以成就之死，那对于生者是一个刺激和一个期许。③ 尼采生死观继承了叔本华，并把叔本华的"生命意志"说进行改造，赋予人生和死亡明显的个体性，表现出积极乐观的态度。尼采的死亡观同他对人生的意义的探索密切相关，认为人生的意义在于永恒价值的创造。认识生和死的问题，就是要用永恒重现成就死亡，赋予生命积极的意义。

海德格尔认为，死亡意指的结束不是此在的存在到头，而是这一存在者的一种向终结存在。死亡是一种此在刚一存在就承担起来的去存在的方式。"刚一降生，人就立刻老得足以去死。"④ 作为向其死亡的存在者，此在实际上死着，并且只要它没有到达亡故之际就始终死着。⑤ 死亡是此在的最本己的可能性。向这种可能性存在，就为此开展出它的最本己的能在，而在这种能在中，一切都为的是此在的存在。⑥ 死亡作为此在的终结乃是此在最本己的、无所关联的、确知的、而作为其本身则不确定的、超不过的可能性，死亡作为此在的终结存在这一存在者向其终结的存在之中。⑦ 海德格尔的生死观，展示他宏大的存在主义观点。他认为，只有认识到最

---

① 叔本华：《作为意志和表象的世界》，转引自段德智：《西方死亡哲学》，北京大学出版社 2006 年版，第 282 页。

② 参见尼采：《快乐的科学》，载段德智：《西方死亡哲学》，北京大学出版社 2006 年版，第 280 页。

③ 尼采：《快乐的科学》，载段德智：《西方死亡哲学》，北京大学出版社 2006 年版，第 280 页。

④ 海德格尔：《存在与时间》，生活·读书·新知三联书店 1999 年版，第 315 页。

⑤ 参见海德格尔：《存在与时间》，生活·读书·新知三联书店 1999 年版，第 315 页。

⑥ 参见海德格尔：《存在与时间》，生活·读书·新知三联书店 1999 年版，第 315 页。

⑦ 参见海德格尔：《存在与时间》，生活·读书·新知三联书店 1999 年版，第 315 页。

本己的可能性是死亡，获得一个充分的死亡概念，才能对此在之存在所可能具有的本真性与整体性即"存在的意义"有一种原始的认识。死亡作为此在之不可能的可能性，作为此在的生存方式，其基本意涵在于此在的"向终结存在"，亦即"向死存在"。海德格尔认为死亡是确定和不确定的结合，确定是我们总有一死；不确定是我们谁也说不准我们具体什么时间死去。

萨特认为，放逐、囚禁，尤其是死亡（这在太平盛世我们通常是根本不敢面对的）成为我们习以为常的关注对象。我们发现，它们既不是无可避免的偶发事件，也不是经常无可避免的危险，它们必须被视为我们的天数、我们的命运、我们做人这一实在的深邃的根源。① 一个人能够由于仇恨或者死亡而放出光芒。② 应该明确的是死的荒谬性。③ 对自为这种存在来说，存在是在问题中的，正是因为自为总是要求有一种后来的存在，死在自为的存在中没有任何地位。④ 我不是为着去死而是自由的，是一个要死的自由的人。⑤ 萨特认为，死不是自为存在固有的可能性，而是一个偶然的事实。他的哲学观点，在对批判海德格尔的基础之上形成的。海德格尔认为人是"向死的存在"，重点在于存在，而萨特的论著《存在与虚无》则突出虚无。萨特在人的主观性和自由的角度看待死亡，突出认识死亡非但不能给人的存在以意义，反倒需要经由人的主观和自由来加以说明。

---

① 参见萨特：《沉默的共和国》，载段德智：《西方死亡哲学》，北京大学出版社2006年版，第283页。
② 参见萨特：《厌恶及其他》，载段德智：《西方死亡哲学》，北京大学出版社2006年版，第283页。
③ 参见萨特：《存在与虚无》，载段德智：《西方死亡哲学》，北京大学出版社2006年版，第283页。
④ 参见萨特：《存在与虚无》，载段德智：《西方死亡哲学》，北京大学出版社2006年版，第283页。
⑤ 参见萨特：《存在与虚无》，载段德智：《西方死亡哲学》，北京大学出版社2006年版，第283页。

二、西方生死观对临终关怀的影响

西方生死观对西方临终关怀发展具有深远的影响。一方面，为临终关怀的产生奠定思想基础；另一方面，为临终关怀贡献哲学智慧，为临终关怀发展提供了深厚的理论资源。

（一）奠定思想基础

西方生死观对临终关怀发展的第一个意义是奠定思想基础。法国思想家帕斯卡尔认为，人是世界上最脆弱的一棵苇草，一缕烟、一滴水便足以杀死他。但人却是一棵高贵的苇草，因为人知道自己要死亡，明白宇宙比他强大，而宇宙对此一无所知。死亡的忧虑伴随着人的一生。由此，可以发现，对死亡的考虑和追问是临终关怀出现的一个重要因素。苏格拉底把自己的死变成一堂哲学课，认为哲学研究是为死亡做准备的，哲学家终生都期待死亡。柏拉图对苏格拉底之死进行了思索，认为人的每一认识都旨在认识自己将要死去及必然死去。海德格尔认为，人是向死的存在。这些思想家对死亡进行肯定。死亡是必然的，人们在面对死亡之时是否会感到恐惧？恐惧是有的。哲学家们思考消除死亡恐惧的办法，最后衍生为终极关怀的手段。从古代的生死观念来看，舒缓死亡的恐惧主要有以下几种方法：一是寻求长生不老的丹药，希望一劳永逸地战胜死亡。二是信仰灵魂不死和生命轮回，相信死亡只是生命的转移，而不是自我的寂灭，以克服对死亡的恐惧。三是返归田园，在田园之乐中让自己与大自然融为一体，以缓解畏死的心态。四是毕生苦行，把尘世当成苦海，以克服对生的留恋。

20世纪70年代以来，西方国家的医学、伦理学和社会学等社会科学积极探索死亡问题，死亡也成为立法和公共政策关注的对象，死亡学逐渐形成。学者对死亡恐惧的研究肇始于19世纪，20世纪学者从各个不同层面进行研究，如涉及濒死体验、安乐死以及死亡超越等问题。据统计，关于濒死、死亡和居丧书籍（不包括文章）在 1976—1986 年间出版的就有 1700 种。生物学家、医学家、人类学家、心理学家、社会学家、哲学家等都参与此问题的研究。从这些学者的研究中可以发现，濒死的研究是最重要的研究，濒死研究把临终关怀作为重要内容。

（二）贡献哲学智慧

西方生死观对临终关怀发展的第二个意义是提供了哲学智慧。西方生死观的演变有着显著的特征，这些特征明显地指向了临终关怀。注重死亡本性的追问是西方死亡哲学一个非常显著的特征，也是死亡哲学形态的普遍共性。如果不追问死亡本性，不思考和回答"死亡是什么"，那就根本算不上死亡哲学。值得注意的是，"各种死亡哲学形态对死亡本性追问的理论层次却有深浅之别，这一追问和答问在其整个死亡哲学体系中的比重也有大小之异。"① 通过前面的考察发现，西方死亡哲学是在追问和探究死生而引发的，从赫拉克利特、毕达哥拉斯、德谟克利特到柏拉图等，他们所思考的、所回答的都是死亡是什么——即死亡本性问题。由此可知，西方死亡哲学的最初思考的问题与临终关怀所思考的问题殊途同归。临终关怀首先是对死亡的追问，并通过死亡的追问得出活着有意义。

西方死亡哲学另一个特征就是注重死亡的主体性原则和个体性原则。尼采提出和讨论自由的死之时，认为当"我们意愿死，死就来到"。人们应当创造活动赋予自己、人类和大地以新的意义之后死去。尼采说："当你们死，你们的精神和道德当辉灿着如落霞之环照耀着世界；否则你们的死是失败的。"这是西方死亡哲学的主体性原则的典型体现。海德格尔认为"死亡是此在最本己的可能性"，这一论断体现了西方死亡哲学的另一特征——死亡的个体性。正如海德格尔所认为的，死亡之所以是存在最本己的可能性，不仅在于死亡是世上最私有的东西，它是谁也帮不了忙的，

---

① 段德智：《西方死亡哲学》，北京大学出版社 2006 年版，第 29 页。

是谁也替你考虑不了的，谁也替代不了的；而且还在于只有死亡才可以使此在（具有主体性和个体性的人）自身"个别化"，从而本真地作为它自己而存在，实现"向死的自由"。西方思想家的人生实践也充分体现西方死亡哲学的主体性和个体性原则，比如叔本华在自己墓碑上只写"阿图尔·叔本华"几个字，克尔凯郭尔要求在自己的墓碑上刻上"那个孤独者"，弗洛伊德想安乐死，等等。

第二节　中国传统生死观与临终关怀

从孔子的"生死有命，富贵在天"开始，中国古代思想家就开始探寻生死问题。中国传统社会的儒家、道家和佛家对生死问题都有过论述，影响深远。由于我国传统社会更注重生的问题而忽视死的问题，导致我国临终关怀发展缓慢。

一、中国传统生死观

现有的文献资料表明，以孔子为首的儒家、老子为首的道家还有佛家都论述了生死问题，为认识生死问题提供了深厚的哲学基础。

（一）儒家主要代表人物生死观

儒家为中国传统文化的主流思想，从公元前5世纪创立到现在，前后经历两千五百余年，它对中国文化影响深远。孔子、孟子、荀子、朱熹、王阳明是主要代表人物，下面我们考察生死观。

孔子是儒家创始人，对于生死问题提出了很多看法。首先，孔子认为"生死有命，富贵在天"。其次，孔子提出了"未知生，焉知死"。《论语·先进》说："季路问事鬼神。子曰：未能事人，焉能事鬼？曰：敢问死。曰：

未知生，焉知死。"从这里可以看出，孔子认为人不懂生也就不会懂得死，人活着的时候最重要的事情莫过于明白活着的道理，清楚人应该如何活着，至于死，且不必管它，懂得了生也就懂得了死。孔子学说的核心概念是"仁"，认为"志士仁人，有杀身以成仁，无求生以求害仁"。孔子提倡牺牲小我、完成大我。孔子的生死观念一直影响着中华民族，如讲究杀身成仁，形成中华民族的风骨气节。

孟子是继孔子之后儒家最为著名的人物。孟子在《尽心篇》中认为，"尽其心者，知其性也。知其命，则知矣。存其心，养其性，所以事天也。夭寿不二，修身以俟之，所以立命也"。孟子提出立命之说。人生寿命都有定数，或长或短；人们面对这种定数，无法变更也无法逃避，只有勇敢面对，通过修身，完成生命的责任，这就是安身立命之道。孟子的尽心、修养、立命形成"浩然正气，配义与道"。他认为，"充实谓之美，美而有光辉之谓大，大而化之之谓圣，圣而不可知之谓神。"孟子还提出"生，亦我所欲也，义，亦我所欲也；二者不可得兼，舍生而取义也"的观点。孟子面对生和义的取舍问题和孔子的认识一致，认为应该为集体或者说社会的利益而牺牲个人的利益。

荀子认为，生死很多时候都是心理作用。他认为，"凡观物有疑，心中不定，则外物不清，则未可定然否也"。他进而认为，"凡人之有鬼，必以其感忽之间疑玄之时正之，此人之所以无有而有无之时也"。因此，"天能生物，不能辨物；地能载人，不能治人也"。所以，荀子认为天地降福或灾，其实是种迷信。他认为天地运行都是有规律的，在《天论》中强调，"天行有常，不为尧存，不为桀亡，应之以治则吉，应之以乱则凶。""大哉，死乎！君子忽焉，小人休焉。"君子永远以仁义自持，终身不怠，唯一能安息的地方，只有死亡；反之，小人放纵情欲，钻营私利，只有死亡才能令其休止。

朱熹是理学的集大成者。朱熹的生死观主要体现在他对佛教的轮回学说的批判。他认为，"释者却谓人死为鬼，鬼复为人。如此则天地间常只是许多人来来去去，更不由造化生生，必无是理。"除了对佛教生死轮回的批判之外，他还对道教神仙长生不老之学说进行批判，认为"人言仙人不死，不是不死，但只是渐渐消融了不觉耳。盖他能炼其形气，使渣滓都消融了，惟有那些清虚之气，故能升腾变化。"

王阳明在《传习录》中曾有与萧惠的对话。萧惠问生死之道，王阳明回答："知昼夜，即知生死"。萧惠继续问昼夜之道，王阳明回答："知昼则知夜"。此回答与孔子的"未知生，焉知死"有异曲同工之处。王阳明对于昼夜进行了深入的解释，认为"汝能知昼，懵懵而兴、蠢蠢而食，行不著、习不察，终日昏昏，只是梦昼"。唯"息有养，瞬有存"，此心惺惺明明，天理无一息间断，才是能知昼，这便是天德。进而他指出："便是通乎昼夜之道而知，更有什么生死"。王阳明主张通过充实生来超越死。如何充实生呢？他提出"病中磨练功夫"的办法：人在痛苦中，也要保持心中的快活，不被病痛所苦。如何做到呢？哪些人能够做到呢？王阳明认为，能够看穿生死的只有志士仁人。世人都把生命看得太重，不问死、不学死，婉转委曲求全，以此把天理丢去了。他又认为，"人于生死年头，本从生身命根上带来，古不易去。若于此处见得破、透得过，此心全体方是行无碍，方是尽性至命之学"。由此可以看出，王阳明提倡面对死亡，要能"见得破、透得过"，这样才能真正成全合"天地万物为一体"的仁心，也才能真正让此心与天地大化"行无碍"。另外，在批判鬼神时，王阳明还提出"集义不必怕鬼"。

（二）道家主要代表人物的生死观

道家作为我国传统文化重要的流派，在我国的哲学思想上有着重要的地位。老子、庄子以及之后很多道教经典作品都探索生死问题。

老子是道家的创始人，在《道德经》中论述了生死问题。他认为，"人之生也柔弱，其死也坚强。万物草木之生也柔弱，其死也枯槁。故坚强者死之徒，柔弱者生之徒。"人和万物都是从最初的柔弱到壮大、坚强，之后逐步走向衰老和死亡。这个观点与西方思想家的"人是向死的存在"有某些耦合的地方。自然死亡之后，死亡的归宿在哪里呢？老子认为，"夫物芸芸，各复归其根。归根曰静，是谓复命。"由此，可以认为老子在生死问题上主张"落叶归根"。

老子也是相对论者。他认为，"祸兮，福之所倚；福兮，祸之所伏。孰知其极？其无正"。意思就是说，很多事情，眼前看似祸，但却可能隐藏着福音；或者看似福，其实隐含着祸因；事情最后会怎样，谁也说不准。老子将相对论引入生死当中，认为，生死如同祸福，也是相互依存的。在生命的每个阶段中，可能隐藏着死的因素；在死之中，也可能是生的最后机会。由此，提出"置死地而后生"，认为怕死者更会死、不怕死者反而能生。

庄子对生死的论述比较多，很多论述和西方学者具有某些相似的地方。首先，"人生如梦，唯大觉能大悟"。庄子认为人生短暂，来去匆匆，即使活着，也恍然如梦。"人生天地之间，若白驹之过隙，忽然而已。……已化而生，又化而死。""梦饮酒者，旦而哭泣；梦哭泣着，旦而田猎。方其梦也，不知其梦也。梦之中又占其梦焉，觉而后知其梦也。"庄子提出，只有大觉的人才知道人生就是一场梦。其次，"死生，命也，其有夜旦之常，天也。人之有所不得已，皆物之情也"。在庄子看来，生死就像昼夜的客观运转一样。再次，死生一体，生死平等无别。庄子认为，死生只是一体之两面，即"死生有待耶？皆有所一体"。"死也，生之始；生，死之徒，孰其纪？"换句话说，生是死的继承，死是生的开始，谁又知道其中的规律呢？面对生死，不用焦虑，"若死生为徒，吾又何患？故万物一也。视其所美者为神奇，视其恶者为臭腐，臭腐复化为神奇，故曰：通天下一气尔，圣人复归一"。

除老子、庄子之外，后来很多道教经典著作也论述了生死问题。如《太平经》，又称《太平清领书》，对于生死观主要有如下主张：一是追求公平与正义；二是阴阳五行灾异说；三是因果报应承负说。

（三）佛家的生死观

佛家的生死观，主要体现在以下几个方面：一是关于人的来源与归宿问题。根据《地藏经》的说法，"人从中阴而来，往中阴而去"。何为中阴？在《西藏生死经》中有明确的说法："在中阴阶段透过听闻教法而得大解脱"。中阴分为三个阶段：第一个阶段是死亡之后，从身体离开到成为隔离灵魂之间的瞬间，中阴即"临终中阴"；第二个阶段是死后经过三、四天开始的中阴，即实相中阴（心之本体中阴）；第三阶段，也就是从第二十二天开始，准备要去投生的投生中阴（再生之中阴）。[①] 佛教主张灵魂不灭，也就是说灵魂是可以轮回的。但是灵魂的轮回是由他的功过善恶表现决定的，根据六道轮回来转变的。六道包括天道、人道、阿修罗道、畜生道、饿鬼道、地狱道。此中上三道，为三善道，因其作业（善恶二业，即因果）较优良；下三道为三恶道，因其作业较惨重。故一切沉沦于分段生死的众生，其轮回的途径，不出六道。六道周而复始，无有不遍，故名六道轮回。善恶不一，其结果也是不一样的。

二是临终者应采取的往生方法。根据《西藏度亡经》，临终者应有正确的态度，此种态度是整个佛教对于临终那一刻的态度，此刻要放弃一切攀缘、欲望和执着，当离开这个血肉和合的躯体时，它是短暂的幻影。也就是说，临终者在临终那一刹那，应认清血肉之躯只是短暂的幻影。

二、中国传统生死观对临终关怀的影响

中国传统生死观的社会性、伦理性和政治性对临终关怀事业发展具有一定消极作用，主要表现在以下几个方面。

---

① 参见冯沪祥：《中西生死哲学》，北京大学出版社 2002 年版，第 224 页。

（一）缺乏死亡本体性的追问

我国传统的生死观缺乏对死亡本体性的追问。中国传统的生死观注重追问死亡的意义问题——应当为什么而死或应当为谁而死。"杀身成仁""舍生取义"等说明人应当为"仁"和"义"而死，侧重生的意义。死亡是必然的、众所周知的经验事实，不需要追问。所以，人生的着力点不是追问"死亡是什么"，而应该是"我们应当为什么而死或为谁而死"。这种观点导致对"死亡是什么"的不了解及对死亡的本性认识不够；也导致人们面对死亡的时候，内心感到十分恐惧，不知道该如何应对。缺乏对死亡本性的追问，也成为临终关怀事业发展的阻碍。注重死亡本质的思考并对死亡现象进行概念式的把握，在理论层面建构概念系统，能为临终关怀发展奠定思想基础。

（二）注重社会性和伦理性，忽视死亡的主体性和个体性

中国社会是伦理型的社会。在对待生死问题上，传统文化充分地体现社会性和伦理意义，生死观注重社会性和伦理性。传统社会在观察和规定死亡的意义和价值时都从仁、义和礼等范畴加以考量，如"杀身成仁"、"舍生取义"等。道家通过"道"与"德"来考量死亡，并认为"上德"与"下德""上仁"和"下仁""上义"和"下义"等应该严格区分，反对失道的下德、失德的下仁、失仁的下义。以"仁"的观点看待死亡，意味着注重个人同他人、社会的关系，注重社会个体之间的普遍联系；并且把重点放在人与社会的关系上，注重死亡的社会性的伦理意义。中国传统文化注重丧葬祭祀，也体现出生死观的社会性和伦理性。儒家认为"慎终追远，民德归厚"，"唯送死可以当大事"，"礼者，谨于治生死者"。重视丧葬祭祀的背后是重视活着的人的社会网络，并借助丧葬祭祀等仪式把生者联系起来，形成普遍的社会关系仪式和自觉而生的社会责任感。中国传统文化生死观重视社会性和伦理性，在一定程度上导致忽视死亡主体性和个体性，忽视作为临终者的个体最后的需求和尊严。

（三）注重政治性，忽视生命神圣性和临终关怀

中国传统生死观具有明显的政治性，与我国的政治体制密切相关。我国传统社会是王权专制的社会，社会权力系统以王权为中心，社会事物都应当服务和服从于这个中心，人的生死也不例外。我们经常看到统治者为统治秩序的稳定，不惜让民众受饿而死。换句话说，统治者为自己的"家""国"，可以无视百姓的疾苦，无视百姓的死亡。民众的生死仅仅是政治统治的棋子，民众的生命在政治统治中成为微不足道的东西。就个人而言，传统文化注重个人的社会政治地位，为凸显政治地位和身份，个人可以抛弃生命。对名、位、权的重视高于对生命和生死的重视；社会通过名分、等级和礼仪维护政治秩序，忽视个体生命及其神圣性。直接影响对个体生命的认识和理解及对生命神圣性的认识，阻碍了临终关怀事业的发展。

第三节　生死观的重构与临终关怀发展

中西方生死观的差异影响着临终关怀发展。西方"重死"的生死观催生临终关怀，中国传统社会"重生"的生死观在一定程度上阻碍临终关怀产生、发展。目前，实施和发展临终关怀是社会发展的必然趋势，如何重构我国的生死观念，使其成为发展我国临终关怀事业的观念基础是需要进一步探索的问题。

一、生死观重构的可能性

人们关于死亡的必然性认识，以及超越死亡的普遍性、仁爱的普遍性等为生死观的重构奠定了基础。

（一）死亡的必然性

每一个人都应该重视、思考死亡问题，并积极地讨论。这不仅因为人之生要由死定义和彰显，而且因为死是每个人的必然归宿，还是因为人类对死亡的焦虑与恐惧。人类唯有以健康的心态讨论死亡相关议题，方能平抑死亡引发的精神痛苦，才能有效协助临终者及其家属平静地面对死亡，提升我们生存与生命品质。

（二）渴望超越死亡的普遍性

当我们了解人是向死的存在之后，另一个问题就摆在我们面前：人生的意义和价值是什么？生命存在的意义是什么？从古到今，人类锲而不舍地探索死以及死后世界的问题。死和死后的世界都是人们所渴望知晓的，人们渴望能够超越死亡。宗教性的超越死亡的方法、哲学的超越死亡的途径以及心理学的超越死亡的方法等，都集中表达超越的渴望。这种渴望最真实的指向在于提升生命的品质，临终关怀则是重要路径。

（三）仁爱之普适性

从中西方思想家的论述来看，临终关怀最初源于人的慈悲之心。实施临终关怀过程中任何人都应该具有仁爱之心。人之初，性本善。虽然性善、性恶之说难以科学证实，但坚信人性本善，只有这样才能使人的良知和良能得到发展和发挥。佛家的慈悲、基督的博爱和儒家的仁要求人人要有爱心，这也是临终关怀最低底线的道德要求；没有爱心，就不可能产生临终关怀。临终关怀道德必须建立在仁爱的普遍性基础之上，离开仁爱，临终关怀就丧失道德合理性。

二、生死观重构路径与临终关怀发展

就我国的现实状况而言，必须重构生死观念，使人们的生死观念契合临终关怀事业发展，从而促进临终关怀事业的发展。就具体的重构路径来说，主要有以下几个方面。

（一）中西方生死观之反思

中西方对生死问题的观念和看法是不同的。西方学者对生死智慧的探求，给临终关怀提供了很多的哲学智慧，提供很好的理念；中国传统文化谈生多，论死少。在国人的观念中，生是一生的开拓，是开始；而死，是临终的安顿，是结束。对死没有必要讨论和研究，也无须考究死亡的意义。然而，果真是这样的吗？显然，死亡具有重要意义。它的深刻意义就在于可以反观生，反观活着的真谛。

中西方文化的生死观的差异表现为："一是，中国传统文化中的生死观是建立在死生命定论基础之上，将人的生活限定在今世的范畴之内；而西方则将人的现世延续至来世、延续至天国。二是，中国传统文化生死观群体认同倾向十分鲜明，而其德、礼在个人的人生修养中地位突出，西方则强调个体生命的理性存在，强调个体经过反省的生活的意义。三是，中国传统文化中个体的生命价值是建构在建功立业的现实生活中，而西方通过人的原罪、天国的观照来反省个体的行为责任，从而使世界、人生具有了某种道德秩序和意义，因而也就满足了人对意义的基本需要。"[1]从这里所阐述的中西方生死观的异同来看，根本的区别在于切入点不同，中国注重从群体或者说集体来认识，西方注重从个体来认识。临终关怀的实质是针对个体的一种关爱行为，是具体的，而不是抽象的。

（二）生死观之重构路径

重构我国传统生死观念，最重要的是从传统的生死观向现代的普适性

---

[1] 　路晓军：《中西方传统生死观论略》，《内蒙古民族大学学报》（社会科学版）2006年第5期。

生死观转向，只有这样，才能理解"生命"，认识死亡，最终促进临终关怀的发展。

第一，从生的认识观念到死的认识观念的转变。中国传统文化由儒家、道家和佛家长期碰撞、交融和积淀而成。儒家、道家和佛家对生死的观念，特别注重生的意义，忽视死亡的意义。儒家提出"未知生，焉知死"；道家提出"生死两忘，与道为一"长生久视的理想和实践；佛家提出"生死即涅槃，瞬间即永恒"。这些关于生死的智慧，侧重点是关注生，而对死的问题往往讳莫如深。中国人重视生的生死观，导致中国人对死亡的真实意义缺少理解和认识，对死亡的存在缺乏足够的理性，在死亡来临的时候表现出恐惧、悲伤等。临终关怀是在生命最后阶段所提供的特殊服务，并需要与患者及其家属讨论死亡的本质及如何面对死亡等问题。如果我们不接受死亡的观念，也就无从探讨死亡。只有我们对死亡问题进行探讨，对死有深刻认识，才能在临终关怀实践中树立正确的生死观。

第二，从死的群体化观念到死的个体化观念的转变。我国生死观念的归宿是群体，如家庭和集体。传统观念中的杀身成仁源远流长，影响深远，这种生死观的归宿就是社会或群体。而面对家庭成员死亡时，经常听到失去亲人的人哭着说"你走了，我活着还有什么意思！"从中可以看出，中国人的生命观是和家庭观念联系在一起的，从家庭中理解个人的生命价值。根据家庭观念理解生命，意味着个人的生命不仅仅是自己的，还是家庭的和社会的。如果个人很轻率地处置自己的生命，以死逃避，是自私的，也是对家庭和社会的不负责。这种群体化的观念，一定程度上忽视对个体生命的尊重和维护，对临终关怀的生死观形成是不利的。建构起临终关怀底线道德之上的生死观，必须实现从死的群体观念到死的个体化观念转变。个体化观念源于西方，提倡所有生命都是平等的，任何人的生命都具有尊严，是不可替代的。临终关怀底线道德只有"去群体化"，才能实现生死观的个体回归，做到面对死亡问题时，直接面对活生生的个体。

第三，从注重生前价值的追寻到死后价值超越的转变。中国传统的生死观，注重生前价值的追寻。孔子认为"未知生，焉知死"，清楚地表达孔子对生的态度，对生命价值的态度。孔子认为，如果对生有充分的认知，就没有必要分心去思考死亡的事情。从孔子之后，我国哲人的观点基本都是积极入世地追求生命的社会价值。我国传统文化认为，如果面对死亡的威胁，只考虑个体生命而不考虑家庭和社会的利益，将会被天下人耻笑。所以，中国人奉行杀身成仁、舍生取义。时至今日，当人们即将离开人世的时候，总是喜欢追问对社会贡献了多少，是否做到问心无愧。这样注重生前价值的追寻，会产生一个重要问题：在无力追寻或实现社会价值时，会对死亡感到恐惧，没有接受死亡的勇气。西方文化重视死亡的意义，重视在走向死亡过程中的生活、生命的质量和尊严，临终者也要积极主动地享有权利和承担义务。只有充分认识死亡，为死亡做好充足的准备，才能珍惜生的价值，并且努力地使人生充实。人只有有勇气正视死亡、认识死亡、接受死亡，才能够使生命得以超越。临终关怀是使人的生命得以超越的践行方式，要发展临终关怀事业，必须转变我国传统的生死观，注重死后价值的追寻。

第七章　生死教育与临终关怀

　　无论是中国还是西方，死亡都一直是人类社会中重大的禁忌。美国学者福尔顿曾说，死亡就像有毒的疾病，在美国文化中是一直被避讳的主题，也是人们逃避、拒绝和厌恶的话题。日本人在参加了他人的丧礼回到家门口时，必请家人先在其身上清扫一下。中国农村也有类似的做法，人们参加丧礼之后回家，家人会在门口堆上火炉或者火盘，让其从上面跨过进入家门，以此清除晦气。中国人在生活中对死也十分忌讳，连"死"的谐音，也成为不吉利的象征。这些习俗无形中造成人们对死亡的恐惧和否定。然而，人们却无时无刻都在面对着死亡，海德格尔的"向死的存在"就是最好的诠释。巴斯卡里认为，当我们能坦然地接受死亡，而将它视为生命周期中的另一个面貌时，我们将会以欣赏的眼光去面对生命中每一遭遇，并赋予其价值。无知的人，感到死亡是恐惧的，不敢面对；而明智者则能够勇敢地面对死亡。那么，如何成为一个知者或者说智者呢？这需要人们通过学习与练习，了解死亡的本质，坦然面对并接纳死亡，也从而得以认真地体认、享受和珍惜生命的价值。生死教育是了解、认识死亡的重要途径，在临终关怀事业发展中具有基础性地位。

第一节　生死教育

　　从某种程度上来说，生死教育的落后是我国社会临终关怀发展缓慢的重要原因之一，其制约了人们对生死的认识和理解，也制约了对临终关怀的理解。为此，必须深入阐述生死教育的概念和本质，全面论证生死教育的内容和目标。

一、生死教育的内涵

国内外学者都对生死教育做过阐释，也存在差别。但就概念而言，生死教育应该是具有共性的，它是一个多层面的概念。

（一）生死教育的兴起

学者对生死教育概念有多种认识，名称也有所不同，如有些界定为死亡教育。虽然名称不一样，但是所表达的意思是一样的。生死教育是随着死亡学的兴起而得到倡导的。死亡学肇始于 20 世纪 60 年代，随着死亡学的发展，死亡教育（抑或生死教育）得到大力提倡和推进。美国学者列维顿（Daniel Leviton）教授在他的《死亡教育》（*Death Education*）一文中对于美国死亡教育的历史发展作出简述。他认为，著名诗人艾略特在 1955 年首倡死亡教育，指出死亡教育和性教育一样为人们同等需要。正式开始推动死亡教育的发展，使此项教育逐渐落实的，则是南加州大学医学院菲费尔（Herman Feifel）教授主编的《死亡的意义》（1959 年出版）一书。它引起了不少科学家、神学家、哲学家、心理学家、医师、护士，乃至关注死亡问题的普通人的共鸣与热烈反应。此书在 1977 年改版，书名也改成《死亡的新意义》（*New Meaning of Death*），一直是死亡教育的标准教科书。[①]

（二）国外学者对生死教育的界定

国外很多学者都对生命教育或者生死教育做过界定。依库里斯开克认

---

① 参见傅伟勋：《死亡的尊严与生命的尊严》，北京大学出版社 2006 年版，第 14 页。

为，死亡教育是帮助个人意识到死亡在生命中所扮演的角色，并提供合理相应的课程以协助学生检视死亡的真实性，并将之统整于生命中的一个教育过程。摩根认为，死亡教育不仅关系死亡本身的问题，而且还涉及人对自己及对生存于其中的大自然及宇宙的感情；死亡教育必须和我们的价值观念、与他人的关系及建构世界的方式相结合；死亡教育，可以加深我们的生命质量以及人际关系的品质。沃斯认为，生死教育具有狭义与广义之分，狭义的死亡教育主要是指以教导死亡为主题的正式教学或教学团体为主体的，包含有教学目标、课程内容、教学方法以及教学评价的教育建制和完整的教育实施过程；广义的死亡教育除了指正式教学之外，还涵盖着非正式的、偶发的、自然的、定期与不定期的和非直接的与死亡相关的教学。①

（三）我国学者对生命教育的界定

我国学者认为，生命教育应当从学生和学校两个角度进行界定：从学生的角度来看，所谓生命教育旨在唤起人们对生命的爱的认识，全面恢复人类生命的本性，使教育成为生命本质觉醒和显现的过程，成为个人向类世界和自我不断开放的过程，克服教育的工具化和教育目标的片面化。从学校的角度来看，生命教育是指通过对学生进行生命的孕育、生命发展知识的教授，让他们对自己有一定的认识，对他人的生命怀抱珍惜和尊重的态度，并让学生在受教育的过程中，培养对社会及他人尤其是残疾人的爱心，在人格上获得全面发展。随着科学技术（特别是生物技术）的发展，生命教育的内容也越来越广泛。生命教育的综合论观点认为，生死观教育是其重要内容。生命教育还应该教导人们建构正确的人生观与生活态度，使人们在追求生活的感受时，不要危害生命的健康和存在。② 也有的学者认为，死亡教育就是指以死亡为主题，探究死亡、濒死与生命的关系；帮

---

① 参见吴仁兴、陈蓉霞：《死亡学》，中国社会出版社 2004 年版，第 219 页。

② 参见郑晓江：《生死学》，台湾扬智文化事业股份有限公司 2006 年版，第 260 页。

助个人了解死亡，增进人们把握生命的意义，并提供人们检视死亡的真实性及其在人生当中所扮演的角色与重要性。[①]

（四）生死教育是一个多层面的概念

关于生命教育的概念，有的从教育学的角度来认识，有的从生死学的角度来认识，总的来说，学者的研究比较深入。总结起来，生死教育可从以下几个层面来理解：首先，生死教育是关于生死观的教育，死亡问题是其重要内容。教育以人为对象，目的在于协助人们面对并妥善解决现在或未来生活中的问题。死亡是每个人生命历程中的终点，也是人之生活经验的一部分，自然应该纳入生命教育的范围。实际上，死亡教育实为生命教育，当人们对死亡越觉知、越深入地了解后，则对生命的看法越积极、越能主动自觉地安排生命，获得更有意义与价值的生活。所以死亡教育不仅是教育人们如何面对死亡中的失落，如何坦然面对自我之死，更重要的还在于通过人们对死亡的觉解来为生命与生活增加意义和价值。其次，生死教育是关于生命的教育。人不仅有自然生命，以及以血缘为核心的人际社会生命，还有精神生命，这是人与动物的一大区别。人的生存除了具有本能的活动之外，还有在意识、意志和精神支配下的感性与理性生活，这也是人与动物的区别。人类生命与生活之间既有联系也有区别。再次，生死教育可看作是一个教育过程。人的一生，从小到老，都应该贯之以生命教育，而不仅仅局限于小学、中学、大学。应该将生命教育贯穿于不同年龄、不同职业的人的生命始终。这既是使人对生命进行认识的过程，也是提升自身生命品质的过程。

二、生死教育的本质

探讨生命教育的本质问题，必须了解与人的生死有关的问题。涉及人

---

① 参见吴仁兴、陈蓉霞：《死亡学》，中国社会出版社2004年版，第219页。

的生死主要有以下几个问题：一是死亡价值问题。人的死亡与动物的死亡最大的不同在于它蕴含着社会和文化的意义。因此，在人的自然死亡之前，涉及选择死亡的问题。比如，为了崇高理想、美好的理念以及光辉的事业而献出自己的生命，有些人认为这样的死是值得的，并且也会用死去实践这种价值和理想。二是生死态度问题。人必然走向死亡，面对必死的命运和生命的终结，我们应当抱着什么样的态度？这也是生命教育必须解决的问题。在生命教育过程中，必须讲清死亡的自然生理过程，讲授人类生死的物质条件以及人的死亡的特殊性等理论和知识，让人对他人的生死具有同情心、悲悯心，敏感人类生死的命运。只有人们在心灵深处对生死有一种震颤，才能建构合理和科学的生死观；否则，人们对待生死非常冷漠，就无法发挥生命教育的作用。三是如何超越死亡的痛苦。面对死亡，人们的心情是沉重的，心灵是痛苦的。如何使人们控制好悲伤情绪情感，并超越心灵和精神上的痛苦，这就需要生命教育。生命教育应该积极发挥作用，给予这些需要精神帮助的人有益的生死观和生命智慧，帮助他们在遭遇失去亲人之时能够把对自身的伤害降到最低限度。四是如何面对死亡的问题。人们无论地位如何显赫，都会死去，如何面对死亡问题是生命教育的重大课题，也是人生最需要迫切解决的问题。死亡是人生的必然过程，这种必然性使人时刻笼罩在死亡的阴影中，导致人们产生某种对死亡的恐惧和焦虑心理，尤其濒死者，这种感觉更为强烈。如果死亡的恐惧和焦虑加剧，人的生活和生命就可能被死亡的恐惧所控制。生命教育的重要目的就是要让人们消除对死亡的恐惧，给人们提供合理的死亡观念，培育人们对待死亡的健康心理素质，建构起应对死亡的健康心态。五是科技发展带来的生死问题。生命教育还会遭遇到科学技术发展过程中的生命伦理问题，死刑、堕胎、器官移植、克隆、自然灾变、核子战争等都关系到人类的生死问题，造成与传统伦理道德之间的紧张冲突。生命教育重要的使命之一就是消除这些紧张、冲突，让大众享受科技发展带来的便利，清楚地认识到生命的意义。总之，生死教育的本质在于让人们处理好生命与生活，解决好死亡的相关重大问题。"生命教育要让人们深刻地意识到自我生命内涵的多面性、丰富性，从而能够正确地体认生命的可贵，确立生活的正确态度与目的，去追求人生的更大价值与意义，终则超越死亡，获得永恒。"①

三、生死教育的重要性

希腊哲学家塞涅卡认为，在生命历程中人必须不断学习如何生活，必须不断学习死亡。学习生存和学习死亡是紧密相连的。通过对死亡的认识，我们去思考存在；体认死亡就是体认生命的意义，如果人们要负起承担生命的责任，就必须接受死亡。死亡是生命的必然，它让我们意识到生命的有限，并促使我们在有限的生命里懂得珍惜生命，勇敢面对死亡。

加强生死教育具有非常重要的意义。第一，帮助人们面对自己的死亡。死亡的恐惧是许多人共有的经验，这除了进化的原因之外（对死亡的恐惧可以增强生物的避难意识），更有文化积习而来的原因。中国人之所以害怕、恐惧死亡，主要原因有：其一，对未知的恐惧。中国传统文化有关于生与死的许多的传说和禁忌。人们不清楚死亡到底如何，死后的世界到底如何？甚至有的相信自己的亲人死后还可能变成厉鬼害人，为此死亡成为非常恐怖的事情。其二，对整体割舍的恐惧。死亡是总体性的割舍，意味着要割舍人间拥有的一切，所有人世间的人、事、物。其三，对未了心愿及人生过程的悔恨来不及补救之恐惧。因为人们没有做好死亡的准备，如不事先立遗嘱，一旦死亡发生则发现还有许多未了心愿。第二，帮助人们健康的心态谈论生死问题，让对死亡与濒死毫无所知的人了解与生死有关的基础知识。第三，帮助人们为自己的死亡做好准备。这分为物质准备和精神准备。物质准备包括如何预先立下遗嘱、宣告自己将来希望选

---

① 郑晓江：《生死学》，台湾扬智文化事业股份有限公司 2006 年版，第 262 页。

择哪种丧葬仪式、遗体要如何处理，如患重病是否希望仍继续用医药方式延长生命，等等。精神准备是对生命进行评价与整理，若一个人即将死亡，回头一看，感到过去生命毫无意义，这是人生莫大的悲剧。第四，帮助专业或非专业的看护者（包括家属），使之能够给临终病人及居丧者提供合适有效的情绪支持。第五，帮助人们通过思考死亡，更有效地去评价自己的生活，形成幸福的生活方式。可以说，死亡教育思考生存的价值与意义、提升生命的品质，为人们的生命作最有价值、最有意义的思索与规划。正如哲学家康德所言：探索死亡，人将会认真地检视对生命的义务。[①]

四、生死教育的内容与目标

生死教育是对死亡的认识和教育，是围绕死亡展开的；它的目标是为更加深刻地认识死亡，提升生活质量，促进临终关怀的发展。

（一）生死教育的内容

作为万物之灵的人的生命具有十大层面：一是身体活动层面；二是心理活动层面；三是政治社会层面；四是历史文化层面；五是知性探索层面；六是审美经验层面；七是人伦道德层面；八是实存主体层面；九是终极关怀层面；十是终极真实层面。这十大层面之中，有关死亡及其超克问题的是第八、九、十这三个层面。每一个实存主体面对死亡的态度，有其俨然不可替代的独特性、尊严性。实存主体对于死亡问题的探索超克，乃是有关宗教性或高度精神的终极关怀的发现、领悟或体认。[②] 具体而言，生死教育所包含的内容主要有以下五方面。

一是死亡的本质及意义，具体包括：哲学、伦理及宗教对死亡及濒死

---

① 参见吴仁兴、陈蓉霞：《死亡学》，中国社会出版社 2004 年版，第 219 页。

② 参见傅伟勋：《死亡的尊严与生命的尊严》，北京大学出版社 2006 年版，第 17 页。

的观点；死亡的医学、心理社会及法律上的定义或意义；生命的过程及循环、老化的过程；死亡的禁忌；死亡的泛文化比较。二是对死亡及濒死的态度，具体包括：儿童、青少年及成年人对死亡的态度；儿童生命概念的发展；性别角色和死亡；了解及照顾垂死的亲友；死别和哀悼；为死亡预先做准备；文学及艺术的死亡描写；寡妇、鳏夫和孤儿的心理调适。三是对死亡及濒死的处理和调适，具体包括：对儿童解释死亡；与病中亲友间的沟通与照护、对亲友的吊慰方式和对临终关怀的了解；器官的捐献与移植；有关死亡的业务，如遗体的处理方式、殡仪馆的角色及功能、葬礼的仪式和选择、丧事的费用等；与死亡有关的法律问题，如遗嘱、继承权、健康保险等；生活形态和死亡形态的关系。四是特殊问题的探讨，具体包括：自杀及自毁行为；安乐死；意外死亡、暴力行为。五是实施，具体包括：死亡教育的发展及其教材教法的研究；死亡教育课程的发展和评价；死亡教育的研究与应用。

具体而言，中小学阶段的死亡教育主要有十项内容。一是自然的生命循环：植物及动物的生命循环；二是人类的生命循环：出生、生长、老化及死亡；三是生物学的层面：死因、死亡的界定；四是社会和文化的层面：丧葬的风俗及有关死亡的用语；五是经济和法律的层面：保险、遗嘱、葬礼安排事宜；六是有关哀伤、丧礼、守丧等；七是了解文学、音乐及其他艺术形式中的死亡描述；八是死亡的宗教观点；九是道德和伦理对诸如自杀及安乐死等问题的讨论；十是与生死相关的个人价值。

（二）生死教育的目标

生死教育有其目标，主要包括四个方面：一是揭开死亡的神秘面纱。人们往往不知道死亡为何物，难以认识到生命的真正意义。生死教育是通过对生命或者死亡的科学诠释，让人们真正了解生死的本质和意义；二是揭示生命的尊严和死亡的尊严。通过讲授生死知识，让人们敬畏生命、珍惜生命，明白要有尊严地活着和有尊严地死去。三是培养人们对人类生命的终极关怀。生命问题随着科学技术的进步日益凸显，而一些与科技发展密切相关的科技法律、道德问题也不容忽视，如安乐死、临终关怀以及自杀问题。四是培养人们对当下活着的珍爱。生命教育让人们正确认识生与死的问题，从而更珍爱当下生活。

第二节　国外的生死教育及其启示

就生死教育的现状而言，国外在理念与课程设置方面比较先进。反观我国的生死教育，整体上还是比较落后，还不能满足临终关怀发展的要求。因此，必须借鉴国外生死教育的先进经验，推动我国生死教育的发展。

一、国外的生死教育

生死教育最早源于美国，而后西方发达国家如英国、德国、澳大利亚和日本等都进行了生死教育的实践。

（一）美国的生死教育

如前所述，美国死亡教育开始于学者列维顿教授在《死亡教育》一文中对于美国死亡教育的历史发展作出简述。正式开始推动死亡教育的发展，使此项教育逐渐落实的是南加州大学医学院菲费尔教授主编的《死亡的意义》（1959 年出版）一书。它引起了很多人的共鸣与热烈反应，一直是死亡教育的标准教科书。[1]

到了 20 世纪 60 年代，死亡教育在美国大学学院开始有系统、有计划

---

[1]　参见傅伟勋：《死亡的尊严与生命的尊严》，北京大学出版社 2006 年版，第 14 页。

地推广。据北伊利诺伊州立大学贝尔格（David Berg）教授的报告，到了70 年代，光是全国的（公立）中学就有大约两百所学校使用他编审的死亡教育教材。据 1974 年 7 月《纽约时报》的报道，到那时为止，全美大学学院设有"死亡与死亡过程"等课程的学校已经达到 165 所。同年美国死亡教育研究中心主任弗尔顿（Robert Fulton）在报告中指出，中学程度以上的有关死亡教育的课程已经达到 1100 门以上。另据 1975 年的一项调查，全美至少有 41 家医学院开设有关死亡教育的正式训练课程。20 世纪70 年代美国的死亡教育情况已如此可观，今天更不用说了。经过有关的死亡教育专家们的长期努力，死亡教育已在美国完全落实，并且成为关涉人类高度精神探索的主要热门学科之一。[①]

（二）英国的生命教育

英国非常重视生命教育，很多学校尤其中小学都成立了生命教育中心。实际上，英国的生命教育中心是以毒品预防宣传为主的机构，旨在引发学生热爱生命。中心设有专业人员，设置生命教育和训练课程，使学生在专业人员的指导下，认识和理解关于自己生命的知识，如身体功能、自我情绪、友谊等。在生命教育过程中，注重形成互动，激发学生的问题意识，并积极邀请学生的家长和社区其他成员参与教育过程。一些中小学还开设与死亡有关的课程，进行死亡教育。邀请殡葬从业人员和医护人员来讲授有关生死的问题，和学生交流死亡时所要面临的问题，通过角色转换，体验生死的情感情绪，体验失去亲人成为孤儿的感觉，等等。

（三）德国的生命教育

德国的生命教育具有自己的特色，主要实施死的准备教育，出版有关生命教育的教材。德国在生命教育中重点进行善良教育，它是生命教育的

---

① 参见傅伟勋：《死亡的尊严与生命的尊严》，北京大学出版社 2006 年版，第 15 页。

有机部分。善良教育重视对学生善良品质的培育，主要内容有以卜几个方面：动物保护，目的是让学生尊重生命；同情弱者，主要方式是通过帮助盲人、老人过马路和扶助残疾同学；学会宽容，禁止使用暴力等。

（四）澳大利亚的生命教育

澳大利亚是西方较早进行生命教育的国家之一，也是联合国非政府组织成员国之一。早在20世纪70年代末，它就成立了生命教育中心，基本宗旨是防止药物滥用、防止暴力和艾滋病等。澳大利亚提出的生命教育举措，主要是为了应对西方社会毒品泛滥、暴力冲突频发以及性关系错乱等情况。在中小学，澳大利亚也设立生命教育中心，由专家学者为中小学教育专门制定课程、教学计划，目的在于使学生的社会技能协调发展，使学生的决策能力、沟通能力得到加强，坚决杜绝毒品、暴力等。

（五）日本的生命教育

日本也积极地进行生命教育。20世纪80年代末，日本在新修订的教学大纲中提出新的道德教育的目标，并把道德教育建立在尊重人的精神和生命的敬畏基础之上。而后流行日本的余裕教育，则以生命教育为核心内容。余裕教育是应对的日本青少年的脆弱心理和青少年自杀事件而提出来的，以"热爱生命，选择坚强"为主要内容，目的是通过余裕教育认识到生命的重要意义，认识到活着的美好，在面对挫折时能够坦然接受，而不是通过放弃生命去逃避。为更好地使人与自然和谐相处，余裕教育把热爱人的生命扩展到热爱其他生命。余裕教育者鼓励学生到乡村体验生活，并建议把农村体验生活变为中小学的必修课。

二、我国的生死教育

20世纪80年代初，我国学术界就开始关注安乐死问题。1987年12

月中国社会科学院、北京医学哲学研究会和中国自然辩证法研究会在北京举行了安乐死问题讨论会，中央人民广播电台播放了这次会议的有关录音，引起社会广泛关注。1988 年第一次全国性的安乐死学术研讨会在上海举行，来自全国 17 个省市的法学、哲学、社会学、医学界的近百名专家聚集一堂，展开了热烈的讨论，提出努力开展"死亡学教育"、更新死亡观念等问题。随着对安乐死探讨的展开，临终关怀事业也开始发展起来。1988 年 7 月，天津医学院成立了第一家临终关怀研究中心。1988 年 10 月，上海市南汇护理院创建了第一家临终关怀医院。在成立组织和机构的同时，我国也积极开展临终关怀的讨论，并达成一定的共识。随着临终关怀的发展，生命教育也随之展开。2004 年，辽宁省启动中小学生命教育工程，辽宁省教育厅为此制定中小学生命教育专项工作方案，同年上海市颁布《中小学生命教育指导纲要（送审稿）》。两省市进行生命教育的目的是使中小学身心能够得到充分自由、和谐的发展，成为充满活力，具有健全人格、鲜明个性和创新智慧的一代新人。这两个省份的实践有力地促进我国生命教育的发展，既为我国生命教育积累了经验，同时也建构了相关制度，使生命教育规范化。当然，我国生命教育还存在诸多问题，特别是大学教育中的生命教育缺乏、生命教育作为终身教育的理念还没有形成等，还需要逐步完善。

我国台湾地区较早进行生命教育，也取得显著的成果。它的特点是在政府推动下积极地进行生命教育，从小学、中学到大学，不同阶段实施不同程度、不同内容的生命教育。20 世纪末，台湾地区教育部门负责同志提出生命教育的概念，规划台湾生命教育的远景，并委托台中晓明女中设计生命教育课程，进行生命教育。台中晓明女中具有丰富的实施伦理教育的经验，它们负责推动生命教育方案的具体实施，通过举办生命教育的研习班，为台湾地区生命教育师资进行培训。从台中晓明女中开始，台湾地区各国中（初中）后来也全面实施生命教育，高中阶段在第二学期也开始实施。2000 年台湾地区教育部门成立了生命教育推动委员会，宣布该年为生命教育年。2000 年 7 月又公布了教育部门推动生命教育中程计划，并组织生命教育委员会，由各级学校推动生命教育。台湾地区由教育部门发起的生命教育计划，从台中晓明女中试点开始，已经推广到小学、中学和大学的不同阶段，效果显著。

三、国外生死教育的经验与启示

要改变我国生死教育的状况，推进临终关怀发展，必须学习西方发达国家生死教育的经验，使其成为推动我国生死教育发展的重要资源。

（一）生死教育的国际经验借鉴

美国是开展生死教育比较成功的国家，有很多的经验值得借鉴。[①] 一是在观念上肯定死亡教育的价值。二是成立了各种专业协会，出版了许多专业普及性书籍和杂志。比如，成立了死亡教育协会、国际死亡研究所等机构。出版了《生死学》和《死》特别杂志，各种书籍、影视教材更是不计其数。三是在大中小学根据不同的年龄开设了死亡教育课程。四是学校和社会共同联手，开展多种形式的死亡教育，比如美国在波士顿为儿童开设的"死亡博物馆"。德国在生死教育问题上也进行了一系列卓有成效的措施，实施了"死的准备教育"，并出版了专业教材；法国则成立了总统委员会，专门处理有关生与死的社会控制问题；英国则在在学儿童中开设内容与死亡有关的课程。这些生命教育的国际成功经验，值得我们借鉴和学习。

（二）对我国生死教育的启示

实施生死教育是必然的趋势。国际先进的经验给予我国生死教育

---

① 参见宋晔：《一个亟待关注的课题：生死教育》，《上海教育科研》2003 年第 2 期。

有重要启示，包括以下六个方面。一是组织机构上。可以借鉴国外的经验，成立生死教育的专门委员会，或者在现有的教育委员会的基础上，成立下属指导委员会，统领对生死教育的规划指导。组织机构对生死学、生死教育的目标、内容、理念进行规划研究。另外，也可以成立一些与生命教育相关的民间组织。二是理念上。无论是机构、学校还是家庭，无论是行政人员还是教师，应该改变过去传统文化影响下的对生死避而不谈的观念，以一种积极的心态去承受死亡、接受生死教育，树立正确的生死观。三是教育培训上。积极培养从事生死教育方面的专门人才，同时也对我国从事教育的人员进行生死知识和素质方面的培训。在高等教育培养体系中，应该开设专门关于从事生死学研究的科系，推进专门人才的培养。由于我国的教育人员以及家庭人员对于生死问题的探知非常少，应当加强对教师的培训工作，尤其对在职的大中小学教师，可以通过不同渠道不同方式进行短期的培训，提高他们对生死问题的认识，对生死知识的掌握。四是教育方法上。应该与当前的思想政治教育结合起来，应当利用思想政治教育的有力阵地优势，积极宣传讲授有关生死方面的观念、知识，使学生从观念和认识上对生死有正确的理解和把握。五是教材编写上。应该注重教材的编写，教材的编写除了针对学生之外，还包括老师，要从受教者和教育者两个角度来编写不同教材。在教材的编写内容上，可以包括三个部分：生命的探索，自我与人际，婚姻与家庭。六是开展活动上。生死教育是一个系统工程，社会应当积极参与，比如我国可以借鉴美国的做法，建立死亡博物馆，对受教育者进行生死体验。针对不同年龄阶段的学生，开展不同的生死教育活动，如大学可以进行大学生的生死教育计划，采取专题讲座、辩论等活动形式。总之，生命教育是教育的不可或缺的部分，深入对生死教育的探讨和研究，目的是帮助人们更好地了解和深入思考生与死的问题，追问人生的意义，最终从死中看透生的道理，促进对生的珍爱。

第三节　生死教育是临终关怀的
重要道德实践方式

从本性上来说，生死教育是临终关怀的道德实践的重要方式。生死教育为临终关怀的实施提供先决条件，它也是了解临终关怀的重要方式，最终的目的是使临终者能够正确面对死亡。

一、生死教育是实施临终关怀的先决条件

生死教育对临终关怀来说具有基础性地位，它是实施临终关怀的先决条件。如果没有生死教育，临终关怀的推进就会受到阻碍。

第一，生死教育可以减轻人们对濒死和死亡的惧怕和焦虑心理，为走向死亡做好充足的知识和心理准备。如果人们能够较早地接受生死教育，就会对死亡有充分认识和理解，珍视自己的生命，在濒死或走向死亡过程中就会很平静地接受。濒死者接受过生命教育，他就不会对死亡有恐惧，就会重视自己生命的每一刻，积极配合治疗，主动进食，提高生活的质量。同时，通过积极行为，缓解亲人的情绪，使自己能够在生命的最终时刻活得有尊严。第二，生命教育让人们了解临终关怀，为临终关怀提供知识准备。生命教育通过体验活动，让受教育者能够体验和了解临终关怀，特别是了解人们的死亡权利、死亡的尊严等。具体做法为死亡模拟：一个人扮演濒死者，其余人给予临终关怀；临终者在自己6个月的濒死期里，预写好遗嘱，并做好6个月的生命规划；在给自己做规划的过程中，把悲伤的复原图画出来，先画出悲伤的图景，然后画出生命中快乐的图景，最后画出从悲伤进入快乐的图景。通过这样的方式深刻地理解和认识临终关怀。第三，生命教育针对病人对待死亡的心理过程设置了一套心理治疗机制，能够提高病患者对生命质量和生命价值

的认识。生命教育也传授给医护人员如何在恰当的时机将病患者的病情告诉他们，帮助他们接受死亡的现实，缓解和消除病患者的忧虑和悲痛，坦然地接受死亡的到来。

二、生死教育对临终关怀的意义

生死教育对于临终关怀而言，具有重要意义。一是生死教育使人们明白死亡是一种生命终结的自然过程。生命教育可以有效地帮助人们树立正确的人生观，促进人们的身心健康，让人们明白死亡是生命的终结，是自然的发展过程。如果人们对死亡害怕、恐惧，或者贪生怕死，一味地追求长生不老和贪图享受，那是十分错误的。二是生死教育使临终者能正确面对死亡。死亡教育能够使临终者坦然地面对死亡，使自己的死得体面、尊严，能够平静地离世。同时，临终关怀过程中，医护人员应该给予临终者知情权，并且帮助临终者完成一些未了的心愿，帮助他们"好生"和"好死"。值得指出的是，良好的死亡教育应该厘清死亡观念，从最初的对死亡听之任之，到接受和欢迎死亡，树立正确的死亡观念。现代良好的死亡教育应当是在科学、准确地界定死亡基础上进行的生命教育，它能够给予人们正确、科学的生活，提供科学合理的生命观、生活价值观，并能够正确地运用到临终关怀过程中，减缓精神压力，正确面对死亡。三是生死教育可以减轻亲属的精神痛苦、增进健康。生死教育的对象除了临终者之外，临终者的亲属也是重要的对象。亲属在临终者的最后时刻，感觉亲人即将离去，心情肯定无比悲痛，因此生命教育另一个重要的内容是对临终者亲属的精神关怀。人们经常看到，有些濒死者安静豁达地等待死亡的到来，但亲朋好友却异常悲痛，甚至有些亲朋好友还有随同临终者一同死去的念头。生者的这种心理根源原因很多，也很复杂。美国的罗伯特·卡文纳夫把亲朋好友的情感发生过程分为七个阶段：震惊、解组、情绪反复无常、罪恶感、失落和寂寞、解脱、重组等。值得注意的是，如果生者长期处在为死者悲痛、不安和困惑中，将会压抑自己的心理，影响自身的身心健康。而生命教育就是为生者提供科学的生死观，正确地看待逝者的离去，减轻痛楚，对生活充满信心，增进健康。

第八章　道德建构与临终关怀

家庭、社会和国家三个伦理实体在临终关怀中扮演着不同的角色，遵循不同的道德规范，并对临终关怀发展具有深刻意义。家庭道德与临终关怀之间具有密切的联系，临终关怀内在需要家庭道德，它调整家庭成员之间、家庭成员与临终者之间的关系。国家和社会的道德取向与临终关怀之间具有密切的联系，临终关怀道德的发展需要社会公德作为支撑，只有社会公德与临终关怀道德的建构结合起来，才能促进社会公共道德的发展，促进国家伦理的发展。只有不同伦理主体严格遵循临终关怀底线道德规范，才能够提升临终者生命的尊严，抚慰活着的人，提高临终者的生命品质。除此之外，医护职业道德与临终关怀也具有密切的联系，临终关怀离不开医护职业，医护职业道德作为调整医护领域的特殊道德，对临终关怀事业的推进发展具有重要意义。

第一节　家庭道德与临终关怀

从出生到死亡，人都生活在家庭之中，应当不断地学习和获得与家庭有关的风俗、规范以及技能等，使自己能够与家庭成员和谐相处，与整个社会相适应。道德是调节家庭关系的行为准则，也是个体走向社会的重要规范。任何人在临终期进行临终关怀时，都应当遵循家庭道德。

一、家庭道德

根据黑格尔的观点，家庭是自然的直接的伦理实体，以血缘为纽带连接而成。家庭成员遵守家庭道德对于临终关怀的发展具有重要意义。

（一）家庭—家庭道德

家庭是长期积淀、形成的一种社会文化形态。在现代社会中，家庭关系和婚姻关系建立在两性的爱情关系基础之上。婚姻是两性的结合，他们的结合以社会制度或风俗为合法性基础，而家庭是以夫妻关系和血缘关系为基础的一定范围的亲属关系。一般说来，婚姻是家庭产生的先决条件，婚姻关系是家庭最基本的关系。马克思认为，家庭是一种特殊的社会关系，它既是自然的范畴，也是社会的范畴，社会性是它的本质属性。这是因为社会经济关系制约着家庭关系，随着社会生产方式的改变家庭关系也会随之改变。正因为如此，家庭是由社会经济关系所决定，并在一定经济关系的基础上由婚姻关系、血缘关系或收养关系而形成的亲属间的社会生产组织形式。家庭中包括多重关系，如夫妻关系、父子关系、兄弟姐妹之间的关系等，是家庭成员之间的思想、情感、经济和文化等诸多因素的结合，并且是人的精神能够寄托的伦理实体。

家庭道德是指在一定社会历史条件下为适应家庭生活需要而形成的处理家庭成员之间的行为规范和准则的总和。它是社会道德体系的重要组成部分，是其他各种道德形成和发展的基础。家庭具有独特的功能，家庭功能的发挥需要道德来协调和约束；家庭道德主要规范和调整家庭成员之间的关系和行为。通常人类社会用道德评判社会的"善恶"。在道德哲学或伦理学中，通常把伦理和道德这两个概念等同，伦理与道德相互换用、相互代替。但是，细细研究起来，伦理与道德还是有区别的。当表示规范、理论的时候，我们较倾向于用"伦理"一词，而当指称现象、问题的时候，我们较倾向于使用道德一词。① 对于伦理和道德，黑格尔认为他们之间是有区别的。我国在早年编写的《词源》对伦理和道德也进行过区别，认为"伦理"谓"系指事物伦类之理"，"人伦道德之理"，"道德"则为"人人应遵循的法理及行为"。人伦关系是社会存在的客观关系；道德现象作为反映现实关系的行为、风尚及其价值事实，先于伦理现象存在。伦理是有关人伦关系的道德和原则，是对一定的道德行为及道德关系的总结和概括。

（二）家庭道德的内容与特征

家庭道德的内容大体可分为两个部分：婚姻关系道德和家庭关系道德。具体而言，包括夫妻关系道德、亲子关系道德、兄弟关系道德和邻居、亲戚关系道德，其中夫妻关系在家庭关系中占有特殊的地位，夫妻伦理对家庭稳定与幸福具有重要意义。爱情是婚姻的基础，它应当遵循恋爱道德。婚姻道德和恋爱道德对家庭的形成产生直接影响。家庭道德除了婚姻道德之外，还有家庭关系道德。比如，亲子关系道德，亲子关系的道德要求包括父子、婆媳和祖孙三个不同关系领域的道德规范；兄弟关系道德在家庭关系中亦占一定地位，由兄弟伦理延伸出来还有妯娌、姑嫂之间关系的道德规范。亲戚关系道德与邻里道德是家庭关系道德的延伸。要家庭幸福，家庭成员之间要遵循家庭关系的道德规范。只有以家庭道德规范家庭成员的行为，才能走向家庭幸福。同样，临终期患者，没有脱离家庭，还存在着婚姻关系道德、亲子关系道德、兄弟关系道德和邻里、亲戚关系道德，这些关系道德对于他而言具有重要影响。

马克思主义认为，家庭道德有如下特征：第一，家庭道德是一个历史范畴。人类步入文明社会以后，家庭道德才逐步发展起来，不同时代的家庭道德观念存在不同。第二，家庭道德具有阶级性。家庭道德是阶级道德

---

① 参见何怀宏：《伦理学是什么?》，北京大学出版社 2002 年版，第 12 页。

的反映。自人类进入阶级社会以后，形成不同阶级之间的对抗，这种对抗关系也反映在道德关系中。不同阶级的个人和家庭持有不同的家庭道德，并受到不同的家庭道德的支配。第三，家庭道德具有继承性。家庭道德作为意识形态，具有继承性。虽然不同历史时期的家庭道德具有不同的内容，但任何一种新的家庭道德都是在批判和继承旧的家庭伦理道德基础之上发展起来的。恩格斯曾经指出，在过去的封建主义道德、现在的资产阶级道德和未来的无产阶级道德，它们之间都具有某些共同的东西。而且，对于处于同样或相似的经济发展阶段来说，道德或多或少存在一致性。第四，家庭道德由一定社会的生产方式所决定。根据历史唯物主义经济基础决定上层建筑的观点，可以推导出家庭道德作为上层建筑的一部分，无论是其内容、性质、特征还是发展变化必然要受制于一定时期的社会生产方式。第五，家庭道德具有相对性。家庭道德是一种意识，意识本身就具有相对独立性，能够反作用于生产关系。特别是家庭道德与经济基础发展的不完全同步，它与生产力发展水平之间具有不平衡性。所以，新的经济制度代替旧的经济制度时，具有相对独立性的落后的家庭道德仍然发挥着作用，阻碍社会和社会道德的发展和进步。与此相应，当旧的社会制度还没有完全废除，而新的家庭道德却已经呈现，它必然引导社会的发展。

（三）家庭道德的主要功能

家庭道德具有十分重要的社会功能，对巩固和发展夫妻关系、父母子女关系以及调节和处理家庭关系、邻里关系具有十分重要的作用。在临终关怀期间，处理以临终者为中心的家庭关系家庭道德的作用非常明显，能够有效地调整和处理临终者与家庭成员之间的各种矛盾。家庭道德的功能主要表现在以下几个方面。

第一，调解功能。家庭生活难免会遇到一些纠纷和矛盾。如果某些家庭纠纷和矛盾已经危及政权、国家管理秩序以及社会秩序等，如家庭犯罪，那么它必须通过政治法律手段加以解决。如果家庭的纠纷和矛盾还没有上升到用法律来调整的程度，可以通过道德来规范。在很大程度上，很多家庭的纠纷和矛盾是通过道德加以调节的。道德调节的重要特征为不诉诸权力强制，而是通过内心信念发挥其作用。这种调节是道德主体之间的协调，也表现为社会节制和自我控制，更重要的是自我控制。虽然家庭道德调整的原则和标准没有统一性，但它是根据人们在相互交往过程中约定俗成的，形式灵活，且自愿实施，效果比较明显。家庭道德的调整作用的发挥，具有群众性、多样性和自愿性等特点，能够有效地促进家庭矛盾的解决。

第二，教化功能。教化是通过教育而达到塑造习俗，化性移志。教化是德育的重要内容，是家庭道德教育的主要方式。广义的德育包括政治教育、法制教育和伦理教育等。政治教育能够使人确立正确的政治方向，明辨是非；法制教育能够通过法律来校正违法犯罪行为；伦理教育能够通过伦理道德的关怀培育人们高尚的品行、良好的精神风貌和社会风气。在家庭生活领域，如果只注重政治和法律教育往往是不够的，因为家庭生活是以家庭和情感为基础的伦理实体或精神实体，只有经过系统的伦理教育，家庭成员才能进行自我教育，使家庭美德深入人心，化为实际行动，并实现自我超越。

第三，舆论监督功能。家庭道德受制于社会经济关系，但是它对社会经济关系也具有反作用，对于物质生活及物质财富如何实现其价值，具有规范和监督的作用。家庭道德的监督方式主要是通过舆论监督。社会舆论能够促进家庭很多功能的实现。虽然社会舆论呈现出多元化，但是人们可以通过去粗取精、去伪存真、由此及彼、由表及里，将这些观念和态度反映到占社会绝大多数人的意志和要求里，实现他们的意志和要求。社会道德舆论能够及时发现、抵制社会存在的不良行为，能够听取社会生活中占多数人的意见和要求，使政府能够作出具有符合最大多数人的最大利益和愿望的价值取向的善业和实事。

第四，导向功能。家庭道德对具体的婚姻家庭生活，如结婚、离婚、赡养等具有较强的导向性。虽然结婚、离婚和赡养等行为可由社会的政治和法律规范调整，但都离不开家庭道德。家庭道德的导向动能，基于家庭能够促成社会发展和造福人类的总目标，家庭道德是理想性和实践性的统一。

第五，开拓创新功能。家庭道德作为道德规范，不仅具有规范性，也具有开拓性和创新性。家庭道德作为规范，能够调整社会成员的个体行为和活动，节制和限制家庭成员不良行为的发生。同时，在调整家庭成员行为和活动过程中，能够最大限度地协调家庭成员的主动性和创造性的发挥。规范是使整体活动协同发展的手段，而伦理规范的目的在于促成整体活动协同发展。科学合理的伦常秩序，或者说道德规范和秩序，能够使人在共同体中和谐相处，并能够积极地拓展个人的才能，促进社会不断进步。

二、家庭道德的内容与临终关怀

家庭道德对于临终关怀具有重要意义。家庭道德的具体内容包括：尊老爱幼、男女平等、夫妻和睦、勤俭持家、邻里团结等。家庭道德不仅规范夫妻关系、亲子关系，还包括邻里关系。在临终关怀过程中，家庭成员与临终者关系密切，是与临终者接触最密切的人，如何正确运用道德规范处理临终者和家庭成员之间的关系，显得非常重要。

（一）尊老爱幼与临终关怀

尊老爱幼是我国的传统美德，是婚姻家庭道德中人道原则的重要体现。"尊老"，也就是尊敬、奉养老人。"尊老"是子女"养老尊老"重要的体现，意为子女要尊敬自己的父母，奉养自己的父母，给予父母物质和精神上的赡养。从家庭美德角度来说，"尊老"更重要的是指子女对父母的精神赡养。精神赡养，是子女对父母在心理和精神上的关心，满足父母精神上的需求。值得注意的是，精神赡养要有基础，即子女对父母的赡养必须建立在物质赡养的基础之上，"养"是"尊"的基础。临终者以年长者居多，对其精神照顾必须以"尊老"作为道德规范要求。"爱幼"是父母对子女关爱的道德要求。从道义论角度来说，"爱幼"实质上是父母对子女应当承担抚养和教育的义务。"抚养"是父母为子女的成长发育提供物质条件，"教育"是父母通过教化，使子女树立崇高的责任感和义务感，形成健全的人格、纯洁的心灵，并推动子女不断地社会化，适应社会的需要，成为对社会有用之人。在生命伦理教育过程中，应当对孩子进行生命教育，教育孩子树立正确的生死观，懂得尊重生命、珍爱生命、珍惜生活，正确认识和理解死亡。

（二）男女平等与临终关怀

社会主义婚姻家庭道德的重要特征之一是婚姻及家庭中男女平等。夫妻关系当中的男女应该是平等的，即无论男性还是女性都具有平等和独立的人格，这是夫妻关系获得平等的前提和基础。将男女平等作为家庭道德规范，要抛弃男尊女卑的旧观念，倡导无论是男性还是女性都要尊重对方的人格和尊严，都要尊重对方的意志和自由。家庭男女成员之间要相互敬重，互相奉献。既要反对"男尊女卑"，反对大男子主义；同时也要反对"女尊男卑"，反对"过度的女权主义"。在临终关怀中，临终者可能是男性，也可能是女性，不应该男女有别，要一律平等地实施临终关怀。

（三）夫妻和睦与临终关怀

婚姻关系是以夫妻关系为基础的，夫妻关系是两性的结合，它派生出其他一切家庭关系。在现代社会中家庭关系的核心是夫妻关系，夫妻关系影响着家庭的生活的质量，是婚姻家庭生活的决定性因素。因此，夫妻之间的道德非常重要，夫妻之间的道德是家庭道德的首要道德。"互爱"是夫妻道德规范的核心，即夫妻两人之间要相互恩爱，白头偕老。具体体现为：互相尊重、相互忠诚、互相信任、互相关心和互相支持。在临终关怀过程中，临终者可能是丈夫，也可能是妻子，夫妻之间应该互相尊敬、互相信任、互相谅解、互相关爱、互相帮助、互相支持，使临终者度过最后时期，提升临终者生命的品质。

（四）勤俭持家与临终关怀

勤劳致富、节俭持家是中华民族大力提倡的传统美德，对于临终关怀具有重要意义。勤劳致富基本内涵在于人们通过劳动，走向富裕道路；节俭持家意味着对物质要有节制，不随意挥霍；两者结合才能兴家强国。在临终关怀的过程中，也应该遵守勤俭持家的美德。因为家庭的资源是有限的，面对患者，家庭不应该把全部的经济、精力放在治疗上，如果可以通过姑息治疗，来延缓临终者的生命，来提高临终者的生命品质，就应当选择临终关怀。这样，一方面节约家庭开支，做到节俭；另一方面，也推进了社会临终关怀事业的发展。

（五）邻里团结与临终关怀

"远亲不如近邻"，这句谚语客观地反映婚姻家庭及邻里间互相关心的深刻哲理。古语道：居家贵睦邻，近邻胜远亲，莫以强凌弱，不以富欺贫。每个家庭的境况各不相同，各家的性格、脾气也具有差异，兴趣爱好也不尽相同，所以邻居之间应该相互尊重、关心和谅解。邻里之间应遵循互谅互让、互敬互信、互相照顾、互相帮助的道德规范，它是建立幸福家庭和维系社会良好风尚的需要。临终关怀除了家庭成员需要对临终者进行关怀之外，邻里对临终者的关怀也是非常重要的。邻里之间给予临终者精神上的帮助、心理上的抚慰、言语肢体的理解和支持，大大有助于临终者在临终期获得生命的超越。

三、推进临终者家属的伦理关怀

虽然是临终者面临着死亡，但临终者家属对于临终者即将离去也感到非常的悲痛。在临终关怀过程中，对于临终者家属也应当进行必要的伦理关怀，主要目的是为临终者家属能够坦然接受亲人的离去，恢复心理的创伤，振奋精神。

（一）临终者家属伦理关怀的必要性

随着社会转型，家庭结构发生深刻变化，亟待对临终者家属实施伦理关怀。自 20 世纪实施计划生育政策之后，家庭成员中的子女数量急剧减少，独生子女家庭比重越来越大，家庭结构发生重大变迁。当下，家庭以核心家庭为主，即由父母和独生子女组成。由核心家庭延伸出去，还有"四二一"或"四二二"模式家庭，即夫妻双方的父母、夫妻、子女（四二一），夫妻双方的父母、夫妻、子女夫妻（四二二）。这就意味着四个老人由一对夫妇赡养成为普遍现象，这在城市里尤其突出。年轻人除了照顾老人之外，还有繁忙的工作，由于家庭年长者比较多，投入照顾老人的时间和精神就会受到限制。尤其在老年人的临终期，这种情况表现得更为明显。社会转型导致的家庭结构变化给子女带来极大的压力，老年人护理和医疗保障遭到严峻挑战，也提出了对家属及其成员的伦理关怀的必要性，即要照顾临终者家属的情感和情绪，使他们能够释放精神压力。

（二）临终者家属照顾的道德诉求

家庭成员的关系和家庭经济状况等家庭因素对临终关怀影响比较大，临终病患者的家庭成员的情绪会直接影响病患者的心理和精神状态。如果临终病患者是中年男子，他是家庭的主要支柱、家庭经济的主要来源，当他被确诊为存活的时间不长后，整个家庭就会陷入绝望的境地，其他家庭成员也会失去对生活的信心。而如果临终病患者知道自己的病情要花费大量的金钱，他有可能会拒绝治疗，一部分临终病患者由于长时间需要治疗、家庭经济陷入窘境，家庭成员对病患者也失去治疗的信心，甚至会对临终病患者冷淡，不关心。有的家庭甚至认为，临终病患者已经成为家庭的累赘，影响正常的家庭生活，影响整个家庭的生活质量。在临终关怀的护理过程中，应该理解和认识临终病患者的具体情况，结合相应的社会角色，给予临终病患者应有的社会支持。同时，社会也需要给予临终病患者的家属积极的社会关怀，减轻临终病患者家属的压力。正如库布勒·罗斯所说，"亲属往往比病人本身更难以接受死亡的事实。"

家属在面对临终者时会经历一系列悲痛的过程：第一，震惊。当家属知道病患者患了绝症，无法治疗，剩下的时间不多的时候，他们会表现出很吃惊，完全不知所措，陷入惊慌当中，甚至不相信这是真的，显得很震惊。在面对临终病患者或者其他人的时候，举止言谈也会出现异常，拒绝谈论亲人死亡的有关事情。第二，否认。临终病患者经过一段时间的治疗，如果病情有所缓和，家属就会怀疑医生的诊断出了问题，是不是错了，并且想象病人的病能够医好，为此，他们会四处打听，试图否定医生的诊断和证明。再经过一段时间，发现病情仍然不见好转，并且随着时间的推移日益恶化，家属确认无法医治时，产生愤怒、怨恨的情绪，行为上表现出极度的不安，很不耐烦地去照顾临终病患者。第三，接受。经过长时间对临终病患者的照顾，家属已经意识到死亡是必然的事实，所以他们开始逐渐接受病人即将死亡的事实，从情绪上逐渐变得平稳。第四，悲伤。悲伤忧郁这是家属从确认病人已治疗无望到病人离世一年间的主要心理反应。他们常有罪责感，感觉到在病人生前没有给予他们很好的照顾，情感上也倍感失落，感觉到失去亲人的孤独，陷入对亲人的痛苦回忆中。面对临终者的遗物，他们会睹物思人，感到悲伤。第五，理智复原。随着时间的推移，家属完全接受亲人去世的事实，他们也逐步地从精神的悲痛中挣脱出来，逐渐变得理智，投入到新的生活中。

对临终者家属进行关怀和照顾过程中，应当符合一般的家庭道德要求。除此之外，还应当注意以下几个方面的道德要求：一是尊重。无论是亲朋好友还是左邻右舍，在对临终者的家属进行关怀照顾的过程中应当尊重临终者的家属。临终者的家属面对突如其来的亲人死亡或者正走向死亡，无论是从精神上还是在心理上都无法接受，呈现出悲伤的状态。因此，要尊重临终者家属的行为状态，尊重临终者家属的选择，在尊重的基础上才能够进行进一步的照顾。二是忠恕。忠恕可以理解为如心，即使己心如人心或人心如己心。简单地说，忠恕就是眼里有他人，心里要为别人着想；自己不愿意做这种事情，也不能要别人做这种事情。对临终者家属的关怀，要充分考虑到他的悲伤，把自己也置于对方的一种状态中去，把自己的悲伤和临终者家属的悲伤联系在一起，才能更好地抚慰临终者家属。三是自主。医护人员或者说临终者家属的朋友和亲戚应当遵循自主原则，积极主动地去关怀临终者家属。

对临终者家属的临终关怀照顾，应该是以精神抚慰为主，主要通过以下几种方式：一是对临终者家属进行悲伤辅导。家属的悲伤情绪会出现在病情诊断后、病情恶化时以及病危等任何阶段，对家属进行悲伤辅导，允许家属哭泣，鼓励情绪宣泄，协助家属在每次宣泄过程中接受亲人死亡、分离的事实。二是对临终者家属进行死亡教育或者提供死亡知识资源。对家属进行临终关怀的人，有志愿者，还有具有丰富理论知识的哲学家、心理学家和神学家，当他们对家属进行临终关怀时，应该为家属提供丰富的死亡知识资源，帮助他们树立正确的生死观，接受死亡，超越死亡。

（三）临终者家属对临终者的关怀照顾

家庭道德是调整家庭成员之间关系的重要社会规范。家属对临终者的关怀和照顾是临终关怀最主要的方面。

第一，临终者家属对临终者照顾的方式。面对即将离自己而去的病患者，濒死者家属应该做一些什么来抚慰临终者呢？为了满足临终者的愿望、心理和道德需求，临终者家属对临终者的照顾可以通过以下几种方式来安慰：一是家属应尽可能为濒死者布置一个熟悉的空间环境，以使他们在生命的最后时刻也依然能够看到外部世界的生命是美好的。如果可能，让阳光射入室内，也可以放置一盘赏叶植物或是鲜花。与此同时，足够的空间是必不可少的。除护理人员用的必要器物之外，可以有临终者喜爱的家具或是自己亲手制作的手工品等。二是家属应该通过抚摸这一触觉方式来传递他对病人的最为直接的爱意。坐在濒死者床边，握住他的手，抚摸他的额头和脚，这一切都表示他现在并不孤独，你现在就在他身边。让临终病人感受到爱就在身边，触手可及，这是非常重要的。三是语言。它也是家属与濒死者交流的重要途径。家属不要在濒死者周围窃窃私语，而要凑近说些关于爱、感激、安慰、希望、信仰以及同情之类的话语，这样可使濒死者感到亲情和温暖。①

第二，临终者家属对临终者关怀照顾所遵循的道德。临终者家属对临终者进行关怀和安慰应该遵循哪些道德呢？主要有以下几个方面：一是以平等为基础。临终者家属对于临终者的关怀，应当是建立在平等的基础之上的。只有在平等的基础之上，才能够施以慈悲或者关怀。二是以提高临终者生命品质为归宿。临终者在弥留之际，可能会有很多的愿望，还有很多遗憾。家属对临终者的关怀，应该努力地帮助临终者实现这些愿望和需要，超越死亡。三是以消除死亡恐惧为手段。濒死者在临终期对于死亡有很多的恐惧，并且会出现不同的症状反应，由于传统的生死观对其也有影响，因此家属应该通过生死教育消除濒死者对临终的恐惧，以达到能够超越生命，提高生命的质量。

---

① 参见吴仁兴、陈蓉霞：《死亡学》，中国社会出版社 2004 年版，第 152 页。

第二节　医护职业道德与临终关怀

职业道德是维系和调整职业生活领域的规范，它既要符合一般道德的要求，也要体现职业领域内的特殊要求。医护职业道德是社会道德在医护职业的具体体现。探索医护职业道德与临终关怀的关系对临终关怀发展具有重要意义，因为医护人员是临终关怀发展中最为重要的道德主体，只有医护人员恪守职业道德，才能使临终者在最后的人生道路上提升生命的品质和人生的尊严。

一、医护职业道德

职业道德是调整职业领域人与人之间关系的社会规范，医护职业道德是职业道德在医护领域的运用。医护职业道德在发展过程中具有自身的特征，并发挥着重要的作用。

（一）职业—职业道德—医护职业道德

职业是人们长期从事某种就有专门业务和特定职责的社会活动，并且通过这样的活动获取生活资料和生活来源。众所周知，维持人们的物质生活需要生产劳动的社会分工，如根据治理社会的需要，将人区分为管理者和被管理者。职业是社会分工和劳动分工的产物，它所展现的是以社会分工为纽带的社会关系，表达个体所从事的正当业务和履行对社会的责任，同时为自己创造生活来源，为自己的生活创造基本的条件。职业是需要一定的道德来规范和调整的，这就是职业道德。职业道德是从事各种职业所要遵循的道德规范，是社会占主导地位的道德在职业生活上的具体体现，它包括职业观念、职业情感、职业理想、职业良心等多方面内容。

医护职业道德是医护人员在从事医护工作中应当遵循的行为规范和准

则，是医护人员从事医护职业过程中形成的，要求医护人员应当恪尽职守、自觉履行自己的义务，同时也调整医护职业与其他职业之间的关系的规范和准则。医护职业道德作为调整医护职业领域的重要社会规范，对医护人员的道德心理，以及人们对生活目标的确立和道路选择都有深刻的影响。从现实情况来看，医护职业道德是医护职业的客观需要和人们对医护职业的主观认识的统一。一方面，职业道德的出现源于社会分工和人类职业的交往，不同的职业要求有不同的职责，在医护领域也有其特殊的道德规范——医护职业道德，要求医护人员能够根据自己的职业要求而遵守特定的道德规范。另一方面，随着长时间的职业实践和职业交往，从事某一职业的人会从主观上逐渐认识到自己所从事的职业的社会意义和道德价值，会产生与自己的职业相联系的荣誉感、良心和理想，也形成职业范围内的道德规范。医护职业道德是医护职业内在要求，也体现医护人员的荣誉感、良心和理想，体现医护职业范围内的各种主体的特殊利益和义务。

（二）医护职业道德的特征

医护职业道德具有三方面的特征。第一，范围和对象的专业性和特定性。医护职业道德产生于医护职业和医护实践，它是医护人员的意识、情感、意志和行为表现。医护职业道德属于特殊领域内的道德，形成于医护职业，为医护职业的发展奠定基础，指导医护人员从事医护职业。一般来说，一个人如果不从事医护职业，就不受医护职业道德的调整，也就是说医护职业道德对其没有约束力。医护职业道德只对医护职业进行调整，具有专业性和特定性，这也意味着医护职业道德的调整范围是有限的、特殊的，只针对于医生与护士群体。

第二，内容与结构的稳定性和连续性。职业道德从内容上看是稳定和连续的，形成了比较稳定的职业习惯和特殊的职业心理、品格等。一般来说，职业道德所形成的习惯、心理和品格会不经意间体现在职业活动中。医护职业道德的内容和结构也具有稳定性和连续性，它反映的是医护职业的特点和需要。从医护职业产生的时候开始，救死扶伤就是对医生的基本道德要求。

第三，功能与效果的适用性和成熟性。职业道德的使用范围具有自己的特定性，医护职业道德适用于医护职业的具体业务和人们的实际状况。成熟性是指职业道德是家庭影响和学校教育之后形成的道德状况的进一步发展，是道德主体自觉、自为、自律的产物，反映道德主体的行为能力和修养水平。

（三）医护职业道德的作用

医护职业道德同样如此。医护职业道德具有四方面的作用。第一，有助于社会道德水平的提高。医院是社会的窗口，医护人员的工作对象既包括病患者，也包括病患者的家属，医护道德水平的高低直接影响社会的和谐度。同时，医护职业道德是职业道德的重要组成部分，也是社会道德的重要组成部分，它的好坏直接反映了整个社会的道德水准。加强和重视医护职业道德建设，既提高了医护队伍的道德水平，增进医护关系和谐，也必然促进社会道德的进步。

第二，有助于提高医护质量。高医护工作质量高低关键取决于医护的道德水准高低。随着医学科学的进步和社会文明程度的提高，人们对医护质量的要求越来越高，医护人员的责任也越来越大，需要医护人员具有更高的道德觉悟，包括对医护事业有忠诚感、责任感，做到对临终病人热情周到，对业务精益求精，对医护事业的追求，永无止境，不断提高医护质量。

第三，有助于推动医学和护理学科的发展。医学和护理学是实践性和技术性很强的学科，具有自己独特的理论体系、知识结构、操作技术和业务规律。现代护理工作领域的扩大、内涵的深化、新理论和新技术在护理过程中不断充实和应用离不开医护道德的支撑；医护的新模式、医护人员与社会需求、与病人之间的关系都体现出医护道德对医学和护理学科的发展发挥越来越大作用。只有对社会、对人的生命怀有强烈的道德责任感，才能献身于医护事业，才能推动医学和护理学科不断深入发展并达到新的高度。

第四，有助于医护人际关系的协调。医护人际关系，涉及医生和护士之间的关系，也涉及医生和病人之间、护士和病人之间的关系。护理人员在临终关怀实践中主要执行医生的医嘱，观察病情与疗效，及时向医生反馈，受到医护道德的调整。只有具备良好的医护关系，彼此之间相互信任、相互尊重、相互监督，把濒死者的利益放在首位，才能保证临终关怀的协调和顺利进行，共同完成医护工作。同时，医护人员和病人之间的相互信任，有利于提高濒死者的生命质量和生命品质。

二、医护职业道德的具体内容与临终关怀

临终关怀属于医学领域，应该遵守医护职业道德。医护职业道德的具体内容与临终关怀实施紧密联系，是否遵守医护职业道德成为考量临终关怀是否成功的重要标准之一。

（一）人道主义与临终关怀

人道主义是医护人员所首要遵循的道德。医护人员应时刻为病人着想，以病人为中心，千方百计为病人解除病痛；救死扶伤，多讲奉献，多尽职责。"以人为本""以病人为本"强调尊重和维护病人的生命、健康、命运、人格、自主权益，尊重病人的权利，对病人的身心健康投以同情和仁爱等，实现医护服务的人性化、人道化。人道主义是临终关怀的重要道德原则，医护人员要通过尊重和维护临终者的生命以及提供仁慈的帮助践行人道主义。

（二）防病治病、救死扶伤与临终关怀

防病治病和救死扶伤是医护职业的重要道德。无论医务人员在哪一个

岗位，无论医疗卫生单位属于何种性质，必须肩负防治和治病的使命。这要求医护人员要正确认识和处理对病人个人、对健康人群、对生态环境、对每个人全面健康需求等多重义务之间的关系。救死扶伤要求所有医护人员把患者的生命和健康放在第一位，为病人谋求利益。防病治病、救死扶伤的根本目的是为实现医护职业的价值。在临终关怀过程中，践行防病治病、救死扶伤的道德，就要把临终者的利益放在首位，为临终者谋求最大的利益。

（三）知情权和保密义务与临终关怀

病患者的知情权是指病患者具有知晓自己病情的权利。但医护人员对于病患者的病情有保密的义务，不泄露病人隐私与秘密。同时，对于临终者的家属来说，他们希望通过对病情的保密，延缓临终者的忧虑和痛苦，延长他们活下去的时间。为此，医护人员在临终者和临终者家属之间就存在一种两难的道德选择。对待病人要建立一种诚信的道德品格，使临终者能够积极地投入临终前的治疗和方案的设计等；在对待临终者的家属问题上，同样也要建立一种诚信，使临终者家属也能积极地投入临终关怀活动。在临终关怀实践过程中，由于知情权和病情保密的主体存在差异，医护人员应该根据临终者不同的利益需求，处理好知情权和保密义务的关系。

（四）全心全意为人民身心健康服务与临终关怀

全心全意为人民身心健康服务是医护人员的最高道德要求和理想人格。为人民健康服务的内容是全方位的，医护服务既要认真看病，也要真诚照护病人，既要给予生物学方面的救助，也更要给予心理学、社会学方面的照顾，从而使他们在医学帮助下，尽可能地恢复起来，保持生理、心理、社会、道德诸方面的良好适应能力和状态。全心全意为人民身心健康服务，既是身体的，又是灵魂的。临终关怀过程中，医护人员要秉持全心全意为人民服务的道德要求，认真对待临终者，给予他们身体、心理、社会和伦理方面的帮助，使他们保持一种健康的心态面对死亡。

三、医生与临终关怀

医生是临终关怀重要的实施主体之一，其是否遵守医护职业道德对推进临终关怀具有重要影响。如果医生的眼中只有病情而不是病人，并以征服某种具体的病为重要任务，当一项治疗措施完全失败以后，他就会沮丧地感到自己无能。当疾病已无法治愈时，医生所能给予的具有人情味的关怀极其重要。基于此，政府应当培养一支家庭医生与保健医生队伍，政府应当优先考虑资助医科学校与教学医院在这方面的训练，鼓励有献身精神的年轻医生加入这一队伍。在人将死之时，寻求与病人维持多年关系的家庭医生的指导，可以减轻病人的心理负担。

就临终者而言，谋求的不再是医生高超的医术，而在于医生对生命的关爱。很多优秀的医生，面对病人无法治疗，或者放弃治疗时，为提高临终者的生命质量，倾注于对临终者生命的关怀。有个叫罗·布兰德医生，他大半辈子都在印度行医，专攻麻风病。他曾收治过一个名叫安妮的婴儿，她的肠道完全堵塞住了，在用了种种治疗手段之后，小安妮还是死去了。当她小小的尸体准备埋葬时，布兰德医生悲伤无助地哭了，好像安妮是他自己的孩子。30年后，布兰德医生接到一封邀请函，要他到费城的一个教堂作演讲。恰巧安妮的父亲是这家教堂的牧师，当牧师介绍布兰德医生时，他简单地说："不必介绍保罗·布兰德医生了，关于他，我都告诉你们了，他就是在安妮的葬礼上哭的那位医生。"此时，布拉德医生知道，安妮全家人已牢牢记住了他，因为在安妮死时，他陪同全家流过泪。在医疗上那是一次失败的经历。但是，这次事件却使他记住，与痛苦中的病人及其家人站在一起，本身就是一种最好的治疗形式。以上这个实例说明：医生不一定能包治百病，但却可以给病人及其家属带来安慰，使病人在平静安详的心态中走完生命之旅，同时也使病人家属卸下一份负担。医生对临终者的陪伴，是一种非常重要的临终关怀方式。

四、护理人员与临终关怀

护理人员也是临终关怀重要的实施主体之一。护理人员是否遵守医护职业道德，是否尊重临终者的尊严和利益，也是考量临终关怀是否得以顺利发展的重要标准之一。

（一）尊重临终者的人格尊严和自主选择权

尊重是临终关怀的重要道德。在医疗实践中，要求对临终者一视同仁、平等医疗。医护人员要做到一视同仁，必须尊重患者的人格，这是社会给予每个人的基本权利。面对临终者，护理人员应该怀着善良、美好的愿望去帮助他们，在精神上给予必要的尊重，生活上给予多方面的照顾，避免临终者感觉到被轻视和冷落。临终者具有自主选择的权利，它是具有行为能力并处于临终关怀期的临终者就有关自己疾病和健康问题所作出的合乎理性和自身价值观的决定的权利。当然，临终者的自主选择权也是有限制的：一是临终者所做出的决定是临终者根据自己的意志做出的；二是临终者所做出的决定合乎法律规范和道德规范；三是临终者的自主选择有助于提高生命品质和生命尊严。

护理人员尊重临终者的自主选择权，应当做到：首先，增强临终者自主选择的意识。一方面体现护理人员对临终者的尊重，另一方面体现了临终者的自我选择权利。其次，要帮助临终者理解更多的医疗信息，提供更多自主选择的机会。

（二）创造人文关怀氛围，提高护理质量

关怀照顾是临终关怀中最基本的道德情感，临终关怀强调对临终者的

身体、心理和社会的关怀照顾。护理人员在具体护理过程中，要明确临终者需要什么，需要得到什么样的照顾，该用什么样的方式进行关怀和照顾，情况是否得到改善，还要具体做哪些工作，等等。因此，护理人员在临终护理过程中要营造良好的人文关怀氛围。医院要努力营造一种充满人性、人情味的人文环境，关心临终者、尊重临终者，满足临终者需要。比如，根据临终者的喜好装饰病房，提供优雅和舒适的环境，经常跟临终者交流，消除临终者因病痛带来的焦虑、寂寞和孤独；同时，要加强与临终者的沟通，提高护理质量。护理人员在对临终期病人的护理上，应该充分运用护理艺术，主动对临终者进行关怀、安慰和鼓励。临终者在临终期会出现各种不同的症状，要求护理人员在关怀期间要耐心倾听、细心观察、认真解释，做好必要的心理疏导工作，消除临终者对治疗的顾虑，努力为病人提高生命质量、生活质量服务。

（三）审慎勤勉，建立良好的临终护理关系

临终者的护理工作强调审慎和勤勉。护理工作的审慎要求护理人员周密而谨慎，自始至终做到认真负责、一丝不苟严格按照规章制度操作，自觉履行岗位职责。审慎主要包括语言审慎和行为审慎。语言的关怀是临终护理的重要方面，礼貌、关爱、友好的语言可以调节临终者的心情，使临终者产生信赖，感受到安全，有利于帮助临终者度过临终期。对临终者家属来说，护理人员的语言对其也有安抚作用，能够使他们渡过面对临终者的悲伤期。行为审慎要求护理人员应当做到认真负责，用行动去感染病人和病人的家属。

护理人员的勤勉是指护理人员要有勤勉的工作态度，要主动、热情和周到地为临终者服务与临终者家属服务。要做到勤勉，就要注意观察临终者，从细微处发现临终者的病情和情绪的变化，为临终者消除死亡的恐惧；也要注意临终者家属的心理和情绪的变化，关注对临终者家属的照顾。护理人员要勤于与临终者沟通，安慰临终者，以消除死亡的恐惧。与临终者的家属也要多沟通，进行安慰，使他们尽快度过悲伤期。

第三节　社会公德与临终关怀

临终关怀的发展，离不开国家和社会。国家和社会是伦理实体，它不只是精神，而且是现实，或者说是精神的现实。[①] 要推进临终关怀道德的发展，离不开维系和支撑社会发展的公德。社会公德是维系和调整人们公共生活领域的道德规范。探讨国家和社会伦理实体中的社会公德与临终关怀的关系，有助于理解国家、社会与临终关怀之间存在的关系，进而推动临终关怀道德的发展。

一、社会公德

社会公德对临终关怀的发展具有重要意义。首先我们要明确认识社会公德的内涵和特征，把握社会公德的本质，才能在社会公德的重构中推进临终关怀的发展。

（一）社会公德的内涵

社会公德是人类在长期共同生活实践中逐渐积累起来的公共生活规则，是随着公共生活领域的发展而不断完善的一系列道德规范。它以公民相互之间的行为模式和习惯心理等诸多形式表现出来，并有效地调整全体社会成员的公共生活。从道德发展的历史上看，每一个社会都离不开全体社会所公认的，并且要求全体社会成员共同遵守的道德规范——社会公

---

① 参见樊浩：《道德形而上学体系的精神哲学基础》，中国社会科学出版社2006年版，第326页。

德。有的学者把道德分为公德和私德，例如，日本思想家福泽认为，凡属于内心活动的，如笃实、纯洁、谦逊、严肃等叫作私德；而廉耻、公平、正直、勇敢等叫作公德。国内有的学者认为公德也有广义和狭义之分：从广义上说，凡是个人私生活中处理爱情、婚姻、家庭问题的道德，以及与个人品德、作风相对的反映阶级和民族共同利益的道德，通称为公德；从狭义上说，社会公德就是人类在长期社会生活实践中逐渐积累起来的最简单、最起码的公共生活规则。也有的学者认为，公德与私德都拥有一个共同的道德本体，所以并无严格分野；这种观点认为，并不存在一个纯粹的私人生活领域，所谓私人生活领域只是公共生活的一个特殊领域。所以，从根本上说，公德与私德只是道德的一体两面，从其本体和根基而言，它们就是一个道德。实际上，公德与私德的划分，只不过是从道德的适用范围来说的。如果公德和私德是一回事，就是消弭公德与私德的界限，取消了他们彼此之间的独立性。

我们认为，道德应该区分为公德与私德。社会公德可从以下几个方面加以理解和把握：第一，公共性。公共领域是社会公德产生的社会基础和社会载体，它也是社会公德调整的领域。随着社会公共领域的不断发展，社会公德也在不断地发展。第二，时代性。社会公德具有鲜明的时代特性，不同的时代具有不同的社会公德。社会公德会随着历史的发展，内容变得越来越丰富、越来越深刻，得到社会大多数成员的认可和遵守。现代社会的社会公德是建立在主体自觉、平等和尊重的基础之上，它与封建社会的社会公德具有质的区别。第三，多样化。社会公德也应该是多样化的，不能简单地归结为最简单、最基本、最起码的道德规范。随着现代社会的迅速发展，人们的行为方式也日益复杂化、多样化，社会成员之间的交流也趋于多元化，对于社会成员行为的有效调整的社会公德也应当从现实出发，进行多层次的内容概括，以满足社会公众对社会公德的需要。第四，注重社会公德的内化。道德主体内心的积极认同是社会公德实践的心理基础，它通过公民之间的态度、心理习惯和行为等方式表现出来，并且具有持续性和稳定性。因此，社会公德能够得到人们的遵守，必须注重从外在的社会规范向内心的认同过渡，也就是实现社会公德的内化。

（二）社会公德的特征

社会公德具有以下三个方面的特征。第一，社会公德存在场域的特定性。公共领域是社会公德赖以形成和存在的主要领域。公共领域是人们共同享有资源、财产和活动的场所，在这样的场所里，所有权和使用权都由公众享有和使用，具体地说，人们根据法律制度享有平等的权利和要履行相应的义务。公共领域的具体形态表现为管理公共事务的组织单位、公众社区等，以及民间团体、文化娱乐、传媒和体育活动的公共场所等。这些场所具有共同的特点：容纳较多的社会公众。如果从外延来界定公共领域，除了个人家庭内部的个人生活和活动以及涉及隐私权的空间领域，其他一切人际交往和社会活动的空间都属于公共领域。社会公德存在的领域是具有特定性的。临终关怀道德在某种意义上说具有社会公德的性质。

第二，内容上具有总括性和一般性。凡是在公共领域内的个人和行为都应当遵循社会公德，因而也要求社会公德必须在内容上能够被所有人接受，否则就不会形成社会公德。社会公德和道德一样，本质上都是利益的体现。但是，社会公德与其他道德之间也是有区别的。社会公德是社会全体成员共同利益的体现，而不是某一特定阶级利益的体现；社会公德是社会全体人员应当遵循的共同生活准则，不是特定领域内的行为准则和规范。如果不遵守社会公德，没有起码的道德教养，就会被社会所唾弃。临终关怀道德也是社会要遵守的最起码的道德规范。

第三，结构上具有沿袭性和传统性。社会公德具有沿袭性和传统性，意味着社会公德是千百年来逐步积淀和发展起来的，是不同时代的社会公众的意识、情感和意志碰撞所形成和沿袭下来的道德规范，它可以考量不同时代的伦理道德水平的高低及一个民族的伦理道德的精神状况。实施临终关怀，要注重该社会所固有的社会公德，使临终关怀道德与社会公德相适应。

二、社会公德的具体内容与临终关怀

社会公德具有十分丰富的内容，涉及待人接物等诸多方面，对临终关怀道德的形成具有重要意义。社会公德的具体内容与临终关怀的关系，主要表现为以下几个方面。

（一）礼貌谦逊、和气待人与临终关怀

为人处世的最起码要求是要有礼貌。礼貌体现了个人对自己和他人的基本情感和态度。有礼貌要求人们仪表端庄、举止文雅、言谈谦逊、待人和气、亲切热情。如果你要得到他人的信赖和尊敬，首先要有礼貌。为人谦虚不是自卑，更不是贬低自己，而是一种外露的内在修养。与人交往要虚怀若谷，尊重他人的人格，学习他人的长处，不夸耀自己，自吹自擂，举止言谈谦恭有礼。临终关怀中尊重临终者、尊重临终者的家属非常重要。任何人，遇到临终者或者临终者的家属，都应当尊重他们，理解他们所处的境遇，不在临终者或者临终者家属面前吹嘘，或者过度地贬斥他们。

（二）坦诚相见、诚实守信与临终关怀

人与人之间相处，不仅应当讲求礼貌、谦逊和气，而且需要坦诚相见和诚实守信。如果能给予他人诚挚的敬意和真心实意的赞扬，而不是用虚伪的奉承来满足一个人的自尊，那么一个人就可能变得更令人愉快、更通情达理，更乐于协力合作。临终关怀是团队协作的过程，临终者在临终关怀期间，要对医护人员坦诚，医护人员对临终者以及他们的家属也要坦诚。坦诚相待，能够促进临终关怀的进行，使临终者精神愉快，使临终者家属能够获得抚慰。

（三）成人之美、与人为善与临终关怀

一个人应当与人方便，切勿乘人之危、落井下石或见死不救。"爱人

者人恒爱之，信人者人恒信之"。现实生活中人不可能时时快乐、事事顺心，总有需要人帮助、救济的时候，懂得这个道理，就要主动帮助别人，助人为乐。同理，你帮助了别人，别人也会帮助你。帮助别人，为别人做好事，使人由于你而愉快，因你的存在而欣喜，因你的出现而鼓舞。反过来，你也会得到别人的关心和帮助。临终关怀期间，临终者期望通过实现诸多诉求度过最后时间，提高生活和生命的品质，给社会留下美好的印象。社会对于临终者的这些诉求，应当采取宽容的态度，成人之美，促使临终者的愿望最终得以实现。

（四）敬老爱幼、尊师亲贤与临终关怀

敬老爱幼、尊师亲贤是我国的传统美德，也是社会公德。老年人生活阅历比较丰富，对社会作出一定的贡献，应该受到晚辈的尊重。儿童是国家、社会和人类的未来，他们没有生存的能力，成长过程中需要大人的抚养和照顾。师长是知识的传播者和人生的引导者，尊师就是尊重知识和尊重人才。贤达是为社会作出较大贡献的人士，社会应当对他们给予尊重和回报。对老年临终者进行关怀之时，手段和方式要有所改变，要尊重老人的决定和态度。对于年轻的临终者，由于年轻人对死亡的知识和体验较少，很少能够真正理解临终的内涵和意义，对死亡的准备也较少，在临终关怀中应该给予他们正确的死亡观念。对于师长和贤达要给予充分的尊重。

三、社会公德现实对临终关怀的影响

社会转型时期，我国社会公德出现很多问题，对临终关怀产生诸多影响。

第一，社会公德发展迟缓，导致临终关怀发展缓慢。改革开放之前，我国的公共领域没有得到应有的重视，更谈不上发展。社会成员几乎都是生活在自己的小圈子里，人员流动较小，交往内容简单，未形成广泛的交

往。这种发展状况受制于我国实行的高度集中的计划经济体制以及城乡二元结构，也受到我国传统社会的重私德而轻视公德的观念影响。这也导致这一时期没有很好形成现代社会生活所要求的社会公德。临终关怀实质上社会发展的结果，也是社会公德发展的结果，它本身就是立足于公共场域的事物。我国对公共场域认识的模糊，认为临终关怀是临终者自己或者家属的事情，导致了临终关怀发展的缓慢。

第二，现代社会公德没有有效地改造传统意识观念，导致社会层面的临终关怀难以形成。我国正处于从传统社会向现代社会的转型时期，以儒家伦理和价值观为主导的传统意识观念没有被有效地改造，以至于传统意识观念仍然强烈地影响着人们的内心世界，并阻碍现代社会公德的发展。现代社会公德尚未深入人心，能够转化为个体自身的自愿的行动。道德主体尚未觉醒，传统观念尚未遭受洗礼，现代观念尚未最终确立。临终关怀的理念是现代观念的产物，但也受到传统观念的影响，如儒家学说中"未知生，焉知死""舍生取义"等生死观的影响，这些观念直接阻碍了社会层面的临终关怀的发展。

第三，社会公德教育的滞后，影响临终关怀理念的形成。社会公德教育滞后是影响临终关怀发展的一个重要因素。目前，我国对公众社会公德的教育和引导还不够。我们重视青少年的爱国主义教育，教育他们热爱自己的国家，热爱祖国和人民，热爱社会主义等，但对他们社会公德教育上存在不足，导致他们长大成人在一定程度上忽视了一些基本的社会公德，如不随地吐痰、不乱扔果皮纸屑、不插队等。另外，我们注重高尚道德的教育，对底线道德的教育存在不足。我国社会公德教育的不足也影响了临终关怀观念在我国的传播。

四、现代社会公德的重构与临终关怀

临终关怀的发展是社会文明的重要标志。作为伦理主体的社会和国家应该努力推进社会公德建设，促进临终关怀的最终实现。

（一）国家和社会应大力支持临终关怀

国家和社会对临终关怀应该持一种肯定态度，积极推进临终关怀事业的发展，推进临终关怀道德发展，给临终关怀事业提供大力支持。目前，国家的卫生资源有限，安乐死在伦理道德和法律上还存在争议，如果有限的卫生资源运用在少量的高端医用设备上，用于维持一些不可逆转的患者身上，往往得不偿失，会造成卫生资源的极大浪费。如果国家和社会注重临终关怀，对以目前医疗技术还无法治愈的患者采取临终关怀方式，建立更多临终关怀机构，将会使资源的利用达到最大化。国家和社会重视临终关怀，有利于深化人们的优死意识，改变旧的死亡观，消除社会、集体和家属的心理负担，缓解社会伦理矛盾冲突。也可以减轻医院的负担，节约有限的医疗资源，减轻国家、集体和家属的经济负担，从被临终者的束缚中得到解放，提高社会生产效率和社会经济效率。

（二）推进社会公德建设，促进临终关怀发展

社会公德是社会存在发展的重要组成部分，国家和社会应该努力进行社会公德的建设，推进临终关怀道德的形成。

第一，厘清社会公德的场域，推进社会公德规范的建立，促进临终关怀道德建设。社会公德的场域实际上是公共领域。哈贝马斯认为，公共领域是由自由的个人组成、通过"交往活动"形成公众意见的社会生活领域，它介于国家与社会之间。在公共领域里，调节人们行为的不仅有长期以来形成的风俗习惯、道德原则，还有在公共交往活动中形成的契约规范等。哈贝马斯基本上是从政治哲学的角度概括了公共领域的含义。简单来说，公共领域就是除了涉及个人私域之外的人际交往和一切活动的社会活动空间，是建构社会公德的主要场所。由此，厘清社会公德调整的场所，目的是为能够推进社会公德规范的建立。国家和社会应该通过政策和舆论的引

导，消除传统观念中以家庭为中心的场域，建立起适合国家和社会发展的社会公德。临终关怀范围非常广泛，临终者活动的中心不单单是医院，很有可能是人们生活的一切空间。只有社会广阔空间里，临终者才能够最终实现自身的愿望和理想，从而提高自身的生命品质。

第二，国家和社会有效改造传统观念，为临终关怀提供适宜的理念支持。思想意识的转型是社会转型的重要内容，我国社会应当从传统的意识观念转向现代意识观念。只有将社会公德进行内化，成为人们内心深层的普遍认可，成为人们的行为自觉，现代社会的伦理道德精神才能出现。现代社会伦理道德精神也就是公德精神，它是通过社会成员对社会公德规范的认同、践行，在长期的历史发展中逐渐养成的与之相契合的稳定的道德风貌和精神气质，是一种稳定的精神境界和强大的道德力量。公德精神作为现代观念，包括平等、尊重、责任等观念。中国传统观念重人伦关系、轻个人价值，强调纵向等级关系、讲究按资排辈等，严重影响现代公德的建设和公德精神的建设。我们必须改造传统观念，从传统的不平等伦理观念转自平等伦理观念，在平等观念的基础上，不断强化责任意识，使社会主体能够勇于承担责任。临终关怀的道德发展必须建立在平等、尊重和责任的基础之上，如果缺乏这些观念，就无法推行临终关怀事业。国家和社会应该致力于传统意识观念的转变，摒弃传统观念中不利于临终关怀的生死观念，建构起一种适宜的临终关怀理念，推进临终关怀事业的发展。

第三，加强社会公德的教育，促进临终关怀道德的内化与发展。道德是依靠内心信念和社会舆论等方式来调整人的行为的社会规范。社会公德要得到人们的遵守和实践，必须将社会公德意识内化为人们的自觉信念。将社会公德意识内化最有效的途径是道德教育。它通过提高人们的文化素质，加强道德修养，实现道德认知的深化。此外，还需要借鉴和吸收国外先进的社会公德教育的经验，反思我国公德教育的疏失和教训，开展富有成效的公德教育。只有这样，才能够使临终关怀道德在广泛的主体之中内化，真正成为主体的需要，促进临终关怀事业的发展。

第四节 最低限度的临终关怀道德建构

临终关怀发展过程中，家庭、临终关怀独立医院和国家等伦理主体都有独特的作用。家庭成员参与临终关怀要遵循家庭道德，临终关怀独立医院或社区医院的医护人员参与到临终关怀中要遵循医护职业道德，普通的社会成员参与临终关怀中要遵循社会公德。无论是家庭道德、医护职业道德还是社会公德，都具有层次之分，那么，何种层次道德能够适合临终关怀的发展呢？我们认为，生与死是具有普遍意义的，人人在生死面前都是平等的，应当建构起最低限度的临终关怀道德，以适应临终关怀的发展。

一、临终关怀底线道德

临终关怀具有深刻的伦理道德意义。临终关怀在道德层面上处于哪个层次，应该进行深入的研究。我们认为，临终关怀道德应当属于底线道德——最低限度的道德。

（一）道德及其道德的层次

"道"，最初的含义是道路，如"周道如砥，其直如矢"。以后引申为原则、规范、规律、道理或学说的意义。"德"，最初见于《周书》，指内心的情感或信念。但儒家和道家的解释也不尽相同。儒家认为"德"就是某种原则，心中有所得，如心中得"道"，就是"德"。宋明理学家朱熹在《四书章句集注》中说："据于德"，"德者，得也。得其道于心，而不失之谓也。"道家对"德"的解释有所不同，庄子说"物得以生为之德"。在道家看来，天地万物全体之自然，即为"道"，而各种事物所得之自然，即为"德"。用在人伦上，则为人的本性、品德。在中国伦理史上，把"道"

和"德"联系起来作为一个概念来使用的，最早是荀况。他在《劝学》篇中说："《礼》者，法之大分，类之纪纲也，故学至乎《礼》而止矣。夫是之谓道德之极。"[①] 在先秦之后，"道德"一词逐步具有了确定的含义，指做人的品质、精神境界和处理人与人之间的关系时应当遵守的行为规范和准则等。在西方，"Morality"（道德）一词源于拉丁文"Morlais"，该词的复数"Mores"指风俗习惯，单数"Mos"指个人性格、品性。之后"Morality"意指美德、道义、道德、正当、道德标准、道德原则。从词源的考察以及道德内涵的演变，中国的先哲和西方思想者们对道德的概括，多从人应当具有的品质、人应当具有的为人处世的境界以及人遵循的标准和规范进行具体体验和研究，具有内在一致性。

马克思主义伦理学对道德概念进行了科学定义。我国马克思主义哲学家艾思奇认为：道德是调整人们之间以及个人和社会之间关系的行为规范的总和。道德规范与法不同，它不是由国家强制制定和强制执行的，而是依靠社会舆论的力量、依靠人们的信念、习惯、传统和教育的力量来维持的。[②] 我国著名的伦理学家罗国杰教授在其主编的《伦理学》教材中认为，道德是一种特殊的规范调节方式，是通过社会舆论、传统习俗和内心信念维系并发挥作用的行为原则、规范的总和。[③] 据此，我们可以从以下诸方面对道德进行认识：一是从道德的内涵来看，道德反映了人与人利益的社会关系。没有人与人之间利益的客观存在，则无法产生道德，也无法产生道德这样一种意识形态。正因为人与人之间利益的存在，才会形成一种社会意识形态——道德。二是从外延上看，道德揭示的是一切道德原则、道德规范、道德意识、道德关系、道德行为等。三是从价值评判来看，道德以善恶为标准，具有肯定性道德和否定性道德。四是从道德的维系张力来看，道德依靠社会舆论、风俗习惯以及内心信念来维持。

---

① 魏英敏、金可溪：《伦理学简明教程》，北京大学出版社 1984 年版，第 2—3 页。

② 参见魏英敏、金可溪：《伦理学简明教程》，北京大学出版社 1984 年版，第 6 页。

③ 参见罗国杰：《伦理学》，人民出版社 1989 年版，第 5 页。

（二）底线道德和临终关怀底线道德

何谓底线道德？我国的学者主要有下面三种认识：第一，把底线道德归纳为"己所不欲，勿施于人"。持这种观点的是何怀宏教授，他在《底线伦理》[①]一书中认为底线是指对所有人、所有社会成员共同的最低限度的道德规范要求，如果打破了这个底线，则社会不成其为社会，人不成其为人。第二，底线道德是基础性道德。它是社会成员或社会角色必须履行的基本道德义务，它与日常生活道德或公共生活道德不能简单相提并论。[②] 第三，底线道德理解为道德底线。底线道德也就是道德底线，就是善的最低、最基本的层次，是人们有益于他人与社会的最起码的社会要求。[③] 也有人认为道德底线在各个道德领域有着不同的内涵：在社会公德领域，道德底线是社会生活中每个人都应遵守的最起码的公共准则；在职业道德领域，道德底线是所有从业人员在职业活动中都应遵守的基本行为准则；在家庭道德领域，道德底线是每个公民在家庭生活中应该遵循的行为准则。[④] 可以说，对于底线道德的认识是多元的。笔者通过比较分析认为，底线道德作为道德多层次中的一层，在概念的内涵与外延、外在张力上都应当具备道德的品性。"底线"在汉语中的意思是平面最下面的线，与底边相近似。在底线与道德相结合中，底线是一种比喻的说法，它是指相对于道德的层次性而言，是最低的层次。对于底线道德，我们应当深刻理解底线道德的底线。我们可以从以下几个方面来认识底线道德的底线：第一，从社会发展角度来看，底线道德着眼的是社会主义初级阶段的道德。第二，从道德层次来看，底线道德是位于道德层次中的最低层次。它

---

① 　何怀宏：《底线伦理》，辽宁人民出版社 1998 年版。

② 　参见陈桂蓉：《着眼道德生活的基础领地——略论底线道德》，《福建论坛》（文史哲版）2000 年第 5 期。

③ 　参见李建德：《对社会主义市场经济条件下底线道德的再认识》，《理论导刊》2002年第 12 期。

④ 　参见郭奕晶：《加强道德建设应从"道德底线"抓起》，《山东公安专科学校学报》2003 年第 5 期。

既不是一般的道德，也不是高尚的道德，更不是不道德。第三，从道德的主体来看，底线道德的主体是普遍的，针对所有的社会成员。第四，从评判标准来看，它是初善，既不是至善也不是恶，其临界于善与恶之间，属于善的层次中的最低部分。综合上面对底线道德的比较、理解和对底线的认识，我们认为，底线道德是一定社会历史时期社会成员在调整利益关系中符合善的最低、最基本的要求，而履行的基础性道德义务。

底线道德是一个内涵比较丰富的概念，也是一个最基本的概念，它可以适用于任何一个领域。临终关怀底线道德是底线道德问题在临终关怀领域中的具体体现，而临终关怀本身又是最基本的道德要求。由此可知，"临终关怀底线道德"是一个多元的综合体，可从以下几个方面加以认识：一是临终关怀底线道德具有时代性。在不同的历史时期，由于经济基础不同，会产生有所区别的道德。同样，底线道德作为道德层次中的最基本的道德，也要受到经济基础的制约。二是临终关怀底线道德是相对人生理想和价值目标而言的。人们都有自己的人生理想和价值目标。人生理想的导向和价值目标选择的多样性产生了不同层次的道德。但底线都是一样的，人们不管是理性的还是感性的都应当在底线之上进行人生的理想和价值的选择；换句话说，人们追求自己的人生理想和实现价值目标的选择必须以这个底线为基础，不能逾越这个底线。临终是每一个人都要经历的，在走向死亡的过程中，会表现出不同的状况，也面临不同的道德选择。临终关怀底线道德是在面对临终这一事实的过程中不同的角色最一般的道德选择。它是最基本的，不能够逾越；如果逾越，就是不道德的。比如，现阶段实施安乐死就是不道德的。三是临终关怀底线道德是每个社会成员应履行的基础性义务。社会成员都要承担一定的社会角色，必须承担相应的义务。人们履行基础性义务是个人立身之本，也是社会存在和发展的基础。面对临终，不同的角色应担负起不同的职责和义务：社会成员所要履行的职责可以说是最为基本的；医护人员应该做到不伤害患者，给他减轻疼痛；家属应要尽自身最起码的照护，使临终者在临终过程中得到应有的安慰。四是临终关怀底线道德以善为评判标准，符合社会对初善的要求。五是临终关怀底线道德经常表现为一些禁令，如以"不准""必须"的形式出现。在日常生活中，在履行社会工作的过程中，人们必须要遵守一个底线，并且不能超越这个底线。坚守这个底线，有利于社会利益，不会对社会及其他人产生坏的影响和损失。底线道德常常用不伤害、不撒谎等来概括。

（三）临终关怀底线道德的特征

临终关怀底线道德具有以下两个特征：第一，普遍平等性。临终关怀底线道德是最基本的，具有普适性。无论是谁，无论身份高低贵贱，都面临死亡。比如，临终者在面对死亡的过程中选择的道德应该符合最基本的道德规范，不能因为要濒临死亡，就可以做超越道德的事情，或者说违法的事情。临终者家属也不能因为临终者濒临死亡，为满足临终者愿望而做违背道德的事情。医患人员在临终关怀实施中，对待临终者及其家属也应该是一样的。另外，底线道德在调整利益的时候体现出了平等性。底线道德最基本的要求是勿使他人或社会受到损害，或者让地位平等的某一方单方地作出牺牲。临终关怀底线道德也具有平等性，人人在死亡面前都是平等的，谁也无法逃脱。

第二，最低限度性。底线道德的最低限度性，也就是说底线道德对人的行为的约束和对行为的评判标准是最基本的，位于道德评判的底线。首先，底线道德对人的行为约束具有最低限度性。底线道德一般以"不准""必须"等形式规范人们的行为，如不准偷盗、不准撒谎、不贪、必须守信等，它与高层次道德对社会成员行为约束的评判标准是不一样的。其次，一个人的行为是否符合道德，底线道德是最低的判断标准。一种行为超越了底线道德，就是不道德的。一种行为只有在底线道德或者底线道德的水平线之上，才是道德。临终关怀底线道德是底线道德在临终关怀领域的体现，它也同样具有最低限度性。

二、建构临终关怀底线道德的实践合理性

现阶段，甚至在较长一段时间内，临终关怀都是我国十分需要的一种新的观念、新的方式和新的道德。当前建构我国临终关怀底线道德，具有深刻的实践合理性。它是基于我国目前的实践情况而提出的，是我国社会转型带来的道德转型和我国老龄社会趋势的必然要求。

首先，建构临终关怀底线道德是我国社会转型、道德转型的必然要求。我国的社会转型，具体包括以下几个方面：一是从计划经济向现代市场经济社会转型；二是由农业社会向工业社会转型；三是由乡村社会向城镇社会转型；四是由人治社会向法治社会转型；五是由单一社会向多元社会转型。①我国社会转型，最本质的是我国从传统的计划经济向现代的市场经济过渡。当前，社会转型带来道德转型，出现新的道德观念正在形成，新旧道德体系并存、道德标准多元、道德行为多层次性等状况。部分人对我们大力建构的共产主义道德观，对"无私奉献""毫不利己，专门利人"的高尚道德产生不同程度的质疑。家庭伦理道德关系的出现矛盾和冲突，以孝道为核心的传统伦理道德的产生严重失衡。如出现坑老、弃老的现象，违背了社会最基本的道德义务要求。在我国医疗问题上，也存在道德脱节或者道德冲突等问题。在临终关怀过程中，个别医护人员盲目追求金钱，如晚期癌症病人没有治愈希望，而他为了骗取金钱还是进行积极治疗，这也造成医疗资源浪费。这些都违背了最基本的道德规范要求。

其次，社会的老龄化要求我们重视临终关怀问题，注重临终关怀底线道德建构。人口老龄化是老年人在总人口中比重不断增大的动态过程，是一种社会人口年龄的结构变化。②根据按照我国人口老龄化发展

①　参见王周龙、杨伟：《简论当代中国社会转型及其对法制社会的影响》，《广西政法干部管理学院学报》2002年第6期。
②　参见张多来：《人口老龄化及老年人护理伦理思考》，《衡阳医学院学报》（社会科学版）2000年第12期。

趋势，在 21 世纪的 100 年间，我国人口老龄化大致可以划分为三个阶段：2001—2020 年为第一阶段，为快速老龄化。这一阶段，我国平均每年老年人口增加 596 万，年均增长速度达到 3.28%，远远超出总人口年均 0.66%的增长速度，呈现人口老龄化加快趋势。2021—2050 年为第二阶段，称为加速老龄化。预计到 2023 年，老龄人口为 2.7 亿；到 2050 年，老龄人口将超过 4 亿，老龄化水平较高，达到 30%以上。2051—2100 年为第三阶段，称为重度老龄化阶段。这一阶段，预计老年人口规模将稳定在 3 亿到 4 亿，老龄化水平将保持在 31%左右，80 岁以及以上的老人占老年人口的比重稳定在 25%至 30%，呈现高度老龄化的态势。根据 2011 年 4 月公布的 2010 年第六次人口普查数据显示，中国 60 岁以上老年人口已达 1.78 亿，占总人口的 13.26%，比 2000 年人口普查时上升 2.93 个百分点，其中 65 岁及以上人口占 8.87%，比 2000 年人口普查时上升 1.91 个百分点，这意味着中国正处于快速老龄化阶段。人口老龄化，无论在文化层面还是社会层面，抑或医学层面，都会带来很多问题，尤其老年人随时都可能受到疾病、死亡的困扰，给社会提出很多难题。要解决这个难题，需要各种关怀方式。临终关怀是在老年期中，人们寻找到最好的治疗方式或关怀方式，表现为姑息治疗和安抚照料。临终关怀——这种方式不寻求医学会使人永远年轻，也不奢望医学会阻挡死亡和无限地延续生命，只是为了提高老年人在老年期或在患病期间的生命质量。临终关怀方式是解决老龄化社会问题的一个必然要求，也需要在道德哲学上加以理论建构。

三、临终关怀底线道德规范的体系与表现形式

道德规范是一定的社会或阶级从某种社会整体利益出发形成和概括的，是人们在某种社会关系中应当普遍遵循的行为善恶准则。底线道德作为道德的一个层次，也属于道德规范的一种，具备道德规范的属性。底线

道德规范是底线道德社会运作当中的重要环节，它把一定的社会关系纳入底线道德调整的范围之内，使底线道德在这些范围内通过人的主体活动产生影响。底线道德规范全面概括了社会最低层次的道德义务，社会主体在社会活动中恪守底线道德规范，社会就具有最起码的初善秩序。临终关怀底线道德规范是在临终关怀过程中，人们应该普遍遵循的行为准则。

（一）临终关怀底线道德规范的体系

任何一种道德都是一个相对完整的、稳定的道德规范体系，临终关怀底线道德规范也不例外。临终关怀底线道德规范体系主要有以下几个层次结构：社会公共生活领域中的临终关怀底线道德；医护职业中的临终关怀底线道德；家庭生活领域的临终关怀底线道德。社会公共生活领域的临终关怀底线道德是社会成员都应该共同遵守的最简单的、最起码的公共生活准则。如尊重生命，它是维系社会秩序、保障社会生活正常进行的最基本的社会条件，也是社会成员都必须做到的。医护职业的临终关怀底线道德是医护人员在具体的医护过程中面对临终者应当遵守的准则，应当履行的义务和要承担的责任。如尊重病人的选择，为患者保密。家庭生活领域的临终关怀底线道德是临终者的家属在面对临终者要遵守的道德准则。它在处理家属与临终者之间的关系，是临终者能否达致自己追求的生命目标的重要规范。

（二）临终关怀底线道德规范表现形式

道德规范是人类道德行为的基本准则，从古到今曾有过各种各样的形态，如图腾、禁忌、风俗、礼仪、准则、箴言、义务以及责任等等。临终关怀底线道德作为人们面对临终者道德行为的基本准则，表现形式主要为准则、义务和责任三种。

准则是明确地认定某种行为只能是这样的而不能是那样的规范，告诉人们应该这样或不应该那样。准则包含道德命令的成分，是社会文明最一般的道德规范形式。一切道德规范在本质上都是一种准则，是判断一种行为适当与否的标准，临终关怀底线道德规范也不例外。它表现为各种准则，要求不同的道德主体应该做什么，或者不应该做什么。

义务是人类社会生活中普遍存在的道德关系和道德要求，是基于一定社会生活条件对个人确定的任务、活动方式及其必要性所做的某种有意识的表达。道德义务是道德规范的重要表现形式。道德义务是以使命、职责和任务等形式表达的客观要求，不以个人主观意志为转移。但这种道德命令，又不具有外在的强制力，它是人们在理解和认识社会关系的客观要求，从而自觉承担自己的使命、职责和任务的基础上，形成的一种内心信念和道德责任感。临终关怀底线道德规范要求个体（特别是医护人员）在面对临终过程中自觉地承担其使命、职责和任务。

责任作为重要道德规范，是在道德义务的基础之上又一次升华。道德义务较多地表现为外在的道德要求，责任就是把这种外在的要求转化为内在的要求。因此，道德责任必然涵盖良心的成分。可以说，道德责任是道德规范体系中处于最高层次的道德规范。临终关怀底线道德责任，要求把对临终者的道德要求转化为内在的要求，促进临终者各种道德诉求的实现。

第九章　临终关怀本土化伦理建构

临终关怀本土化是我国临终关怀现代发展不可回避的重要议题，它源于两个因素：一是临终关怀是一个舶来品；二是我国社会对临终关怀的"拿来主义"的排斥。临终关怀产生于现代西方，是现代医学与人文相结合的产物，在渊源与价值观念上均带着西方社会认识论与基督教价值观的胎记。它是一个舶来品。虽然在 20 世纪 80 年代临终关怀被引入我国，但是其作为一种新鲜事物尚未完全嵌入我国社会。将临终关怀生搬硬套到中国社会，是不会生根、发芽与成长的，它需要一个转换的过程，即将西方话语的临终关怀转译为中国话语的临终关怀，也就是临终关怀的本土化过程。"本土化是一具特定空间意涵之关系性的激活式活动，指向的是一个地区之自主性的追求和肯定，也是主体性的型塑和展现。"① 临终关怀本土化过程是在承认临终关怀的文化差异基础上，致力于使临终关怀适应中国社会文化结构，消除临终关怀的中西文化之间的冲突，促进临终关怀在我国社会的发展，促进社会文明的进程。

第一节　临终关怀的历史演变与中国本土化发展

临终关怀源于西方的基督教文化，是基督教慈爱理念的延续和实践，

---

① 叶启政：《社会学和本土化》，台湾巨流图书公司 2001 年版，第 110 页。

它在具有共同文化背景的西方国家中发展迅速。20 世纪 80 年代末，临终关怀被引入中国，但是发展非常缓慢，并且遇到诸多阻碍。

一、国外临终关怀的历史演变与现状

临终关怀最初起源于西方，经历了兴起、衰落、复兴和新建的过程。随着现代临终关怀的建立，西方临终关怀事业获得蓬勃发展，有效提高了临终者的生活质量和生命质量。

（一）西方临终关怀的发展演变

第一，西方临终关怀的兴起。临终关怀（hospice）最初源于 4 世纪拜占庭帝国时期之基督教机构（作为欢迎旅客之用）；据史料记载，最早的 hospice 可以追溯到公元 4 世纪一位名叫 Fabiola 的罗马贵夫人，她在自己家里为贫穷者提供食物和饮料，为贫困无衣遮体者提供食物，为贫穷的病患者提供照护，目的是为实现自己"积德行善"的愿望。在古希腊，这些基督教机构称为 Xenodochia（陌生人的庇护所）；扩展延伸到罗马帝国后，被取名为 hospitium，此乃衍生于拉丁字根 hospes，含有好客（hospitality）场所的意涵，而衍生了 hospice（安宁机构或安宁院）。安宁机构在中世纪十字军运动时期大量增加，许多安宁机构设立在朝圣途中的休息驿站，供给生命、贫困及濒死的旅行者食物与照顾场所。当时最为著名的是位于瑞士阿尔卑斯山的圣伯纳德（S1 Bernar）hospice。至今那里的奥古斯丁修道院的神甫和修女们仍然向朝圣者和旅行者提供帮助。由此可以看出，西方古代临终关怀的兴起，源于一种道德愿望，包含着强烈的人道主义精神和宗教慈善意识。

第二，西方临终关怀的衰落。由于西方的宗教改革，许多修道院关闭，hospice 也随之衰败下来。新教的牧师们把人们遭受的痛苦和疾病，看作是对违背上帝意志的惩罚，所以认为不必设 hospice 给予帮助。在维多利亚女王时代，人们甚至认为富有的人濒死是由于身体虚弱；而贫穷者面临死亡则是因为他们平时的言行违背了上帝的旨意，所以应受惩罚而不必怜悯。伦敦的一个济贫院里，一间小塔楼里挤住了30多个病人，患有心脏病、梅毒、伤寒、结核病等的病人混杂在一起。欧洲七年战争后，hospice曾消失一段时间，直到19世纪，仅存大圣伯纳安宁院（Great Saint Bernard Hospice）和小圣安宁院（Little Saint Hospice）两所安宁机构。

第三，西方临终关怀的复兴。17世纪，临终关怀在欧洲重新复兴，法国的牧师文森特·德·保尔和珍妮·加尼尔夫人为临终关怀事业复兴作出重要贡献。文森特经受过被掠为奴隶的特殊经历，体会到社会底层人的苦难，他四处募捐为穷人建立了许多的慈善机构，包括临终关怀院和孤儿院。珍妮·加尼尔夫人在访问里昂贫民区时，目睹了街道上濒死的病人，惨不忍睹，于是建立专门照护临终病人的机构。临终关怀的逐步复兴，实质上是一种道德的回归。

第四，现代西方临终关怀的建立。19世纪末20世纪初，欧洲以基督徒的名字命名开始设立专门照顾濒死者的安宁机构。比如，圣母安宁院（Our Ladys Hospice）和圣约瑟安宁院（St.Josephs Hospice）这两所安宁机构专门收容癌症末期病患，但并未融入医疗专业知识技能。直至1967年，英国人西西里·桑德丝女士在伦敦郊区辛德翰建立了世界上第一所现代化的兼具医疗科技和积极研究疼痛与症状控制的圣克里斯多福安宁院（St. Christophers Hospice），将传统的慈悲与现代医学的成就相结合，提供减轻临终病患及其家属痛楚的末期医疗照顾服务，让末期病人能平安尊严地死亡，让家属对家人的死亡没有遗憾，成为一个可以实现的目标。

（二）国外临终关怀的现状

1976年，临终关怀在美国、加拿大、澳大利亚、法国、荷兰、挪威、以色列等北美洲和欧洲国家开始发展；20世纪80年代以后，韩国、日本、新加坡等亚洲国家及中国香港地区先后开展临终关怀研究，许多国家也相继开展临终关怀的工作，曾一度形成了一种运动（Hospice Movement）。资料表明，至 20 世纪 80 年代末期，国外登载有关临终关怀和死亡问题的研究报告、学术论文、文献等的期刊达 300 余种。目前世界上已有 60 多个国家和地区开展临终关怀服务项目和研究项目，并取得许多成功的经验和具有指导价值的科研成果。

美国临终关怀现状。从 1973 年起美国开始重视临终关怀，临终关怀成为联邦政府资助的课题。由于临终关怀的服务对象以癌症病人为主，美国国家防癌协会为癌症末期病人及其家属的居家护理计划设立了基金。1980 年 10 月，美国将临终关怀纳入国家医疗保险法案，保证了临终关怀的经费，促进临终关怀事业迅速发展。根据 1988 年美国临终关怀组织的统计调查报告，美国临终关怀机构已达 1800 所，分布全美 50 个州，每年有 14 万余人接受临终关怀的照护。目前 3400 多家临终关怀机构使每年80 多万临终者——近 1/3 的死亡人口得到身心照护而自然离世。1978 年，美国统一的国家临终关怀组织（national hospice organiation）成立，它是一个非营利性组织，其宗旨在于改善和维持临终病人的生命质量。美国还创办了死亡教育杂志，成立了临终关怀医师学会，并在华盛顿等地召开全国性临终关怀研讨会。

加拿大临终关怀现状。1974 年，加拿大曼尼托巴省温尼伯市创办了第一家临终关怀医院——圣博尼费斯医院。1975 年，第二个临终关怀院——加拿大皇家维多利亚临终关怀院在蒙特利尔创办。现在加拿大已发展到 116 个不同类型的临终关怀机构。虽然加拿大的临终关怀事业发展只有 40 年左右的时间，但是发展迅速，目前已是世界上临终关怀发展比较成熟、受众较广泛的国家之一。与临终关怀相关的学术组织、学术交流活动和专业书刊在加拿大也在不断地增加，且研究的内容日益广泛。不仅注意对临终病人整体照护的研究，而且涉及基础理论、医学伦理、立法、经济、评价标准和机构管理等社会支持的系统的研究。

日本临终关怀现状。1987 年，日本已建立临终关怀机构 8 个，发展研究机构 5 个；1977 年，日本出版了《临终与临床》杂志。1984 年，日本淀川基督教医院附设临终关怀机构，它是一个拥有 23 张床位的临终关怀中心，该中心收留了很多需要照顾的临终病人并积累了大量的临床资料和科研数据，其成果得到了政府的承认和支持。①

二、我国临终关怀的发展与现状

虽然我国临终关怀事业发展起步较晚，但是也呈现出良好的发展态势，尤其在台湾地区、香港地区的发展取得较好的效果。

（一）我国临终关怀的兴起与建立

临终关怀是我国当代社会的一个新事物。虽然很多学者认为我国古代就有类似临终关怀的理念及机构，如北宋时期所设立的"福田院"，元代的"济众院"、明朝的"养济院"等，但是不可否认的是真正意义上的临终关怀是当代才产生的。1982 年我国台湾地区学者谢美娥首先撰文介绍了 hospice；香港地区九龙圣母医院首先提出了善终服务，给予癌症病患者适当的辅导；1986 年，一些有志之士在某些慈善基金会的资助下成立了"善终服务会"（society for the promotion care），努力推广善终服务；同年，在台湾地区由基督教马偕纪念医院举办了第一次 hospice 学术研讨会，并在其肿瘤科成立了安宁照顾筹划小组。

1986 年，学者张泉于首先在《医学与哲学》杂志上刊登译文"垂危病人医院"，介绍了 Hospice 及其概念；孟宪武在《国外医学·护理学分册》介绍具有临终关怀含义的"终末护理的概念"。此后，我国医学伦理学从生命伦理学角度开始对安乐死及临终病人所引发的种种问题给予关注，并展开广泛热烈的讨论。1988 年 7 月，我国第一个临终关怀专门研

---

① 参见孟宪武：《临终关怀》，上海文化出版社 2002 年版，第 9—10 页。

究机构——天津医学院（现天津医科大学）临终关怀研究中心成立；1990
年，天津医科大学教授崔以泰建立了我国第一家临终关怀病房。

（二）我国临终关怀的发展状况

我国临终关怀事业的发展，主要经历三个历史阶段：第一个阶段，从
1988年5月到1991年3月，为理论引进和研究起步阶段。1988年5月，
天津市邀请莱尔博士和黄天中博士作临终关怀的学术报告，举办首次临终
关怀的讲座，标志着临终关怀理论的引进。1988年7月，天津医学院临
终关怀研究中心建立，标志我国的临终关怀事业开始。

第二阶段，从1991年4月到1992年5月，为宣传普及和专业培训阶
段。天津医学院（现天津医科大学）临终关怀研究中心为临终关怀知识的
宣传和普及作出积极的贡献。1991年3月，天津医学院临终关怀中心召
开了首届全国临终关怀学术研讨会暨讲习班，此后先后举办了五期临终关
怀讲习班，包括两期"中美临终关怀心理关怀讲习班"、"中英临终关怀研
习班"，以及"1993年北京临终关怀国际研习班"，并在天津、北京、西
安、武汉、唐山、青岛、烟台、庐山等地举办临终关怀学术报告会或临终
关怀系列讲座，先后有近两千名从事医疗、护理、心理方面工作的人员参
加这些活动，促进了临终关怀事业的初步形成和发展。

第三阶段，从1992年开始，进入学术研究和临床实践全面发展阶段。
1992年，召开了首届东西方临终关怀国际研讨会；1993年5月，在山东
烟台召开了中国心理卫生协会临终关怀委员会成立大会暨第二次全国临
终关怀学术研讨会；1995年5月，在广西桂林召开了第三次全国临终关怀
学术研讨会；1996年3月，在云南昆明召开了全国死亡教育与临终关怀学
术研讨会；1998年5月，在浙江杭州召开了第四次全国临终关怀学术研
讨会；2000年4月，在广东深圳召开了第五次全国临终关怀学术研讨会；
2004年4月，在云南昆明召开了第六次全国临终关怀学术研讨会。经多
方筹备，还创刊了《临终关怀杂志》，推动了临终关怀事业的进一步发展。

2008 年 4 月，中国生命关怀研究中心在上海成立。该中心致力于临终关怀和安宁护理领域的理论和临床实践研究，推动了我国临终关怀和安宁护理事业的发展。

临床实践方面，各地纷纷因地制宜创办临终关怀服务机构。目前办得较好的有：天津市的临终关怀机构，除天津医学院临终关怀研究中心附属的临终关怀病房外，还有肿瘤医院、肺科医院、民族医院、靖江医院等附设的临终关怀病房、鹤童老年公寓等。北京市的临终关怀机构比较著名的有朝阳门医院临终关怀病区和松堂医院。朝阳门医院临终关怀病区是北京第一家由卫生局批准的老年关怀医院，有 40 张床位，收治多种心脑血管病人、癌症晚期病人，医护力量雄厚，提供 24 小时临床护理和生活护理。松堂医院的特点是护士与病人一同住在病房，使病人昼夜得到护理，并有学校及宗教界等志愿者的服务。上海市的临终关怀机构，在上海市退休职工管委会的领导下，发展了 60 余家，以南汇护理院最为突出，现有床位 80 张，成为具有一定规模的临终关怀机构。南京鼓楼安怀医院是一所民办的临终关怀院，护理人员注重对临终病人的心理护理，并妥善地协助料理死者的后事，家属满意度高。浙江省义乌市关怀护理医院以临终关怀为主，重点收治中、晚期癌症患者，兼收高龄老年人，老年性痴呆以及其他疾病引起的残疾、瘫痪病人，是第一家由个人出资创办的临终关怀医院，并得到当地政府大力支持，被指定为享受公费医疗的定点单位之一。沈阳的临终关怀机构主要是中国医科大学附属中心医院的临终关怀病房，在两年多的时间内就收治临终病人近 900 人。长春的临终关怀机构设在吉林大学第一临床医院肿瘤中心，该中心由吉林大学医学院与加拿大拉瓦大学医学院共同组建，其特点是引进了加拿大先进的姑息治疗与临终关怀理念和技术手段。

总之，我国临终关怀临床实践服务已进入一个全面发展阶段。目前，我国大约有 600 多家临终关怀机构，医科院校和卫生职工医学院的临床医学专业、护理专业、公共卫生专业、全科医师专业、在职医生、护士的继续教育系列中亦开设了临终关怀课程，更多的护理人员将充分发挥爱心与技能投入到这一新的护理领域中来。1998 年，由李嘉诚先生捐助的汕头大学医学院附属第一医院建立全国第一家宁养院，开始临终关怀服务的推广工作。至今，全国已有 20 家重点医院在李嘉诚先生捐助下建立了宁养院。2008 年 4 月，首座临终关怀大楼在广州老人院正式启用。它是第一座为老年人提供安宁照顾（临终关怀）服务的大楼，标志着我国临终关怀事业迈出可喜的一步。

在我国香港地区，20 世纪 80 年代 hospice 的概念传入，被译为善终服务。1982 年香港圣母医院首先成立关怀小组，为晚期癌症病人及家属提供善终服务，其后基督教联合医院、南朗医院等几家医院也陆续实施过这种服务。为统筹推动善终服务，1987 年香港善终服务会创立。该会在主任钟淑子的带领下，积极推行善终服务活动，包括宣传教育、举办课程和研讨会、开设电话咨询、为公众印制参考资料、招收与训练义工参加服务、协助当地医疗机构或服务团体建立善终服务机构等。经过全体同仁的努力，取得了引人注目的业绩。目前，香港地区的善终服务模式已多样化，包括独立的善终院舍、善终服务单位、咨询顾问队伍、居家善终服务和日间善终院舍等。

和香港地区形成鲜明的对比，我国台湾地区的临终关怀是从实践起步的。台湾地区首先建立了临终关怀病房或相应的临终关怀服务单位，随后成立了台湾安宁照顾协会，出版《安宁疗护杂志》，有力地推动了临终关怀的发展。台湾地区比较著名的临终关怀机构有马偕医院安宁病房和忠孝医院的临终关怀服务项目等。

三、我国临终关怀发展诸问题

21 世纪之后，我国临终关怀事业进入崭新发展阶段。对临终关怀有更充分的理论研讨，全国各地开展临终关怀的实践，如开办了临终关怀医院、设立临终关怀病房和病床等。当然，与国外临终关怀发展相比较，我国临终关怀事业发展还存在诸多问题，在一定程度上阻碍了临终关怀事业的进一步发展。

（一）供给—需求的矛盾

2011 年 4 月公布的 2010 年第六次人口普查数据显示，中国 60 岁以上老年人口已达 1.78 亿，占总人口的 13.26%，其中 65 岁及以上人口占 8.87%，中国正走向老龄化社会。当前，空巢老年人口和无子女、失独老人逐渐增多，老年癌症病发率不断增大，社会对临终关怀的需求非常大。初步估计，每年大约有 750 万的临终者需要得到专业化的临终关怀服务。[①]但目前，我国的临终关怀机构只有 600 多个，且规模不大。由此，形成临终关怀的供给和社会需求之间的矛盾。

（二）临终关怀机构发展面临的问题

全国各地都纷纷因地制宜地创办临终关怀服务机构。但是，一些临终关怀机构运行一段时间以后就被迫关闭，比如，1999 年济南市第五人民医院启动临终关怀项目，2006 年该项目被终止。2009 年 5 月，山东省千佛山医院成立有 30 张开放性床位的"宁养病房"，开展临终关怀服务，但床位运转率始终没有达到的 85%，半年后关闭。综观我国的临终关怀机构，主要遭遇以下困境：首先，财力困境。我国临终关怀机构的财力来源比较单一，主要依靠医院医疗业务来维持；国家投入很少，社会慈善捐助也较少。其次，人员困境。我国临终关怀事业从业人员少，素质较低，存在职责不清，分工不明确等状况。目前，从事临终关怀服务项目的医护人员有四五万，普遍学历层次较低，尤其护理人员以中专学历为主，一大部

---

① 参见李义庭、李骥、邓帅：《关于我国临终关怀事业发展政策保障的思考》，《中国医学伦理学》2013 年第 4 期。

分没有经过专门的临终关怀训练，缺乏心理学、伦理学、宗教学等不同学科的知识。最后，地区发展不平衡。目前，临终关怀机构主要集中在大城市如北京、天津等，中等城市、小城市、乡村几乎没有临终关怀机构。在大城市里，临终关怀机构也主要集中在高校附属医院里，主要用于教学和研究，社区临终关怀机构几乎没有。

（三）缺乏适合我国国情的临终关怀模式

目前，我国在临终关怀实施过程中尚未形成与我国政治、经济、文化与社会相适应的临终关怀模式。换句话说，我国临终关怀机构采取的临终关怀模式尚未获得临终者的普遍接受。究其原因，主要有两个方面：一是临终关怀模式并未完全体现临终关怀的理念，还可能背离临终关怀的初衷，走到了临终关怀的对立面。二是临终关怀模式体现西方文化或者西方社会的理念，很少关切我国本土文化，受到我国固有文化的排斥。20 世纪 80 年代，我国引入整体护理模式取代原来的责任制护理模式以及公认的李义庭"PDS"模式（one point three direction nine subject）和施榕的"施式模式"，至今也没有获得普遍的推广。事实证明，来源于西方的护理模式，虽然在一定程度上促进我国护理界的观念转变和实践发展，但是也存在许多与国情不相容之处。探索一种符合我国国情的临终关怀模式可谓迫在眉睫。

（四）资金投入不足导致临终关怀发展乏力

与国外发达国家的临终关怀相比较，制约我国临终关怀发展的一个重要因素是资金的投入。国外临终关怀机构运营过程中，有充足的资金投入，而且很多民间组织也参与其中，如国家慈善机构、基金会、宗教社团等资助临终关怀护理项目。反观我国，政府对临终关怀资金的投入比较少，而且缺乏临终关怀发展的专项资金；国家在医疗卫生资源分配方面，尤其在政策导向、保障方面，也没有相应的政策倾斜。

第二节　临终关怀本土化的伦理困境

临终关怀是一个舶来品。从总体情况来看，临终关怀在我国的发展并未达到当初引进这一新鲜事物之时的预期。究其根源，在于临终关怀原初根植的文化与我国固有的文化存在差异，临终关怀与我国社会固有的文化、观念与制度产生冲突，并也可能带来风险。而我国传统社会的文化是伦理型文化，深刻渗透在我国社会发展过程中，对临终关怀发展产生深刻影响，也在一定程度上成为临终关怀发展的障碍。

一、伦理文化与临终关怀本土化

临终关怀遭遇的首要障碍是我国固有的文化。虽然不同文化都直接指向了人或者生命，但是不同文化在关切人或生命的方式却有所不同。临终关怀作为一种根植于西方文化的关怀人或生命的方式，是与西方文化相适应的，在中国发展临终关怀事业，必然受到我国固有文化的抵制或排斥。

（一）伦理文化与临终关怀

中国文化属于伦理型文化，或称为伦理文化。文化就是人化，它与临终关怀都指向生命，也都受到特定的自然环境与历史条件的影响。

1. 伦理文化

文化是一个众说纷纭的概念。张岱年先生认为，"凡是超越本能的、人类有意识地作用于自然界和社会的一切活动及其结果，都属于文化；或者说，自然的人化即是文化。"① 樊和平教授直截了当地说，"文化就是'人化'"。"文化即是通过文饰而使自身变化，它是人不断摆脱野蛮的质朴状

----

① 张岱年，方克立：《中国文化概论》，北京师范大学出版社 2004 年版，第 3 页。

态，不断开化，走向文明的方式与过程，也是不断摆脱动物界使人成为人的方式与过程。因此文化在主体性上就是民族，或者说，文化是民族的主观表现，是一个民族对自己的生活方式、文明方式的选择。"① 任何一种文化类型，都离不开特定的自然条件与社会历史条件。在特定自然条件和社会历史条件产生和发展起来的文化，必然有其特色。从文化形态上来说，中国的文化属于伦理型文化，是在一个半封闭的大陆性地域、农业经济格局、宗法与专制的社会组织结构等自然条件和历史条件下相互作用和影响下形成的。在这种文化中，"德"占据非常重要的地位。在《大学》开篇就说，"大学之道，在明明德，在新民，在止于至善"。正因为如此，斯宾格勒把道德灵魂当作中国文化的基本象征，黑格尔也认为，"中国纯粹建筑在这一种道德的结合上，国家的特性便是客观的家庭孝敬"②。基于特定的自然环境与历史条件形成的中国伦理文化，深刻影响了中国社会心理与人们的行为规范，也影响了中国人对临终关怀行为的选择。

2. 作为文化意义的临终关怀

临终关怀到底在何种意义、何种程度上与文化相联系？这一问题主要表现为两个方面：一是文化与临终关怀都指向生命。"生命是一个辩证的过程，包括时间意义上的生命，也包括生活和人生。"③ 文化是以人为中心、以人的生命过程为对象存在。临终关怀无论是初级层面还是终极层面，都是以生命关怀为对象的，它关切生命的质量与生命的意义。所以，在生命意义上来说，文化与临终关怀可以互释。二是文化与临终关怀指向特定的自然环境和历史条件。文化深受自然环境与历史环境的影响，同样，临终关怀也深受自然环境和历史环境的孕育下的特殊文化的影响。临终关怀肇始于西方社会，在世界各国进展受到不同文化氛围的影响，形成各具特色的临终关怀服务与模式。

---

① 樊和平：《中国伦理的精神》，台湾五南图书出版有限公司1995年版，第5页。
② 黑格尔：《历史哲学》，上海世纪出版集团2006年版，第114页。
③ 樊浩：《文化与安身立命》，福建教育出版社2009年版，第23页。

（二）中国伦理文化对临终关怀的影响

中国伦理文化具有自身的特殊性，与"家国一体"的社会结构相适应，并呈现出自身独特的血缘文化、情理文化以及孝文化等形态，深刻影响着临终关怀事业的发展。

1. 家国一体

我国传统社会是"家国一体"的社会结构，并且形成了"由家及国"的行动路径，也就是将"家的原理扩展为国的法则"①。我国伦理文化与"家国一体"的社会结构相适应，所以我国"家国一体""由家及国"的社会结构和行动路径，成为我国文化形成与发展的根据。根植于"家国一体""由家及国"的文化存在诸多特色，也蕴含着某种缺陷，最重要的问题在于"国"与"家"之间缺少中间环节——社会，这深刻影响着我国的文化，也在某种程度上影响我国临终关怀事业发展。具体而言，人要么是"国家的公民"，要么是"家庭的成员"，"社会"并未赋予他"称谓"；从"家"里走出来，直接面对的是"国家"，没有"社会"作为过渡和缓冲。现代临终关怀根植于西方文化传统，尤其在"社会"这一环节得以展现，具体表现为依赖社会的临终关怀医院、机构。诚然，我国传统社会并不是缺乏对临终者的关怀，而是没有现代意义的临终关怀，也就是说没有依赖社会临终关怀机构提供相应的减轻疼痛或精神安慰等服务。深入考察我国社会的临终关怀发展缓慢以及被临终者的排斥的原因，其中一个重要原因在于我国社会结构缺乏"社会"环节。临终关怀需要医生、护士、心理咨询志愿者、宗教人士等社会各种力量的参与，这正是我国传统文化所缺乏的。

2. 血缘文化

中国伦理文化是以血缘为根本的特殊文化系统，也被称为血缘文化。中国文化展现血缘的实体是"家"，中国传统文化特别强调"家庭本位"。"五伦范型"是我国传统伦理对社会的重大贡献，即父子、君臣、兄弟、朋友、

---

① 樊浩：《文化与安身立命》，福建教育出版社 2009 年版，第 70 页。

夫妻。在这五种关系中，家族血缘关系是最重要的关系，其核心关系为父子关系，父子关系引申出君臣关系。由于中国社会特别重视血缘，家在我国文化以及社会当中具有重要的意义。家的功能表现为两个方面：一是个人的经济依靠；二是个人的精神家园。临终关怀在中西方发展过程，都存在家的影子。西方学者也在讨论临终关怀与家、家庭之间的关系。中国的家与西方社会的家的内涵不一样的，中国人对家庭的依赖程度和西方人对家庭的依赖程度也是不一样的，这也导致临终关怀事业发展的差别。

首先，家庭作为经济实体。中国的私有制是家族私有制，几代同堂的大家庭实行同居共财的制度。各个家庭成员在经济上没有独立性，个人必须仰赖家庭的共同财产生活；与此同时，家庭的命运也就是个人的命运。这就导致传统家庭伦理在家庭与个人的关系上，把家庭视为核心，个人从属于家庭。家庭不仅提供其成员的全部生活资料，而且直接生产其中的绝大部分，这使人们产生了对家庭的强烈依赖性。在这样的情况下，为了节省家庭的经济开支，人们可能会选择在家庭里由家庭成员之间进行临终照顾或者安宁照顾，这与在临终关怀医院、机构或组织中实施临终关怀存在重大差异。与此同时，遵循"孝道"，家庭成员可能为临终者倾家庭的所有财产进行积极的治疗，而不选择临终关怀或者姑息治疗。

其次，家庭是人们的情感和精神支柱。父子兄弟以及姻戚关系等庞大的亲属网络为人们提供了情感和精神的依托。在中国传统社会，个人的心理需求的满足源于家庭；个人的成就以家庭财产的积累状况而获得满足，个人的价值以在家庭中的地位得到确认而得以实现。这使得人们往往把家庭利益摆在首位。现代临终关怀以医生与护士为主，而医生与护士提供临终关怀服务并未能成为临终者的精神归宿。

3. 情理文化

血缘文化直接导致了人们对情感、亲情的重视。情理是中国文化的基本要素，它是血缘的绝对逻辑，也是血缘的延伸。在中国社会中人们对于家庭、家族的绝对逻辑不是理性，而是情感。情感与理性的简单区别在

于："说不清，理还乱"的是情感；如果"理不乱"、能够"理"出来的东
西就是理性。中西文化的差别之一在于情理与法理的区别，中国人与西方
人的区别在于中国人可能更多的是一个"伦理人"，而西方人可能更多的
是一个"经济人"。中国人在做事风格方面，将理性放置于次要或者从属
地位，片面地强调情感，排斥理性；西方文化是重视理性排斥情感的。这
种文化的差异性给临终关怀发展带来重大影响。临终关怀也存在着情感因
素，但是它是在理性控制之下的情感抚慰，是一种手段；而且它源于临终
关怀参与者对临终者的同情之心，并没有血缘的连结点。当下中国临终关
怀事业发展遭遇的现实与我国文化"情感"与"理性"的价值排序相关。

　　有待展开的是，中国文化的何种"情理"阻碍临终关怀事业的发展。"中
国文化也强调理性，但这种理是情之理，人伦之理，即使有独立的理性也
是出于从属的地位，因而合情合理成为中国文化价值判断的标准。"① 由此
进行的判断是"对临终者实施临终关怀合情合理吗？"中国文化对情的解
释为："仁是一种合乎礼义，发而中节的情；孝是子女对父母应有的情；悌
则是兄弟之间的情；而作为理想人格的君子，则是发于情合乎礼，喜怒哀
乐皆中节的人格。"② 如果将临终者送入临终关怀机构，让其在临终关怀机
构度过最后的生命历程，按照中国的"合情合理"进行价值判断，是否符
合"礼""孝""悌"呢？显然，临终关怀机构不存在血缘，它是建立在理
性基础上的组织机构，它提供的是服务或者说技术，而不是情感，这有悖
于中国传统文化。

　　4. 孝文化

　　中国传统文化从某种意义上说是孝的文化，是以孝道为核心的伦理文
化。孝的文化观念深刻影响着我国社会，从某种程度上说我国传统社会是
奠基于孝道之上的社会。孝文化的核心在于遵循孝道原则以及行孝道。孝

---

① 樊和平：《中国伦理的精神》，台湾五南图书出版有限公司 1995 年版，第 19 页。

② 樊和平：《中国伦理的精神》，台湾五南图书出版有限公司 1995 年版，第 19 页。

道原则是把孝作为一种子女都要遵守的重要的伦理道德规范，表现为"必养且敬，父母有过失则委婉劝谏，侍奉父母常保持深厚的爱心和愉悦的表情，保护好父母所给的身体，不做无谓的冒险和私斗，立身扬名，以显父母等等"[①]。孝道原则的重要影响在于：它作为一种行为规范，直接调整着人们的行为；如果人们不按照孝道原则去行事，就会受到社会舆论的谴责，同时也会受到良心的谴责，造成心理的不安。虽然在 20 世纪 80 年代我国就引进临终关怀，并试图在全国范围内推行，但是临终关怀与传统孝道原则的内在要求不契合，导致临终关怀事业发展缓慢。

行孝道是维护传统社会父权制的机制。传统社会父权制的核心在于维护男性家长的家庭地位，扩展到国家则为维护君主的地位，体现为"君为臣纲，父为子纲，夫为妻纲"的观念，并以孝道作为维护这种制度的机制。现代社会的运动已经将"三纲"观念打破，但是维系父权制的孝道观念却还产生影响。社会依然普遍认为不遵行孝道，是不伦理、不道德的行为。重要的问题在于如何才是行孝道？对待老年临终者进行临终关怀是否属于行孝道呢？按照传统父权制的观念，行孝道应当顺从父母、服侍父母，唯父母是从；显然，如果子女以自己的意志将父母送进临终关怀机构进行姑息治疗、安宁照顾，很可能就是违背父母的意愿，违背传统孝道，是"大逆不道"的。当前，我国临终关怀结构只是在北京、上海、天津以及广州等大城市发展，部分地延伸到中等发达城市，广大的农村地区尚未有临终关怀机构，呈现临终关怀事业发展缓慢态势。究其原因，很大程度上与我国孝道观念有密切联系。

二、临终关怀本土化中的伦理风险

20 世纪 80 年代末，临终关怀引入我国。在深受伦理型文化浸染下中

---

① 王勇：《孝道、孝行与孝文化》，《湖北社会科学》2006 年第 4 期。

国社会引入带着西方文化烙印的临终关怀，必然对我国原有观念造成冲击，也必然会产生某些伦理风险。

（一）伦理风险与临终关怀

伦理风险源于经济哲学领域，可以追溯到 20 世纪 80 年代西方经济学家提出的概念——经济行为主体在追求自身效用最大化的同时，对他人的危险或伤害采取了不作为的行动。自贝克的《风险社会》出版以来，一些学者开始从风险的角度审视社会伦理问题，将原本形成于经济领域的伦理风险分析拓展到整个社会的道德生活。[①] 这里需要进一步明确的是：现代社会的伦理风险表现为哪些形态？临终关怀本土化过程，之所以产生伦理风险，一个重要的前提在于我国社会的结构发生改变：从熟人社会向半熟人社会转变，更确切地说，我们的"道德朋友"逐渐在减少，而"道德异乡人"逐渐在增多。在半熟人社会或者陌生人社会中，伦理风险主要表现为：一是信任危机。信任是"对一个人或一个系统之可依赖性所持有的信心，在一系列给定的后果或事件中，这种信心表达了对诚实或他人的爱的信念"[②]。如果人们对他人或某个系统没有信心，期望的后果就是不确定的，在不确定和不可控制的条件下行动，那就是在冒风险。人们之间的彼此信任构成社会稳定的基础，伦理风险直接影响着人们的日常交往和社会秩序。在熟人社会与陌生人社会之间信任是存在差别的：在熟人社会中，人们相互之间长期交往、彼此了解、彼此信任，在某些事情上、价值观上具有共识；与此同时，在熟人社会中，每一个人都是社会结构中的某个点，既有张力也有压力，共同塑造一个信任度较高的社会。在陌生人社会中，基于陌生的环境、短暂的交往、生疏的社会关系网等，人们之间失信无法约束和控制，导致信任危机。二是身份认同危机。现代人常常追问

---

① 参见龚长宇：《陌生人社会的伦理风险及其化解机制》，《哲学动态》2014 年第 7 期。
② 安东尼·吉登斯：《现代性的后果》，译林出版社 2000 年版，第 30 页。

"我是谁？从哪里来？向何处去？"反映了主体对自我集体身份归属的茫然与疑惑，主要表现为道德认同与文化认同两个向度。在熟人社会中，人们基于"伦"寻找到自己所在社会的位置，寻找自己的"根"，并在"安伦尽分"中不断地走向未来。马尔库塞认为，在陌生人社会中，物欲的膨胀和消费主义的蔓延，人的异化达到前所未有的状态，人们的想象力、判断力、创造力弱化，精神家园面临威胁，人成为"单向度的人"，导致没有共识性的身份认同，没有共同的道德权威，使人们陷入身份认同危机当中。三是价值纷争。陌生人社会是价值多元化的社会，存在着个人与社会、自由与秩序、私欲与公益、自主与规范等价值取向之间纷争。我国社会从熟人社会向陌生人社会转变过程中，出现了不同文明、不同价值之间的冲突。

（二）临终关怀本土化伦理风险诸形态

在临终关怀本土化过程中，社会可能存在的伦理风险主要表现为以下几个方面。

1. 不道德的个体：诚信丧失

临终关怀在实践中遭遇诸多伦理道德方面的问题，主要表现为：一是临终关怀的技术伦理风险。医生给出的临终诊断是判断临终者是否需要实行临终关怀以及是否是"临终者"的最主要依据。如果病患者所患疾病在当前医学技术条件下被判明是治愈无望的疾病，估计 6 个月内将要死亡，就属于临终关怀的临终者。这里可能的风险为：医生的诊断技术不被信任，以及医生作出临终者的诊断是"出于道德的还是不道德"的质疑。有时候，临终关怀的作出可能是临终者家属与医生的不道德交易，即临终者家属为了不想支付昂贵的医疗费用，利用不道德的手段让医生作出临终关怀的决定，导致本来可以治愈的病情拖延，最终死亡。二是护理的伦理风险。临终关怀机构的护理人员的护理也存在不道德可能。护理人员对待很多失能的临终者可能没有像照顾亲人一样周到和热情，甚至出现侮辱、讥讽、谩骂等行为，导致临终者心理负担加重，加剧病情恶化。以上两种情况表明，临终者家属、医生以及护士可能会沦落为不道德的个体。

2.“伦”的风险：认同危机

临终关怀在我国社会的发展，可能带来的伦理风险之一是对“伦”的侵蚀。“伦”，准确地说是“人伦”，它是中国传统伦理的历史起点和逻辑起点。[①] 这一论断源于孟子对伦理的诠释。孟子认为，“饱食、暖衣、逸居而无教，则近于禽兽。圣人有忧之，使契为司徒，教以人伦：父子有亲，君臣有义，夫妇有别，长幼有序，朋友有信。”“中国传统道德哲学关系中的伦理关系，不是单个的人与人之间的关系，而是人与‘伦’之间的关系，所谓‘人伦’是也，其现实性是个体与他所处的伦理份位之间的关系。正因为如此，安伦尽份才是传统道德基本要求；而按照伦理实体要求而行动的‘正名’，自孔子以来就是应对伦理失序的基本对策。”[②] 按照中国的“伦”的传统，对待临终者的本分就应该是“躬身照顾”，履行作为“人伦”的伦理义务。如果临终关怀机构或者临终关怀医院取代临终者家属的“本分”，就会出现“不伦”“乱伦”，导致伦理失序。很多学者在临终关怀发展初期对这样的问题都保持高度的警惕，如崔以泰提出要“开展中国特色之临终关怀研究”，也有的学者从中国传统思想中寻找临终关怀的智慧并试图实现“临终关怀本土化”。第一，作为子女，他们对待老年临终者，应当尽“孝”。《说文解字》认为“孝，善事父母者。从老省，从子，子承老也。”为此，传统中的“孝”是奉养父母，赡养父母，从衣食住行以及娱乐各方面照顾老人，尽人子之责。为此，临终关怀倡导的临终养老机构或临终关怀医院陪临终者走完最后的生命路程，可能存在的风险是：子女履行和承担的传统的“伦”的本分，可能由于临终关怀医院或养老机构的介入被取代或消解。第二，作为父母，他们对待癌症的子女，应

---

① 参见樊浩：《“伦”的传统及其“终结”与“后伦理时代”》，《哲学研究》2007 年第 6 期。

② 樊浩：《“伦”的传统及其“终结”与“后伦理时代”》，《哲学研究》2007 年第 6 期。

当是"慈"。说文解字认为,"慈,爱也。从心,兹声"。父母之"慈"就是父母之"爱",表现为发自内心的自然情感,无私地给予。如果让临终关怀医院或机构陪伴临终子女走完最后的生命路程,可能存在的风险为临终关怀机构或临终关怀医院的理性僭越了血缘的情感。第三,作为临终者的朋友,他们面对临终者应当守"信",应当在临终者最后的生命路程"不离不弃"。临终关怀机构或者临终关怀对于临终者而言,可能出现的风险为临终者对"信"的不足。

3. 伦理"弱化"与"超载"

从实践角度来看,临终关怀的服务主要是由临终关怀机构提供。现代的临终关怀服务机构主要有独立的临终关怀医院、附设的临终关怀病房或单元、家庭与社区的临终关怀服务机构。从临终关怀实践的提倡者来看,临终关怀是一种社会化、专业化的服务,更倾向于社会责任的建构。发展临终关怀事业涉及三个主体:家庭、社会与国家。临终关怀引进中国可能导致的风险如下:一是家庭的伦理弱化。家庭是直接的自然的伦理实体,黑格尔认为,家庭是自然的伦理实体,实际上是"直接的自然的伦理精神"。所以,家庭是单个主体的精神的家园,"生与死"是家庭中的大事,应当得到家庭精神的庇护。如果临终关怀介入到临终者的最后阶段的服务当中,本该家庭成员履行的伦理义务转移到临终关怀机构,成为一种"交易性"的临终关怀服务,本来属于精神性的东西被金钱的等价交换取代;由此导致传统社会的"人伦""人情"以及"血缘"可能被弱化,家庭成员的伦理义务被弱化。二是社会的伦理"超载"。临终关怀由临终关怀机构进行的,也就是说临终关怀很大程度上是由社会机构完成的。"生与死"本来属于家庭的事情,由于临终关怀的介入,社会不能承载生与死的伦理责任和义务,从而带来诸多的风险。当前,临终关怀机构与临终关怀的参与者,是否已经为我国社会的临终关怀事业的发展做好充分的伦理准备是个问题。如果社会尚未存在支持临终关怀发展的伦理基础就推行临终关怀,可能产生的风险为:临终关怀的利益计算使临终关怀陷入功利主义的泥潭而演变为纯粹的经济行为，原初的助力于临终者安详走完最后的生命历程的目的被商业的获利性所取代。如很多的临终关怀机构在开设一段时间之后，被迫关张，究其原因，在于这些临终关怀病床并不挣钱，其结果与市场前景分析与判断不一致。另外，临终关怀社会化之后，可能存在的风险是用"经济理性"取代"血缘""情感"。

三、临终关怀本土化中的伦理冲突

临终关怀本土化过程，必然要与我国社会的各方面产生碰撞，发生冲突，尤其是伦理冲突，影响着临终关怀的发展。

（一）伦理冲突

伦理冲突是指两种不同的伦理在同一空间下的对抗过程。临终关怀被引入到我国社会，基于临终关怀的伦理基础不同，产生了很多的冲突。总的来说，临终关怀本土化过程中的伦理冲突呈现了两种形态：一是全球化范式下的伦理冲突。二是现代化范式下的伦理冲突。全球化范式的伦理冲突，其内涵是在全球化的背景下各个民族国家自身的实体普遍性与所谓全球共同体的实体普遍性的冲突和对立，其原因是源于各个民族国家在全球化中的多重"角色"。[①] 各民族国家在政治意义上是本民族、本国人民的归宿，更为重要的是具有伦理意义上的实体性和普遍性，是民族国家中个体的普遍本质，这种普遍本质以个体中的共同的文化坐标和伦理性格得以现实化和具体化，伦理观念在某种程度上具有"不可通约性"，这就必然导致了根植于西方伦理的临终关怀进入中国社会之时，遭受到中国伦理观念的抵抗，甚至对抗，发生了激烈的冲突。随着全球化的逐渐推进，临终

---

① 参见黄爱教：《论伦理安全及其保障》，《东南大学学报》（哲学社会科学版）2012年第 1 期。

关怀也遭遇到现代与传统的伦理冲突，这是现代化范式的伦理冲突，其内涵是现代化进程中不同的个人、社会群体之间所赖以依靠的现代伦理与继受的伦理传统之间的冲突和对立，其原因是源于现代和传统之间的精神断裂，或者说是新的伦理道德体系尚未构建起来，而旧的伦理道德体系已经完全被否定和抛弃，人们的社会生活处在无精神主宰的境况。① 当前，我国社会从传统社会向现代社会转变，道德体系也从传统向现代转变。临终关怀也深受遭遇的传统和现代之间的冲突影响，尤其深受法律、制度与道德之间的冲突影响，具体表现为深受现行法律法规的权利义务之间的冲突以及制度本身存在的冲突的影响。

（二）临终关怀本土化伦理冲突诸形态

临终关怀作为一个舶来品，与西方文化、生死观念、价值理念、社会制度、法律体系相匹配。临终关怀本土化过程中，它不可避免地会与我国社会的各种因素发生碰撞、冲突。

1.临终关怀伦理观念冲突

临终关怀本土化过程中，首要的冲突为伦理观念的冲突，即如何看待临终关怀问题之间存在冲突，表现为临终者如何看待生死、临终者家属如何看待在临终关怀医院接受姑息治疗、医护人员如何看待自身在临终关怀中的伦理角色和地位、国家与社会又如何看待临终关怀事业等存在差异。临终关怀伦理观念的冲突，可分为三种不同的主体观念冲突：临终者及其家属、医护人员、国家与社会。一是临终者及其家属的伦理观念冲突。作为临终关怀的对象，临终者对待临终关怀的态度关系临终关怀的发展。临终者与家属之间出现激烈的伦理观念的冲突，表现为生死观念的冲突、孝道观念冲突、是否接受姑息治疗等。二是医护人员的伦理观念冲突。医护

---

① 参见黄爱教：《论伦理安全及其保障》，《东南大学学报》（哲学社会科学版）2012年第1期。

人员是临终关怀的实施者和推动者，他们的伦理观念冲突深刻影响临终关怀的进展。当前，医护人员的观念和行为面临最大的冲突为权利与义务之间的冲突。法律、法规、规章都规定医护人员应当履行告知义务，以此保障患者的知情同意权利。医护人员的告知义务与患者的知情权利是对应的权利义务关系。知情权是患者的基本权利，这种权利得以实现必须以医护人员履行告知义务为前提。我国大多数人（包括医护人员、家属）不主张将病情告知临终者，所以，医护人员面临是否满足患者对病情的知情权问题与履行告知义务的两难选择。三是国家与社会的伦理冲突。2006 年 2 月 20 日，全国老龄委办公室、发改委、教育部、民政部等 10 个部门联合下发了《关于加快发展养老服务业的意见》，提出支持发展临终关怀服务业务；2017 年国务院颁布的《关于印发"十三五"国家老龄事业发展和养老体系建设规划的通知》提出"支持养老机构按规定开办康复医院、护理院、临终关怀机构和医务室、护理站等"，"加强老年康复医院、护理院、临终关怀机构和综合医院老年病科建设"。可以看出，我国政府积极探索解决老龄化带来的老年人问题，重视临终关怀机构建设。现在的问题在于缺少相应的配套政策和制度，如将临终关怀纳入医疗保险制度、社会救助体系、临终关怀规范化管理制度等。

2. 临终关怀伦理行为冲突

临终关怀伦理观念冲突直接作用于伦理行为，导致伦理行为也出现冲突。临终关怀的伦理行为冲突表现为以下几种形态：一是临终者与家属对姑息治疗接受与不接受之间的选择冲突。生死观念的冲突与孝道文化等观念冲突对临终者与家属最大的影响为：是否接受姑息治疗。如果姑息治疗的接受与不接受的冲突中，接受姑息治疗占据上风，就会推动临终关怀在我国的发展；反之，就会阻碍临终关怀在我国的发展。二是医护人员在告知与保密之间的选择冲突。医护人员是否将病情告知临终者，也存在选择的冲突。医疗法律制度规定临终者享有知情权，医护人员应当履行将临终者的病情告知临终者的义务。但是，临终者接受临终关怀的观念和心理准备有差异，不排除有些临终病患者对自己的病情没有充分的思想准备，如果医护人员履行告知义务，导致临终者病情急剧恶化，这就违背临终关怀的初衷，也就形成履行告知的义务与对病情保密或隐瞒的冲突。三是制度行为的合法与不合法。国家制定的临终关怀政策与制度，也会出现对临终关怀相关规定发生冲突状况。临终关怀需要心理、宗教与道德等多要素参与，虽然法律法规对一些相关问题作出明确的规定，但是具体的制度中，存在与法律法规相冲突的情况。

第三节　临终关怀本土化的伦理建构

在临终关怀事业发展过程中，不可避免地遭遇这样或那样的问题，尤其临终关怀本土化容易陷入伦理困境。如何摆脱我国的临终关怀事业发展的伦理困境？如何使临终关怀与我国社会的政治、经济、文化以及制度相适应，尤其是与我国社会的伦理相适应呢？这是需要深入思考的问题。

一、中国伦理文化的转型与临终关怀发展

伦理文化深刻影响着人们的价值观念与行为选择，也在某种程度上阻碍我国社会临终关怀发展。随着我国步入老龄化社会，以及更加注重生命质量和生命尊严、意义，临终关怀必然会越来越受到重视。

（一）父权制的解体

在我国传统社会的父权制下，个人被"五伦"所统摄。父子关系、夫妇关系和长幼关系以家族关系为基础的，君臣关系、朋友关系是拟家庭关系。一切社会关系都是由父权制决定的家庭关系和拟家庭关系，由此整个

社会组成一个大的家庭，誉为"天下一家"。父权制核心在于维护父权家长制，表现为等级制，并由"三纲五常"维系。中国封建制解体并从传统农业社会向现代工业社会转型，父权制也逐渐地消解，呈现为从身份向契约运动。英国法学家梅因认为，"所有进步社会的运动，到此处为止，是一个'从身份到契约'的运动"①。从身份到契约的运动，表现为人身依附关系和身份统治关系的终结，而以契约为纽带的权利义务关系兴起。我国社会发展的轨迹表明，人身依附关系和身份统治关系业已终结，以血缘为基础的家的观念受到猛烈冲击，孝道观念也已经发生变化。这些观念的转变为临终关怀实施提供观念基础。如我国社会临终关怀机构在北京、天津、上海以及广州等大城市起步，并逐渐推向全国各大中小城市，这个过程表明：在契约观念、权利义务观念比较发达的城市，一部分人已经接受这种对待死亡的方式。虽然农村地区推行临终关怀可能有很大难度，但是这些难度并不完全归结于伦理观念方面的原因，也涉及经济、社会与文化的诸多因素。

（二）社会组织伦理

"家国一体，由家及国"是中国传统的社会结构，由此导致非政府组织或者民间组织并不发达，也带来中国社会组织伦理的欠缺。新中国成立之后，中国实施计划经济体制，建立了以单位制度为基础的社会组织结构，包括政府机关、企业单位、事业单位、社会团体等类型，这一时期被称为"单位时代"。改革开放以后，随着市场经济体制的确立、政府职能转变、事业单位改革，社会生活的多样性以及市场经济主体的多元化，出现了很多独立于国家、政府的组织，我国进入"后单位时代"。后单位时代条件下社会组织的兴起，有着深刻的伦理意义，将在以下几个方面推动临终关怀事业的发展。第一，拓展公民的道德生活实践领域。临终关怀主

---

① 梅因：《古代法》，商务印书馆 2010 年版，第 112 页。

要是在社会机构进行，依赖于发达的社会组织，需要培植社会伦理。临终关怀的实践改变我国传统社会对待临终者主要依靠家庭的状况，逐渐走向社会，并将临终关怀伦理从家庭推向公民的道德领域。第二，弥补国家伦理与家庭伦理之间的不足，提升社会公共伦理精神；强化社会的道德监督，促进社会走向公平正义。社会组织伦理的兴起，将改变我国的社会环节缺失的情况，为临终关怀事业发展提供社会土壤。

（三）权利意识增强

临终关怀与放弃和撤出治疗密切相关，核心为姑息治疗。这涉及"是否对开始或者继续的治疗说'不'的问题"，实际上，这涉及临终者的权利问题，即是否承认临终者享有生命权利、自主权以及知情同意权等等。我国传统文化强调伦理纲常，强调伦理义务，强调以血缘为基础的家庭义务，即无论国家还是家庭，无论家人还是朋友，晚辈对长辈的义务是绝对的。改革开放以来，我国以经济建设为中心，与此同时，也加强了法制建设工作，1997 年党的十五大提出了"建设社会主义法治国家"，我国法治建设观念和水平逐渐提升，人们的权利意识增强。权利意识增强对我国社会产生两个方面影响：一是社会主体意识和重视维护个体权利；二是国家、社会与家庭也逐渐重视个体权利的保障，并为个体的权利实现提供条件。

21 世纪以来，权利和权利观念在社会生活和人们思想意识层面已经发生和将继续发生深刻影响，道德哲学领域却缺场权利问题的研究，这导致了诸多问题。正如朱贻庭教授认为，"缺少了'权利'这一关键词，就不能合理地解释现实生活中提出的一系列道德问题，也不能正确理解现已确立的许多新的伦理原则和方针政策"[①]。所以，权利意识在伦理学研究中兴起。在生命伦理研究当中，学者充分地考量涉及生命的权利问题，也包

---

① 朱贻庭：《"权利"概念与当代中国道德问题研究》，《探索与争鸣》2004 年第 10 期。

括临终关怀。临终关怀涉及的一个争论是常规治疗与超常规治疗问题。"有代表性的常规治疗关系到医药、处置或者手术，它们能给病人带来合情合理的好处，能够在没有任何额外的痛苦、花费或其他不便的前提下获得。超常规治疗指那些非常昂贵、非常痛苦、极度不方便的治疗，尽管只有某种好处，或没有什么好处。"①一般认为，临终关怀是常规性治疗。由于深受传统伦理观念的影响，我国社会对老年人临终者诉诸超常规的治疗，而超常规治疗忽视临终者的自主权、知情同意权等。随着权利意识的兴起，临终者主张自己的自主权、知情同意权，包括对自己病情表达看法的权利、有权要求他人尊重的权利；以及知道自己病情的权利、有知道自己治疗过程和进展的权利；等等。这些自主权、知情同意权等都为临终关怀的发展提供了观念基础。

二、临终关怀伦理风险的防范

临终关怀本土化过程存在许多伦理风险，只有对其进行充分评估，并找出对策进行防范，才能使临终关怀向其预设的方向前进，实现临终关怀的内在价值。

（一）个体至善与道德合作

临终关怀的伦理风险之一就是可能出现"不道德的个体"。在这里出现的"不道德的个体"真的是不道德的吗？如何判断临终关怀参与者会产生"不道德的个体"呢？实际上，这涉及判断的标准问题。重要的问题在于在"道德多元化""道德多样性"的背景下寻找一个共同的道德是存在困难的。这里所说的"不道德的个体"，如果用恩格尔哈特的话来说，就是"道德异乡人"。恩格尔哈特提出"一种能够约束道德异乡人的最小的

---

① 托马斯·A.香农：《生命伦理学导论》，黑龙江人民出版社2005年版，第83页。

道德"来解决生命伦理学遭遇的诸种问题。他的这种"最小的道德""不具备具体的道德共同体或宗教共同体所持有的那种具有丰富内容的道德。这一最小的道德是说,当我们既无法从有关道德合理性的共同理解、也无法从上帝的意志那里得到权威时,我们只能从道德活动参与者的个人意志、允许或同意来得到权威。"① 这种"最小的道德"实际上表现的是"道德异乡人"的道德合作。根据恩格尔哈特的观点,人在两种层次上过自己的道德生活,"第一层次是在自己的道德共同体内与道德朋友们共享生活,这种生活是具体的、充满内容的。……第二层次的道德生活则是在道德共同体之间与道德异乡人一起过的。"② 为此,现代道德生活的关键构成要素是:道德共同体、"道德朋友"和"道德异乡人"。在恩格尔哈特看来,"道德朋友"是这样一些人,他们享有足够的共同的充满内容的道德,因而可以通过圆满的道德论证或诉诸共同认可的道德权威(其裁制权不是由被裁判人的同意而得来的)来解决道德争端。在临终关怀中,"道德朋友"是出于对生命、痛苦和死亡共享一种内容丰富的理解的人,以及对于适当的医学决策持有共同的道德视野的人。"道德异乡人"是对于生命、痛苦与死亡不持共同观点的人。为此,医生与临终者、护士与临终者、医生与临终者家属、护士与临终者家属之间是"道德异乡人"。医生与护士对临终关怀持有共同的道德观点,对临终关怀的宗旨与意义、临终关怀的手段和方式等享有共同的观点,因为他们都受到共同的伦理道德规范的约束,生活在一个道德共同体之中。临终者、临终者家属与医生、护士之间对于临终关怀的理解和认识可能就存在差异,如为什么要进行临终关怀、如何进行临终关怀以及临终关怀有什么样的伦理意义会持不同的观点。如果用单一的道德标准去评判临终关怀的参与者,就会得出"不道德的个体"的结

---

① 恩格尔哈特:《生命伦理学基础》,北京大学出版社 2006 年版,"中文版序言"第7页。

② 恩格尔哈特:《生命伦理学基础》,北京大学出版社 2006 年版,"中文版序言"第7页。

论。如何才能避免在临终关怀中出现"不道德的个体"呢？这就需要临终者、临终者家属与医生、护士以及其他参与者之间进行道德协商，然后进行道德合作，以认同、同意的方式达成临终关怀，并使临终者在最后的生命路程中得到生命升华。

（二）安伦尽份

安伦尽份是解决临终关怀的"伦"的风险的最佳方案。早在先秦时期，孔子对伦理失序提出了"安伦尽份"以"正名"的方案。"安伦尽份"内含两个基本概念"伦"和"份"，以及"安伦"与"尽份"两个基本结构。"伦"是社会伦理的基本概念，"份"是个体伦理的基本概念。一般来说，"伦"与"份"的关系是在社会的伦理秩序当中去理解，"伦"不同，"份"也不同，也就是说人伦地位不同，个体的伦理权利和伦理义务也不同；"分"由"伦"决定，"分"的伦理目的和最高取向是要维护这种"伦"，但同时"分"又构成"伦"的实质性内涵。"安伦尽份"作为一套问题的解决方案，它的意义不在于存在"伦"与"份"的相对关系，更重要的是"安伦"与"尽份"的两个基本结构，促进"安伦尽份"能够完成伦理失序的应对。"安伦"，是在人伦坐标中寻找自己的伦理位置，确定自己的伦理地位，既不僭越，也不"乱伦"；"尽份"，是在各自的伦理地位上固守本分，履行应尽的伦理义务，当然也包括享有并维护应有的伦理权利。根据"伦"与"份"两个基本概念以及它们之间关系，参与到临终关怀的主体应当根据人伦原理的要求，应当"安伦"和"尽份"。具体而言，作为临终者的子女，应当履行的作为子女的伦理义务，不能因为临终者转移到临终关怀机构之后，就怠于履行作为子女的伦理义务。如果临终关怀成为子女推卸伦理义务的替代物，那么老年临终者将会因为没有获得子女的关爱和照护感觉到孤独与无助，不利于提升老年人的生活质量和生命质量。作为临终者的父母，应当履行作为父母的伦理义务，做到"慈"与"爱"，而临终关怀机构能够给予临终者的可能是减缓病情的疼痛，精神的抚慰很大程度上来自于家庭和父母，让临终者的子女感受到"爱"的永恒。作为临终者的朋友，履行朋友的承诺，尤其那些参与到临终关怀的志愿者、宗教人士，在临终者最需要心理抚慰之时，能够帮助他们度过最后的时光。

（三）伦理实体安全

根据黑格尔的观点，伦理实体分为三个：家庭、市民社会与国家。家庭伦理的弱化与社会伦理的超载，它们的实质是临终关怀进展遭遇到的伦理实体危险或者风险。防范家庭伦理的弱化与社会伦理的"超载"风险的有效办法是建构伦理实体安全。首先，建构成熟的家庭伦理。我国社会转型与伦理转型，一方面导致我国传统伦理受到严重的挑战，另一方面由于现代伦理尚未构建起来，存在激烈的传统伦理与现代伦理之间的冲突。在20世纪70年代末实行计划生育政策后，独生子女家庭的产生，家庭结构发生变化，导致现代家庭伦理与传统家庭伦理的差异。虽然2015年我国生育政策调整，全面放开二孩生育，部分家庭结构发生变化，但是在今后相当长的一段时间里，独生子女家庭依然是影响家庭伦理的重要因素。从伦理道德角度来看，独生子女家庭当中的伦理责任和伦理义务变得更加苛刻和繁多，无论是父母还是子女，在家庭中承担的责任和义务比传统家庭要多；另一方面，子女对父母的唯一性以及父母对子女的唯一性，导致父母与子女之间的血缘纽带绷得更紧。所以，人们对临终者实行临终关怀可能导致的结果是：临终者觉得被家庭所抛弃，被成为唯一的精神寄托的子女所抛弃，没有精神归宿。为此，临终关怀对于家庭来说，应该预留着临终者精神回归的空间，不能让临终者有被抛弃的感觉，尤其不能让临终者感觉到临终关怀是家庭与社会经济交易的结果。家庭给予临终者更多的理念是"他们永远属于这个家庭"，以及"家庭的每一个成员都和临终者在一起"。其次，厘清社会伦理的界限。导致社会伦理的"超载"的原因之一就是社会公众对临终关怀期望太高，以为临终关怀可以解决临终者以及临终家庭的一切问题。事实上，我国社会存在很多与临终关怀事业发展相悖的理念，亟待去澄清和解决。如临终关怀机构不能解决临终者所有问题，提供的服务是有限的。临终关怀从本质上来说是一种伦理关怀和精神关怀，临终关怀机构提供的技术性手段只能减缓临终者的突发性和暂时性的病例疼痛，但是不能解决临终者的心理、情感和精神方面的问题。所以，临终关怀的主体应当恪守自己的伦理义务，临终关怀的医生和护士也应坚守自己的伦理底线，并通过医学技术提供必要的条件。心理志愿者、宗教人士在临终关怀中最大的作用是提供相关方面的知识，提供必要的干预和引导。临终关怀在血缘、情感方面需要还是交给临终者的家属，否则，临终关怀机构本身没有这样的功能而试图取代家庭，会给临终者带来伤害。

三、临终关怀本土化伦理冲突的协调

临终关怀的伦理建构重要环节是要解决伦理冲突问题，为此，如何协调临终关怀遭遇到的伦理观念与伦理行为的冲突就显得非常重要。

（一）以孝道观念转型为中心，建构新的家庭伦理观念

生死观念、孝道观念之间的冲突的本性在于伦理文化的冲突，它的核心在于家庭伦理。中国家庭伦理以孝为核心，并在观念和行为上都制约临终关怀发展。在本书前面的分析中指出由于受到我国传统文化、传统孝道的影响，临终者家属或者具体地说儿女很少关心临终人自身的感受、需求，竭尽全力为临终老人送终，甚至死后大操大办的行为以尽孝道。从伦理道德的本性考察，孝行的异化脱离孝道本身的伦理精神本质，丧失孝行本身所应具有的道德价值。这不仅导致了伦理观念的冲突，也导致伦理行为的冲突。如何协调这种冲突与矛盾呢？关键在于促进孝道观念的转型。为此，不仅要认识到孝敬父母是中国传统家庭伦理的基本要求，也是现代

家庭伦理的基本要求。但是，养亲的最高境界不仅仅是物质的关怀，而在于能得到情感的关怀，使父母心情舒畅。这是家庭情感的需要，也是社会的需要。人们对待临终老人的伦理问题，要考虑濒死者的伦理价值诉求，要以"善终"为价值，以"善终"作为行孝道，以满足濒死者的意愿。只有孝道观念的改变，促进新型的家庭伦理观念的形成，才能促进临终关怀的发展，最终促进社会的进步。

（二）以尊重临终病患者权利为核心，建构新型医护职业伦理

在临终关怀实施过程中，医护人员遭遇权利与义务之间的冲突。如何解决医护人员的伦理冲突呢？从道德哲学视角来看，需要建构新型的医护职业伦理。所谓"新型"，意味着必须与现代社会契合。现代社会是权利时代，新型医护职业伦理必须反映权利的特征，应关怀临终者的"权利"。在临终关怀过程中，医护人员注意履行告知的义务，让临终者享有知情权，充分注意临终者个体不因为生命的衰竭而丧失享有作为人的基本权利。尊重临终者权利，让所有的人享有关怀的权利，让每个人都能在临终时得到关爱和帮助，无痛苦、有尊严地走完人生最后的旅程。只有这样，才能把两者之间的关系统一协调起来。

（三）加强制度伦理建设，促进制度"善"

临终关怀进一步推进，有赖于制度建设。一般来说，制度的制定，是以一个社会占统治地位的伦理价值体系为依托的。因此，制度与伦理具有内在相通性，伦理属性是制度的内在属性。换句话说，伦理应当为制度的生长点，制度得以执行不是因为与权力结合在一起而获得其强制性，而是归根结底来源于制度合乎伦理道德，得到人们内心的普遍认可。虽然法律认可临终关怀需要的各种精神照护方式，但是具体的制度存在不配套、不协调、不吻合的状况，导致临终关怀的实践一度遭受搁浅。我国当务之急是要在法律规范之下，梳理与临终关怀相关的制度，使之

与法律的规定一致，达到制度的统一，形成临终关怀发展的制度权威与基础，为临终关怀事业发展保驾护航。与此同时，临终关怀相应制度建设，必须以关切临终者的权利和利益为基础，形成制度"善"，以此促进临终关怀的发展。

结语　走向有意义的临终生活

　　人总要面对两个问题：活着与死亡。从活着到死亡，是从一极到另一极，无数哲人思考从活着到死亡的轨迹，抑或思索人生，不断地追问"它具有什么样的意义？"一位学者告诉我们，"人生的意义就在于：你可以不断地询问人生有什么意义？"人生无异于询问的过程，因为人有理性，所以要求解释，于是每一个人在生命的某一阶段，总会浮现一种深刻的愿望，想要了解"与自己有关的这一切"究竟是怎么回事。[①] 无论如何思索与追求，无论我们的科学技术多么发达，有一个问题永远摆在人们的面前，那就是死亡的痛苦和恐惧。人类试图运用很多办法超越生命，但生命却总是从一个起点到另一个终点；科学技术和梦幻中的长生不老药，一种是对生命短暂的延续，一种是对生命存在的幻想。我们想要摆脱死亡的恐惧，还必须求诸于哲学的智慧。如一位学者所言，死亡促使人沉思，为人的一切思考提供了一个原生点，就有了哲学。死亡使人超越生命的边界，臻求趋向无限的精神价值，就有了伦理学。[②] 我们对死亡的认识及超越边界的思索，应该汲取道德哲学的智慧。印度当代哲学家乔德哈里认为，死亡恐惧的产生主要基于以下三个原因："首先，死亡是种痛苦的经验，一个垂死的人，通常要经历巨大的苦痛。其次，死去之后万事皆空，我们生前孜孜以求的享受、荣誉、名位、财富等等，一切将化为乌有。最后，我

---

　　① 　参见傅佩荣：《哲学与人生》，东方出版社2006年版，第1页。

　　② 　参见陆扬：《死亡美学》，北京大学出版社2006年版，封面。

们将被周围的人忘却，因此失去我们的骨肉和亲朋挚友。"① 这是我们对待死亡问题的态度，也是我们反观人生意义的重要路径。

道德哲学一直思索"我应该干什么"。直面死亡的恐惧、直面生命、直面人生，我们应该干什么呢？回答这样的问题，我们的目的是什么呢？我们认为，是探求死亡的意义、生命的意义和人生的意义，通过对死亡的关注和临终的关注，使我们更好地活着，更高质量地活着。然而，我们到底应该怎么做，才能使人生具有意义呢？这需要我们深入思索。其实，在 4 世纪拜占庭帝国时期的基督教机构为陌生人提供的庇护场所时，人们已经开始思索了，这可谓是临终关怀的最初形式。从罗马时代的照顾旅馆，到中世纪的旅客的宿泊地，再到 17、18 世纪的专门设置的临终场所，临终关怀紧紧地围绕如何使贫困者、病人和临终者得到好的照顾，以及临终者生命得到提升而展开思索。现在，临终关怀被认为是一种组织化的医疗方案，注重团队精神照顾，为临终病人提供缓解性及支持性的照顾。临终关怀涉及医学、心理学、宗教学等多学科领域。我们认为，临终关怀是解决现代人死亡恐惧与死亡无助、提升生命品质的最优方式。它突破了安乐死方式受到法律限制的局限，超越了死亡标准探讨的困境，成为一种实现人的尊严、生命尊严，提高生命质量、生活质量的合乎法律规定的方式。

毋庸置疑，临终关怀是追寻生命意义的重要方式，并受到诸多学科的关注。通过对临终关怀道德层面的描述，我们认为，临终关怀是一个可以多场域理解的概念。立足于"面对临终者我们应该干些什么"的拷问而对临终关怀进行理解和思考，这是一种道德哲学的理路。本书的架构思路立足于临终关怀的实践，追寻道德哲学的智慧而展开思考。由此，我们更倾向地认为，临终关怀作为一种多科综合的系统，其既是一种教育，又是一种医疗健康体系。临终关怀的道德哲学研究，就是要建构临终关怀道德原

---

① 陆扬：《死亡美学》，北京大学出版社 2006 年版，第 8 页。

则、道德规范、道德价值判断等问题，并为将临终关怀实践探求一种普适性的伦理道德——临终关怀底线道德。临终关怀底线道德是最基础的社会道德，它是一种基本的道德态度，其能够普遍适用于每一个临终者及临终者家属。因此，就要建构临终关怀底线道德范畴、原则、规范等，并为临终关怀的确立提供理念支持——生死观。生死观研究要建构一种普适性的生死观，而符合临终关怀的生死观，必须摒弃传统文化中过度关注生而忽视死的问题，应该从死中观察生并获取生的意义。人们要获得生死观念，必须进行生死教育，而生死教育是践行和实现临终关怀底线道德的重要方式。临终关怀的落实依赖于伦理实体（家庭、社会和国家），基于对不同伦理实体、不同主体对待临终关怀的态度的探索，深度理解"我们应该做什么"中"我们"，通过探索家庭、社会和国家的组成人员在临终关怀中如何行为，彰显人生的意义，并使人活得有尊严、有光彩、有价值，这也是面对临终者进行临终关怀应有的终极关怀和目标价值。

参考文献

（一）著作类

1. 安德烈·莫洛亚：《生活的智慧》，陕西师范大学出版社 2003 年版。

2. 叔本华：《人生的智慧》，上海人民出版社 2005 年版。

3. 陈金华：《伦理学与现实生活——应用伦理学引论》，复旦大学出版社 2006 年版。

4. 陈爱华：《现代科学伦理精神的生长》，东南大学出版社 1995 年版。

5. 陈蕃、李伟长：《临终关怀与安乐死曙光》，中国工人出版社 2004 年版。

6. 陈战国：《生死超越——中国传统文化中的生死智慧》，河南大学出版社 2004 年版。

7. 大卫·休谟：《道德原理探究》，中国社会科学出版社 1999 年版。

8. 段德智：《西方死亡哲学》，北京大学出版社 2006 年版。

9. 达照：《伤终——佛教临终关怀思想与方法》，浙江大学出版社 2005 年版。

10. 傅伟勋：《死亡的尊严与生命的尊严》，北京大学出版社 2006 年版。

11. 傅佩荣：《哲学与人生》，东方出版社 2006 年版。

12. 冯沪祥：《中西生死哲学》，北京大学出版社 2002 年版。

13. 冯友兰：《中国哲学史》，商务印书馆 1976 年版。

14. 樊浩：《中国伦理精神的历史建构》，江苏人民出版社 1992 年版。

15. 樊浩：《中国伦理精神的现代建构》，江苏人民出版社 1997 年版。

16. 樊浩：《伦理精神的价值生态》，中国社会科学出版社 2001 年版。

17. 弗格森：《幸福的终结》，中国人民大学出版社 2003 年版。

18. 甘绍平：《应用伦理学前沿问题研究》，江西人民出版社 2002 年版。

19. 格奥尔格·西美尔：《生命直观》，上海三联书店 2003 年版。

20. 黑格尔：《法哲学原理》，商务印书馆 1979 年版。

21. 恩格尔哈特：《生命伦理学基础》，北京大学出版社 2006 年版。

22. 韩跃红：《护卫生命的尊严——现代生物技术中的伦理问题研究》，人民出版社 2005 年版。

23. 何怀宏：《伦理学是什么？》，北京大学出版社 2002 年版。

24. 何伦、施为星：《生命的困惑——临床生命伦理学导论》，东南大学出版社 2004 年版。

25. J.S. 霍尔德、J.A. 克兰顿：《临终：精神关怀手册》，上海译文出版社 2006 年版。

26. 靳凤林：《死，而后生——死亡现象学视阈中的生存伦理》，人民出版社 2005 年版。

27. 江畅：《走向优雅生存：21 世纪中国社会价值选择研究》，中国社会科学出版社 2004 年版。

28. 肯·威尔伯：《超越死亡：恩宠与勇气》，生活·读书·新知三联书店 2006 年版。

29. 卡尔·雅思贝斯：《生存哲学》，上海译文出版社 2005 年版。

30. 鲁道夫·奥伊肯：《新人生哲学要义》，中国城市出版社 2002 年版。

31. 卢风：《应用伦理学——现代生活方式的哲学反思》，中央编译出版社 2004 年版。

32. 卢风：《应用伦理学》，中央编译出版社 2004 年版。

33. 罗国杰：《伦理学》，人民出版社 1989 年版。

34. 罗国杰、马博宣、余进编：《伦理学教程》，中国人民大学出版社 1986 年版。

35. 罗国杰：《伦理学》，人民出版社 1989 年版。

36. 罗国杰、宋希仁：《西方伦理思想史》，中国人民大学出版社 1985 年版。

37. 陆扬：《死亡美学》，北京大学出版社 2006 年版。

38. 鲁道夫·奥伊肯：《生活的意义与价值》，上海译文出版社 2005 年版。

39. 孟宪武：《优逝——全人全程全家临终关怀方案》，浙江大学出版社 2005 年版。

40. 罗素：《西方哲学史》，商务印书馆 2002 年版。

41. 马克斯·韦伯：《入世修行》，陕西师范大学出版社 2003 年版。

42. 齐格蒙特·鲍曼：《后现代伦理学》，江苏人民出版社 2003 年版。

43. 齐格蒙·鲍曼：《生活在碎片之中——论后现代道德》，学林出版社 2002 年版。

44. 丘祥兴：《医学伦理学》，人民卫生出版社 1999 年版。

45. 孙慕义：《新生命伦理学》，东南大学出版社 2003 年版。

46. 圣严法师：《人间世》，上海三联书店 2006 年版。

47. 宋希仁：《西方伦理思想史》，中国人民大学出版社 2004 年版。

48. 宋希仁：《当代外国伦理思想》，中国人民大学出版社 2002 年版。

49. 舍勒：《死·永生·上帝》，中国人民大学出版社 2003 年版。

50. 唐代兴：《公正伦理与制度道德》，人民出版社 2003 年版。

51. 唐凯麟：《西方伦理学名著提要》，江西人民出版社 2000 年版。

52. 唐凯麟等：《西方伦理学流派概论》，湖南师范大学出版社 2006 年版。

53. 谭大友：《生存智慧的当代阐释》，社会科学文献出版 2007 年版。

54. 托马斯·A.香农：《生命伦理学导论》，黑龙江人民出版社 2005 年版。

55. 徐向东：《道德哲学与实践理性》，商务印书馆 2006 年版。

56. 徐宗良、刘学礼、瞿晓敏：《生命伦理学——理论与实践探索》，上海人民出版社 2002 年版。

57. 王海明：《新伦理学》，商务印书馆 2006 年版。

58. 王海明：《伦理学方法》，商务印书馆 2006 年版。

59. 王华：《美德论——传统美德与当代公民道德建设研究》，山东人民出版社 2002 年版。

60. 吴兴勇：《论生死》，湖北人民出版社 2006 年版。

61. 万俊人：《现代西方伦理学史》，北京大学出版社 1990 年版。

62. 万俊人：《寻求普世伦理》，商务印书馆 2001 年版。

63. 万俊人：《现代性的伦理话语》，黑龙江人民出版社 2002 年版。

64. 万俊人：《伦理学新编》，中国青年出版社 1994 年版。

65. 吴仁兴、陈蓉霞：《死亡学》，中国社会出版社 2004 年版。

66. 魏英敏、金可溪：《伦理学简明教程》，北京大学出版社 1984 年版。

67. 许志伟：《生命伦理对当代生命科技的道德评估》，中国社会科学出版社 2006 年版。

68. 亚当·佛格森：《道德哲学原理》，上海世纪出版集团 2005 年版。

69. 约翰·罗尔斯：《正义论》，中国社会科学出版社 1988 年版。

70. 亚里士多德：《尼各马可伦理学》，商务印书馆 2004 年版。

71. 亚当·斯密：《道德情操论》，商务印书馆 2004 年版。

72. 应全：《临界死亡》，华文出版社 1997 年版。

73. 周国平：《妞妞——一个父亲的札记》，上海人民出版社 1996 年版。

74. 郑晓江：《生死学》，台湾扬智文化事业股份有限公司 2006 年版。

75. 郑晓江、钮则诚：《解读生死》，社会科学出版社 2005 年版。

76. 翟晓梅：《死亡的尊严》，首都师范大学出版社 2002 年版。

77. 章海山、张建如：《伦理学引论》，高等教育出版社 1999 年版。

78. 郑晓江：《学会生死》，中州古籍出版社 2007 年版。

79. 张传有：《伦理学引论》，人民出版社 2006 年版。

80. 赵汀阳：《论可能生活：一种关于幸福和公正的理论》，中国人民大学出版社 2004 年版。

（二）论文类

1. 陈桂蓉：《着眼道德生活的基础领地——略论底线道德》，《福建论坛》（文哲史版）2002 年第 5 期。

2. 董群：《缘起论对于佛教道德哲学的基础意义》，《道德与文明》2006 年第 1 期。

3. 董群：《宗教道德哲学的基本原则》，《哲学研究》2005 年第 11 期。

4. 樊浩：《道德哲学体系中的个体、集体与实体》，《道德与文明》2006 年第 3 期。

5. 樊浩：《伦理实体的诸形态及其内在的伦理—道德悖论》，《中国人民大学学报》2006年第6期。

6.樊浩：《伦理的实体与不道德的个体》，《学术月刊》2006年第5期。

7.樊浩：《道德形而上学体系的精神哲学形态》，《天津社会科学》2006年第6期。

8.樊浩：《伦理感、道德感与"实践道德精神"的培育》，《教育研究》2006年第6期。

9.樊浩：《伦理—经济概念互释中的意义对话及其价值异化》，《江海学刊》2006年第5期。

10.樊浩：《论"伦理世界观"》，《道德与文明》2005年第4期。

11.樊浩：《从本体伦理世界观到生态伦理世界观——当代道德哲学范式的转换》，《哲学动态》2005年第5期。

12.顾航宇：《社会转型时期道德功能弱化的内在原因及其发生机制》，《理论与改革》2003年第5期。

13.郝侠君：《怎样看待底线伦理》，《湖北社会科学》2002年第4期。

14.霍爱平：《守住从政道德的底线》，《中国党政干部论坛》2001年第11期。

15.黄跃华：《诚信是现代社会的"道德底线"》，《江南论坛》2002年第7期。

16.何则阴、江先文、汪云利：《宗教死亡观与临终关怀》，《西南民族大学学报》（人文社科版）2006年第4期。

17.李芳：《从关怀伦理的视角探讨医者与临终者的关系》，《中国医学伦理学》2001年第5期。

18.李建德：《对社会主义市场经济条件下底线道德的再认识》，《理论导刊》2002年第12期。

19.林默彪：《道德问题的现实检视与制度安排》，《中共福建省委党校学报》2001年第12期。

20.李丽霞：《道德建设中道德实践的矛盾及其解决途径》，《广西大学学报》（哲学社会科学版）2002年第3期。

21.廖建平：《全球伦理与底线伦理》，《江西社会科学》2003年第3期。

22.刘天才《我国社会转型时期的道德困惑与出路》，《理论导刊》2001年第11期。

23. 黎群武等：《临终关怀与道德生命》，《中国医学伦理学》2000 年第 4 期。

24. 黎群武：《论临终关怀的道德原则》，《中国医学伦理学》1999 年第 4 期。

25. 孟宪武、崔以泰：《当前我国临终关怀管理中若干问题的探讨》，《中国医院管理》1995 年第 12 期。

26. 孟宪武：《临终关怀与安乐死和谐的统一——人类死亡的最佳模式》，《医学与哲学》1994 年第 5 期。

27. 孟宪武：《中国临终关怀工作的开展及其前景展望》，《肿瘤防治杂志》2003 第 1 期。

28. 邱仁宗：《医院的社会责任：伦理学视角》，《医学与哲学》（人文社会医学版）2006 年第 6 期。

29. 邱仁宗：《医患关系严重恶化的症结在哪里》，《医学与哲学》2005 年第 11 期。

30. 邱仁宗：《临床医师面临的若干伦理问题》，《中国医院》2003 年第 4 期。

31. 邱仁宗：《生命伦理学：一门新学科》，《求是》2004 年第 3 期。

32. 邱仁宗：《21 世纪生命伦理学展望》，《哲学研究》2000 年第 1 期。

33. 邱仁宗：《生命伦理学挑战新世纪》，《百科知识》2000 年第 2 期。

34. 齐延平：《权力运行的底线道德与责任制度》，《法商研究》2000 年第 6 期。

35. 孙慕义：《放弃治疗与生命质量——对生命质量和放弃的求证》，《医学与哲学》2000 年第 6 期。

36. 孙慕义：《中西宗教伦理学与医学伦理学会通和学术辩难》，《医学与社会》2003 年第 1 期。

37. 孙慕义：《质疑应用伦理学》，《湖南师范大学社会科学学报》2006 年第 4 期。

38. 孙慕义：《生命伦理与制度伦理冲突的终结——"非典"事件的伦理学审读》，《医学与哲学》2003 年第 6 期。

39. 孙慕义：《论医学宽容——兼全球生命伦理是否可能》，《医学与哲学》2002 年第 6 期。

40. 孙慕义：《论医学公正》，《医学与哲学》2004 年第 6 期。

41. 孙慕义：《汉语生命伦理学的后现代反省》，《自然辩证法研究》2005 年第 5 期。

42. 宋令维、韩健：《公民道德选择的价值取向与制度安排》，《四川行政学院学报》2004 年第 5 期。

43. 田海平：《人的概念与普遍伦理》，《南京社会科学》2002 年第 10 期。

44. 田海平：《道德哲学的伦理思维进路》，《哲学研究》2005 年第 11 期。

45. 王进山：《谈谈道德建设的层次性》，《党政干部论坛》1996 年第 11 期。

46. 许启贤：《尊重：全球的底线伦理原则》，《云南民族学院学报》（哲学社会科学版）2003 年第 2 期。

47. 杨建兵：《在我国推广临终关怀的必要性及其伦理原则》，《中国医学伦理学》2001 年第 6 期。

48. 余晓菊：《全球伦理不等同于底线伦理》，《道德与文明》2003 年第 3 期。

49. 杨春玲：《浅议我国社会转型时期的道德失范及建设》，《昆明理工大学学报（社会科学版)》2003 年第 4 期。

50. 郑晓江：《现代人死亡问题初探》，《南昌大学学报》（人社版）2002 年第 2 期。

51. 郑晓江：《论生活与生命》，《江西师范大学学报》2001 年第 3 期。

52. 郑晓江：《论死亡的超越》，《江西财经大学学报》2001 年第 1 期。

53. 郑晓江：《论人生的选择》，《求实》2001 年第 6 期。

54. 郑晓江：《论现代人之自杀问题及其对策》，《南昌大学学报》2001 年第 4 期。

55. 郑晓江：《寻找人生的价值与生命的安顿——从人生哲学到生死哲学》，《江西社会科学》2001 年第 2 期。

56. 郑晓江：《现代人之死亡恐惧与痛苦探微》，《南昌大学学报》2000 年第 4 期。

57. 郑晓江：《论现代人的三类生死问题》，《南昌大学学报》2000 年第 2 期。

58. 郑晓江：《论中国传统死亡智慧与"生死互渗"观》，《中国哲学史》1999 年第 3 期。

59. 郑晓江：《人类生命的意义》，《开放时代》1999 年第 6 期。

60. 邹诗鹏：《生存论转向与新世纪的哲学发展》，《新华文摘》2000 年第 4 期。

61. 张国钧：《道德现象分类探析》，《理论前沿》2002 年第 5 期。

（三）外文类

1. Almond, B., Introduction: Ethical Theory and Ethical Practice, in B. Almond (ed), *Introducing Applied Ethics*, Oxford: Blackwell, 1995.

2. Archie J. Bahm., *Why Be Moral？* (2nd ed), World Books, 1992.

3. Avise, J.C., The Genetic Gods: Evolution and Belief in Human Affairs, Cambridge, Massachusetts: Harvard University Press, 1998.

4. Beauchamp, T.L., & Childress, J.F., *Principles of Biomedical Ethics* (5rd ed), New York: Oxford University Press. 2001.

5. Beauchamp, T.L. & Childress, J.F., *Principles of Biomedical* (4th ed.), New York:Oxford University Press, 1994.

6. Benner, P.&Wrubel, J., *The Primary of Caring: Stress and Coping in Health and Illness*, Menlo Park, Ca: Addison-Wesley, 1998.

7. Bandman, E.L., & Bandman, B., *Nursing Ethics Through the Life Span* (2nd ed), Norwalk: Appleton and Lange, 1990.

8. Beauchamp, T.L., & Childress, J.F., *Principles of Biomedical Ethics* (3rd ed), New York: Oxford University Press.

9. Brock, D.W., *Life and Death: Philosophical Essays in Biomedical Ethics*, Cambridge: Cambridge University Press, 1993.

10. Davil Casarett, Nhpco Task Force Statement on the Ethics of Hospice Participation, in Research, *Journal of Palliative Medicine*, No.4, 2001.

11. Ellen L. Csikai, Social Workers' Participation in the Resolution of Ethical in Dilemmas in Hospice care, *Health and Social Work*, vol.29, 2004.

12. Ellen I.Csikai, the State of Hospice Ethics Committees and the Social Work role, *The Journal of Death and Dying*, No.3, 2002.

13. Gert, Why Hospice Nurses Need High Self-esteem, *Nursing Ethics*, vol.14, 2007.

14. Fowler, M.D., Ethical Decision Making in Clinical Practice, *Nursing Clinics of North America*, 24 (4),1989.

15. Hung en Hsiao, the Hospice Ethics of Jen and Love Without Distinction, *zhexue yu wenhua*, No.4, 2006.

16. His-hsien, Current Practice Using Hospice Care for Neurological Diseases, *the Journal of Zhongshan Medicine*, No.3, 2003.

17. Kemp, A.R., Siegler M.&Winslade, W.J., *Chinical Ethics*（3rd ed）, New York: McGrawHill Inc, 1992.

18. Manuel Velasquez, *Ethics: Theory and Practice*，Prentice-Hall,Inc, 1985.

19. Meeberg, G.A., Uality of Life, a Concept Analysis, *Journal of Advanced Nursing*, 1993.

20. Margarethe Lorensen, Ethical Issues After the Disclosure of a Terminal Illness: Danish and Norwegian Hospice nurses'Reflections, *Nursing Ethics*, No.2, 2003.

21. Mary raymer, dona J.Reese, Relationships Between Social Work Involvenment and Hospice Outcomes, *Results of the National Hospice Social Work Survey Social Work*, vol.49, 2004.

22. Mary Elizabeth Greipp, the Hospice Choice:Ethical Decision Making, *American Journal of Hospice and Palliative Mediine*, vol.13, No.5, 1996.

23. Pojman, L.P., *Life and Death: Grappling with the Moral Dilemmas of Our Time*, Boston:Jones and Bartlett, 1992.

24. Rong-chi cheng, The Development of Hospice Palliative Care in Taiwan, *The Journal of Hospice Memorial Service*, No.1, 2001.

25. Turkoski, Home Care and Hospice Ethics:Usingthe Code for Nurses as a Guide, *Home Healthcare Nurse*, May 2000.

26. Victoria Hospice Society, *Medical Care of the Dying*（2nd ed）, Victoria, Bc: Victoria Hospice Society, 2006.

27. Walter, L. & Palmer, J.C., *The Ethics of Human Gene Therapy*, New York: Oxford University Press, 1997.

28. Winkler, E.R., & Coombs, *Applied Ethics:A Reader*, Oxford: Blackwell, 1996.

29. Zaner R. M., *Ethics and the Clinical Encounter*, Englewood Cliffs, New Jersey: Prentice-hall, 1988.

后　记

这本书写到这里的时候，我下意识地从电脑前站了起来，关上书房的灯，拉开窗帘，望着苍穹，看着明亮的月光、微风轻拂的绿树，感到一种前所未有的惬意和轻松。此时此刻，从很远的地方偶尔传来人们说话的声音，似乎要打破夜的寂静；而马路上轰隆隆的汽车声音还在不断地传来，似乎也在说"夜"是它们的天下。这个时候，我才意识到夜已经很深了；也突然意识到，我的孩子早已进入梦乡。此刻，在书房里，我想把握住这份感觉，站了许久，想了许久。

清晨起来，继续坐在电脑前。这时，从窗外不时传来叽叽喳喳的鸟语、汪汪的狗吠，还有楼下人们的欢声笑语。哎，写作还要继续，工作还要继续，昨晚的感觉只是瞬间的，一切没有停下来。此刻我突然明白，只有在电脑里敲打下来的文字，才一直伴随着我——它可能是永远的。在电脑前，把这段心情敲下来的时候，我一边敲一边思索：如何写这本书的后记，如何才能写好这本书的后记，如何才能把这本书前前后后发生的故事讲清楚，如何才能毫无遗漏地向为这本书作出贡献的人表达谢意。所有这些问题，都让我诚惶诚恐！在这些问题的背后，隐藏着一个巨大的问题：我该如何呈现自己这一段过往？是真诚的，还是有所隐瞒的？可能在词语修饰的时候，我会更多地描绘自己的艰辛；可能在文字呈现太多的艰辛的时候，读者们会批评我的诚意！在批评我的诚意之后，也许我会作出一种隐藏的回应。这是一种自我文本的互动。但是，当我理解后记的本性之后，终于明白它的"后"。"后"不仅仅表达的是在书的最后作者写下的文字；重要的是"后"应当与"前"相对应，它是建立在"前"的基础之上；它也以"中"作为连接，把"前"连接起来，如此才能将这本书"前""中""后"贯通。也就是说，后记是书或研究的完整的内在结构，它的意义在于"圆""满"。

那从说说"前"开始吧。我的恩师董群先生在写的序当中已经用非常朴实而简洁的话把我的研究作了一个概括。确实，我进入东南大学读博士时，对于自己的研究方向还是很模糊的。和老师几经交流、探讨，以及后来的思索，我确定将临终关怀作为研究对象。记得当时董老师就对我说，这个问题值得研究，并且值得长时间研究。当时，我还不清楚"临终关怀"到底是什么，董老师就跟我说：你先查查"Hospice"吧。就从这一刻起，我全部的思考都开始围绕临终关怀而展开。但要命的是，当我逐渐认识临终关怀之后，发现临终关怀是需要医学背景的，而我正好缺乏，这使我想到了打退堂鼓。这时，董老师给我介绍了两位这一领域的顶尖级专家孙慕义教授、郑晓江教授。在博士论文写作过程中，我先是向董老师求教，然后向孙老师和郑老师求教。这三位老师学识渊博、视野开阔，为我的博士论文的顺利完成提供了无私的帮助。在我毕业的时候，董老师在英国访学。我没有与导师合影，也没有机会当面向导师道别。更为遗憾的是，从毕业一直到现在，离开南京快10年了，由于工作原因，都未曾和导师谋过面。但是，这些年来，我一直谨记董老师的教诲，不敢放松自己，始终关注与研究临终关怀。我虽然没有与董老师见面，但是经常与董老师有信件往来，真有"见字如面"之感，深感老师时刻就在身边，既是指导，也是鞭策。

继续说说"中"吧。其实，以"临终关怀的道德哲学研究"为书名，这本书早在三四年前就应该出版了。但是，一直"拖到现在"。在这里说"拖到现在"，似乎也不是很合适，因为我的内心会有一种强烈的想法：三四年前的"临终关怀的道德哲学研究"与现在的"临终关怀的道德哲学研究"是有巨大差异的。三四年前的"临终关怀的道德哲学研究"可能是将博士论文变成了著作；现在呈现在读者面前的"临终关怀的道德哲学研究"，它是我 2006 年考上博士之后，到现在关注临终关怀问题的一个总结。在这本著作中，体现了我这十多年来所有关于临终关怀的研究成果，包括《论临终关怀的伦理困境及其建构》（2007 年）、《试论我国的生死教育及其推进》（2008 年）、《儒家生死观对生命教育的意义》（2011 年）、《论高校生命教育的困境及其超越》（2011 年）、《论高校生命教育的价值生态及其超越》（2011）、《传统生死孝道观与老年临终关怀》（2014 年）、《中国的伦理文化与临终关怀》（2016 年）等学术论文。这些论文发表在《求索》《青海社会科学》《南昌大学学报（人文社会科学版）》《教育评论》《江苏高教》《医学与哲学》等学术刊物上。与此同时，完成这样一部著作，也经历了很多的艰辛，蕴含了很多过程：2013 年，就和人民出版社商议出版这本书，当时就请我的导师董群教授写了序，以至于大家看到的是董老师落款为"2014 年"的序，但后来因种种缘由出版搁浅了。2014 年，我试图以"临终关怀的道德哲学研究"为主题申请国家社科基金后期资助项目，当时请我的老师董群教授、时任东南大学人文学院院长樊和平教授，还有孙慕义教授给我写了推荐信。根据国家社科基金后期资助要求，我对博士论文进行了严格修改，但最终没有申请成功。虽然没有申请成功，但这一过程又促使我重新思考了临终关怀问题，尤其是思考了临终关怀的本土化问题。2015 年，以博士论文作为基础我申请了教育部人文社会科学青年项目，最终获批。借此契机，我全面审视临终关怀在当代的各种纷繁复杂的情况，推进的阻碍、动力和机制，并在体例、行文结构、内容上进行了全面修改。说实话，我有种"另起炉灶"的感觉。经过两年多的苦苦煎熬，这部著作终于"熬"出了"头"。

行文至此，说说"后"吧。在说"后"的时候，这部书的明确定位是教育部人文社会科学基金青年项目"临终关怀的道德哲学研究"（15YJC720031）最终研究成果。基于此，首先感谢教育部能够批给我这样一个项目，给予我项目经费的支持，解决了我这一"青椒"的"囊中羞涩";尤其感谢教育部人文社会科学基金青年项目的评审专家,感谢你们对我的信任,给我投了信任票。正是你们的信任,促使我不断地研究,最终完成了这部著作。其次,感谢人民出版社。在人民出版社出书是我的梦想。我有梦想,也为梦想不断地努力。幸运的事情终于落在我的头上:这部著作可以在人民出版社出版。再次,感谢这一项目课题组的每一位成员,感谢你们的付出;感谢学校、学院的领导,感谢你们的关心和爱护。最后,尤其要感谢的也是最重要的,是我的家人:父母、丈夫和孩子。感谢你们!

2017 年 5 月 6 日于天津